U0393131

血液病科临床路径

Clinical Pathways of Hematology

主　编　刘代红

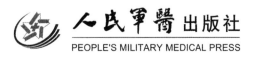

人民军医出版社
PEOPLE'S MILITARY MEDICAL PRESS

北　京

图书在版编目(CIP)数据

血液病科临床路径/刘代红主编 . —北京:人民军医出版社,2018.1
(解放军总医院临床路径汇编)
ISBN 978-7-5091-9267-2

Ⅰ.①血…　Ⅱ.①刘…　Ⅲ.①血液病－诊疗　Ⅳ.①R552

中国版本图书馆 CIP 数据核字(2017)第 203611 号

策划编辑:张　田　　文字编辑:陈　鹏　　责任审读:周晓洲
出版发行:人民军医出版社　　　　　　经销:新华书店
通信地址:北京市 100036 信箱 188 分箱　　邮编:100036
质量反馈电话:(010)51927290;(010)51927283
邮购电话:(010)51927252
策划编辑电话:(010)51927300－8225
网址:www.pmmp.com.cn

印、装:京南印刷厂
开本:787mm×1092mm　1/16
印张:15　字数:380 千字
版、印次:2018 年 1 月第 1 版第 1 次印刷
定价:120.00 元

版权所有　侵权必究
购买本社图书,凡有缺、倒、脱页者,本社负责调换

内容提要

　　本书为《解放军总医院临床路径汇编》第二分册,主要是血液系统疾病的诊疗路径,共包含 28 条。编者根据血液系统疾病的特点及诊疗流程,以循证医学证据为指导、综合多学科医学知识(包括临床、护理、药剂、检验、营养、康复、心理、医院管理、法律、伦理等),设计建立的血液系统部分恶性疾病的标准化路径的治疗模式与治疗程序。

　　本分册路径中涉及的血液系统疾病包括成人急性髓系白血病、老年低增生性急性髓系白血病、成人急性淋巴细胞白血病、NK/T 细胞淋巴瘤、滤泡性淋巴瘤、弥漫大 B 细胞淋巴瘤、霍奇金淋巴瘤、多发性骨髓瘤等。本分册路径中涉及的治疗方案有多种血液系统疾病的化疗、多发性骨髓瘤行美法仑方案预处理自体造血干细胞移植及造血干细胞移植供者行外周血干细胞分离术等。本书所涉及的临床路径经中国人民解放军总医院血液科多年的临床实践反复验证及修改完善,具有较强的科学性及实用性,是血液系统疾病专业医护人员进行临床诊治的有力参考工具。

内容提要

《解放军总医院临床路径汇编》
编委会名单

主 任 委 员　任国荃　卢世璧　陈香美

副主任委员　韩　进　何昆仑　陈景元　郑秋甫　顾倬云

专家委员会　（以姓氏笔画为序）

于　力　于生元　于启林　马　良　　王　冬　王　昆　王　岩

王茂强　邓昭阳　卢实春　令狐恩强　母义明　曲宝林　刘　阳

刘　荣　刘月辉　刘代红　刘运喜　　刘克新　刘丽华　刘洪臣

关　兵　关　玲　许百男　李　昕　　李承新　李浩宇　李朝辉

杨云生　杨仕明　杨全胜　杨明会　　肖苍松　吴佳佳　余新光

邹丽萍　初向阳　张　旭　张　良　　张　勇　张文一　张江林

张思兵　张莉彩　陈　凛　陈良安　　陈香美　陈韵岱　国家喜

郑　琳　孟元光　赵　炜　胡　毅　　钟光林　姚　远　贺　涛

袁　方　贾子善　贾宝庆　夏　蕾　　顾　瑛　高长青　郭　伟

郭　斌　唐佩福　黄　烽　曹秀堂　　梁　萍　韩　岩　焦顺昌

解立新　窦永起　蔡广研　戴广海

编著者名单

主　编　刘代红

副主编　于　力　高春记　王全顺

编　者（以姓氏笔画为序）

马　超　王　璐　王书红　朱海燕　刘占祥　李文君
李红华　李艳芬　赵　瑜　高晓宁　郭　博　黄文荣
靖　彧　窦立萍　薄　剑

序

医院要发展,关键在创新。创新是医院发展的生命。

创新的同时也要善于总结。我们欣喜地看到,解放军总医院一直走在创新的前列,从创建研究型医院的管理实践,到持续开展的标准化建设,再到临床路径管理的系统梳理,创新的因子无处不在,总结的果实惠及民生。这正是一所医院不断发展壮大的强大动力与推力。

临床路径是应用循证医学证据,针对某种疾病,按照时间顺序,对入院检查、诊断、治疗、护理、饮食指导、宣教、出院计划等形成的疾病服务计划。它出现在 20 世纪 80 年代中期的美国,经过几十年的完善发展,已经成为一种行之有效的医疗管理手段。国内外实践证明,实施临床路径,对医院规范诊疗服务行为、提高工作效率、控制医疗费用、改进医疗质量、确保医疗安全、增加患者满意度都发挥着重要的作用。同时,大力推行临床路径管理是公立医院改革的重要任务之一,直接关系到部队官兵和人民群众好看病、看好病的问题,关系到能否让部队官兵和人民群众切身感受到医改带来健康实惠的问题,具有显著的政治效益、军事效益、社会效益和经济效益。

医疗质量是医院建设的永恒主题。质量决定医院的生存和发展,直接关系到患者的身心健康和生命安全。长期以来,解放军总医院在医疗质量管理方面进行着积极的探索,早在 2002 年就开始着手临床路径相关研究,逐渐摸索建立了一整套具有自身特色的临床路径管理体系。医院学科分类齐全,医学人才荟萃,技术手段多样,诊治疾病涉及 DRGs 达700 多组,为研究制定临床路径提供了良好的基础,积累了宝贵的经验。《解放军总医院临床路径汇编》收录了解放军总医院多年来研究制定的 28 个专业 1225 条临床路径。路径融入了解放军总医院医疗质量管理标准化的丰富内容和要求,具有很强的医院管理特色。

该书的主要编审人员集成了院内众多知名医疗、护理以及管理专家的智慧结晶和实践经验,对全国、全军各级各类医院制定和应用临床路径,对各级医护人员改善临床思维,对医院管理人员了解诊疗重点都具有重要的参考和借鉴意义。

习主席指出,没有全民健康就没有全面小康。医院的质量建设无终极,我们的奋斗目标就无止境。质量没有一成不变的答案,只有永远的问题和追求目标。《解放军总医院临床路径汇编》为全军医院开了一个好头,希望大家继续群策群力、献计献策,不断补充、完善和丰富临床路径管理,更好地造福于广大军民,为实现伟大的中国梦提供强有力的健康支撑。

中央军委后勤保障部副部长

前　言

推进医院质量建设，坚持以病人为中心，促进医患和谐，为群众提供安全、有效、方便、廉价的医疗卫生服务，是医药卫生体制改革的出发点和立足点。临床路径作为一种既可以改进医疗质量，又能有效控制医疗成本的管理工具，得到了国家管理部门和医疗机构越来越广泛的重视和应用。

2015年，国家卫计委下发的《进一步改善医疗服务行动计划》中提出，到2017年底，所有三级医院的50％出院患者和80％二级医院的70％出院患者要按照临床路径管理。截至今年9月，国家卫计委先后发布了共1212条临床路径，涵盖了30多个临床专业。近日，国家卫计委又发布了《医疗机构临床路径管理指导原则》，对医疗机构实施临床路径管理进行了进一步规范。

解放军总医院早在2002年就开始着手临床路径的研究与应用，十余年的时间里，制定开发了大量的路径表单，这些表单凝结着我们广大专家的智慧和心血，它们既是总医院的宝贵财富，也是我国医疗卫生行业的共同财富。为此，我们从中精心挑选了能够涵盖大型综合性医院主要病种、诊疗方案相对成熟的临床路径汇编成书，与业内同行分享。

《解放军总医院临床路径汇编》包括心血管内科、呼吸内科、消化内科、普通外科、骨科、神经外科、胸外科、妇产科等28个专业分册，涉及963个病种，共计1225条临床路径，每条临床路径都包括标准住院流程和临床路径表单。在路径表单中，不仅包含疾病诊治的检查检验、用药医嘱等诊疗内容，我们还结合医院各项规章制度和医疗质量管理标准化要求，增加了各个诊疗环节需要医护人员落实的行为规范，如入出院评估、病历书写、会诊申请、查房时限等；另外，护理工作的内容也更加细化全面，更具有专科专病特点。可以说这些路径是集医疗技术和管理经验于一体，具有鲜明的总医院特色，希望对广大医务人员和医院管理者都能起到一定的参考借鉴作用。

该丛书从编写到出版，历时6年多时间，我院有80余位知名专家和来自全院医疗、护理、药学、医技、医保、管理等各个专业领域的300余人参与，他们查阅了海量的资料，投入了大量的时间和精力。同时，该书也得到了许多业内同行的大力指导和人民军医出版社的鼎力支持，在此一并表示诚挚的谢意。

由于医疗技术发展迅速，很多疾病的诊治手段和方法日新月异，一些疾病的诊疗方案在业内会存在不同观点；另外，本书难免有许多不足，敬请读者、专家、同行惠予指正。

2017年9月于北京

目 录

成人急性髓系白血病(非急性早幼粒细胞白血病) 行 MA 方案化疗临床路径

一、成人急性髓系白血病(非急性早幼粒细胞白血病) 行 MA 方案化疗临床路径标准入院流程

(一)适用对象

第一诊断为急性髓系白血病(非急性早幼粒细胞白血病)(ICD-10:C92.0 伴 Z51.146)行 MA(米托蒽醌和阿糖胞苷)方案化疗(ICD-9-CM-3:99.2501)的患者。

(二)诊断依据

根据《成人急性髓系白血病(非急性早幼粒细胞白血病)中国诊疗指南》(2011 年)(中华医学会血液学分会 中华血液学杂志 2011 年 11 月第 32 卷第 11 期),《血液病诊断及疗效标准(第 3 版)》(科学出版社)。

1. 病史采集及重要体征

(1)年龄。

(2)此前有无血液病病史[主要指骨髓增生异常综合征(MDS)、骨髓增殖性肿瘤(MPN)等]。

(3)是否为治疗相关性(肿瘤放疗、化疗)。

(4)有无重要脏器功能不全(主要指心、肝、肾功能)。

(5)有无髓外浸润[主要指中枢神经系统白血病(CNSL)]。

2. 实验室检查

(1)血常规、血生化、出凝血检查。

(2)骨髓细胞形态学(细胞形态学、细胞化学、组织病理学)。

(3)细胞遗传学。

(4)分子学检测:C-KIT、FLT3-ITD、NPM1、CEBPA 基因突变等。

(5)免疫分型。

(6)诊断、分型相关的分子标志检查(如 PML/RARα、AML1/ETO、CBFβ/MYH11、MLL 重排等)。

3. 诊断、分类 急性髓系白血病(AML)(非急性早幼粒细胞白血病)的诊断标准参照世界卫生组织(WHO 2008)造血和淋巴组织肿瘤分类标准,诊断 AML 的外周血或骨髓原始细胞下限为 20%。当患者被证实有克隆性重现性细胞遗传学异常 t(8;21)(q22;q22)、inv(16)(p13;q22)或 t(16;16)(p13;q22)及 t(15;17)(q22;q12)时,即使原始细胞<20%,也应诊断为 AML。

AML 的诊断还应满足：2 个髓系免疫表型阳性，且淋系标志＜2 个或髓过氧化物酶（MPO，＋）或非特异性酯酶（＋）或丁酸盐（＋）。

（三）选择治疗方案的依据

根据《成人急性髓系白血病（非急性早幼粒细胞白血病）中国诊疗指南》（2011 年）（中华医学会血液学分会 中华血液学杂志 2011 年 11 月第 32 卷第 11 期）。

（四）临床路径标准住院日为 25～35 天

（五）进入路径标准

1. 第一诊断必须符合急性髓系白血病（非急性早幼粒细胞白血病）（ICD-10：C92.0 伴 Z51.146）的诊断标准。

2. 当患者同时具有其他疾病诊断时，但在住院期间不需要特殊处理也不影响第一诊断的临床路径流程实施时，ECOG 评分 0～2 分，年龄＜55 岁，可以进入路径。

3. ECOG 评分 3～4 分、年龄≥55 岁、合并其他脏器功能严重异常者、精神异常者（需请专科会诊），不进入路径。

4. 其他特殊情况（如妊娠，请妇产科先行引产），不进入路径。

（六）化疗前准备 1～2 天（工作日）

1. 必需的检查项目

（1）常规化验检查：血尿便常规、血型、生化全项（肝肾功能、电解质、血糖等）、感染性疾病筛查（血清四项、乙肝五项等；HBV 表面抗原阳性者需查 HBV-DNA 拷贝数）、凝血功能、血沉、心电图和肺功能（老年或既往有相关病史者）。

（2）影像学：肺部 CT、腹部超声、超声心动图。

（3）骨髓穿刺涂片、骨髓活检、免疫分型、染色体检查、基因筛查。

（4）HLA 配型（可能进行异基因造血干细胞移植的患者）。

（5）腰椎穿刺及鞘内注射化疗药物。

2. 营养评估　根据《解放军总医院新入院患者营养风险筛查表（NRS）》为新入院患者进行营养评估，评分≥3 分者给予处置，必要时申请营养科医师会诊。

3. 心理评估　根据新入院患者情况申请心理科医师会诊。

4. 疼痛评估　根据《VAS 评分》实施疼痛评估，评分＞7 分者给予处置，必要时请疼痛科医师会诊。

5. 康复评估　根据《入院患者康复筛查和评估表》为新入院患者入院后 24 小时内进行康复筛查和评估。任何一项结果为"是"，则申请康复科医师会诊。

6. 深静脉血栓栓塞症风险评估　根据专科《深静脉血栓栓塞症评估量表》在新入院患者入院后 24 小时内进行风险筛查和评估，风险结果为"高危"的，则申请血管外科或介入导管室医师会诊。

（七）化疗方案选择

根据《成人急性髓系白血病（非急性早幼粒细胞白血病）中国诊疗指南》（2011 年）（中华医学会血液学分会 中华血液学杂志 2011 年 11 月第 32 卷第 11 期）。

（八）化疗日为入院第 3～9 天

1. 化疗中用药　化疗药物如水化碱化、镇吐药、保肝药、抑酸药、营养心肌药物的应用。

2. 抗感染治疗　诊断为细菌性感染者，有指征应用抗菌药物；尽早查明感染病原，根据病原种类及细菌药物敏感试验结果选用抗菌药物;按照药物的抗菌作用特点及其体内过程特点选择用药;真菌、病毒等其他病原体感染,根据具体情况给予治疗。

3. 并发症处理　肿瘤溶解综合征、白细胞减少、贫血、血小板减少、药物性肝损害、乙型肝炎暴发、高血糖等。

(九)出院标准

1. 一般情况良好。

2. 无Ⅲ级以上血液学毒性及感染或肝、肾功能损害。

3. 第一诊断疗效判定为好转或以上。

4. 没有需要住院处理的并发症和(或)合并症。

(十)有无变异及原因分析

1. 有影响化疗的合并症,需要进行相关的诊断和治疗。

2. 不能耐受化疗的患者,不进入此路径。

二、成人急性髓系白血病(非急性早幼粒细胞白血病) 行 MA 方案化疗临床路径表单

适用对象	第一诊断为急性髓系白血病(ICD-10:C92.0 伴 Z51.146) 行 MA(米托蒽醌和阿糖胞苷)方案化疗(ICD-9-CM-3.99.2501)的患者	
患者基本信息	姓名:____　性别:____　年龄:__　门诊号:____ 入院号:_____　过敏史:_____ 入院日期:__年__月__日　出院日期:__年__月__日	标准住院日:25～35 天

时间		入院第 1－2 天(化疗前评估)	入院第 3－9 天(化疗第 1－7 天)
主要诊疗工作	制度落实	□ 入院 2 小时内经治或值班医师完成接诊 □ 入院 24 小时内主管医师查房 □ 入院 48 小时内主诊医师完成检诊 □ 经治医师查房(早晚 2 次) □ 专科会诊(必要时)	□ 三级医师查房
	病情评估	□ 经治医师询问病史及体格检查 □ 心理评估 □ 营养评估 □ 疼痛评估 □ 康复评估 □ 深静脉血栓栓塞症风险评估 □ 出血风险评估	□ 询问病情及体格检查
	病历书写	□ 入院 8 小时内完成首次病程记录 □ 入院 24 小时内完成入院记录 □ 入院 48 小时内完成主管医师查房记录 □ 骨髓穿刺/活检记录 □ 腰椎穿刺记录 □ 满页病历及时打印	□ 诊断依据及化疗方案 □ 病情稳定患者每三日一个病程记录 □ 主管医师每周查房记录 □ 主诊医师每周查房记录 □ 输血记录 □ 满页病历及时打印

	知情同意	□ 告知患者及家属病情及注意事项 □ 患者及家属签署授权委托书 □ 患者或家属入院记录签字 □ 患者或家属签署骨穿知情同意书、输血知情同意书、PICC 置管知情同意书、腰穿知情同意书、化疗知情同意书、自费用品协议书（必要时）	□ 告知患者及家属化疗过程中注意事项
	手术治疗	□ 骨髓穿刺/活检术 □ 腰椎穿刺术	
	其他	□ 及时通知上级医师检诊 □ 经治医师检查整理病历资料	
重点医嘱	长期医嘱	护理医嘱	□ 按内科护理常规 □ 二级护理 □ PICC 置管护理	□ 按内科护理常规 □ 二级护理 □ PICC 置管护理
		处置医嘱	□ 静脉输液	□ 静脉输液
		膳食医嘱	□ 普食 □ 糖尿病普食 □ 低盐、低脂普食 □ 低盐、低脂、糖尿病普食	□ 普食 □ 糖尿病普食 □ 低盐、低脂普食 □ 低盐、低脂、糖尿病普食
		药物医嘱	□ 患者既往基础用药	□ 患者既往基础用药 □ 化疗用药：米托蒽醌 10～12mg/（m²·d），第1－3天 □ 化疗用药：阿糖胞苷 50～75mg/m²，每12小时，第1－7天 □ 化疗辅助用药：水化、碱化、利尿、镇吐、保肝等药物
	临时医嘱	检查检验	□ 血常规 □ 尿常规 □ 粪常规 □ 血型 □ 生化全项（肝肾功能、电解质、血糖等） □ 血清术前八项 □ HBV-DNA 定量（HBV 表面抗原阳性者） □ 凝血功能 □ 血沉 □ 心电图 □ 肺部 CT □ 腹部超声 □ 骨髓穿刺 □ 腰椎穿刺（必要时） □ 骨髓活检 □ 免疫分型	□ 血常规＋CRP □ 生化 □ 凝血功能 □ 尿常规 □ 粪常规 □ 血培养（双瓶双套）（发热时） □ 导管培养（发热时） □ G-试验、GM-试验（发热时） □ 降钙素原（发热时） □ 肺部 CT（发热时） □ 超声心动（老年人或既往有相关病史者） □ 肺功能（老年人或既往有相关病史者） □ HLA 配型（可能进行异基因造血干细胞移植的患者）

		□ 染色体检查 □ 基因筛查 □ 腰穿及鞘内注射化疗药物	
	药物医嘱	□ 视病情给予相应处理	□ 视病情给予相应处理
	手术医嘱		
	处置医嘱	□ 静脉抽血	□ 静脉抽血 □ 输血
主要护理工作	健康宣教	□ 入院宣教:介绍责任护士,病区环境、设施、规章制度、基础护理服务项目 □ 进行护理安全指导 □ 进行等级护理、活动范围指导 □ 进行饮食指导 □ 进行用药指导 □ 进行关于疾病知识的宣教 □ 检查、检验项目的目的和意义	□ 进行护理安全指导 □ 进行等级护理、活动范围指导 □ 进行饮食指导 □ 进行用药指导 □ 进行关于疾病知识的宣教 □ 心理疏导 □ 化疗过程中注意事项
	护理处置	□ 患者身份核对 □ 佩戴腕带 □ 建立入院病历,通知医师 □ 询问病史,填写护理记录单首页 □ 测量基本生命体征 □ 观察病情 □ 抽血、留取标本 □ 心理与生活护理 □ 根据评估结果采取相应护理措施 □ 通知次日检查项目及检查注意事项 □ 建立静脉通道(静脉留置针或 PICC) □ 遵医嘱用药 □ 完成护理记录	□ 测量基本生命体征 □ 观察病情 □ 遵医嘱抽血、留取标本 □ 心理与生活护理 □ 指导并监督患者治疗与活动 □ 遵医嘱用药 □ 根据评估结果采取相应护理措施 □ 完成护理记录
	护理评估	□ 一般评估:生命体征、神志、皮肤、药物过敏史等 □ 专科评估:饮食习惯、生活方式、体重、身高、家族史、既往史 □ 风险评估:评估有无跌倒、坠床、压疮、导管滑脱、液体外渗的风险 □ 心理评估 □ 营养评估 □ 疼痛评估 □ 康复评估 □ 血栓风险评估	□ 风险评估:评估有无跌倒、坠床、压疮、导管滑脱、液体外渗的风险 □ 心理评估 □ 评估皮肤、黏膜有无出血 □ 病情评估
	专科护理	□ 心理护理 □ 饮食指导 □ PICC 护理	□ 心理护理 □ 饮食指导 □ PICC 护理

(续　表)

		入院第10-24天(化疗后骨髓抑制期) / 入院第25-35天(恢复出院)	
	饮食指导	□ 根据医嘱通知配餐员准备膳食 □ 指导家属送餐注意事项 □ 协助进餐	□ 根据医嘱通知配餐员准备膳食 □ 指导家属送餐注意事项 □ 协助进餐
	活动体位	□ 根据护理等级指导活动 □ 根据病情指导活动	□ 根据护理等级指导活动 □ 根据病情指导活动
	洗浴要求	□ 卫生整顿:更衣、剃须、剪短指甲 □ 协助更换病号服	□ 协助患者晨、晚间护理 □ 卫生整顿:更衣、剃须、剪短指甲
病情变异记录		□ 无　　□ 有,原因: □ 患者　□ 疾病　□ 医疗 □ 护理　□ 保障　□ 管理	□ 无　　□ 有,原因: □ 患者　□ 疾病　□ 医疗 □ 护理　□ 保障　□ 管理

护士签名	白班	小夜班	大夜班	白班	小夜班	大夜班

医师签名						

时间	入院第10-24天(化疗后骨髓抑制期)	入院第25-35天(恢复出院)
制度落实	□ 三级医师查房	□ 三级医师查房
病情评估	□ 出血风险评估 □ 感染风险评估 □ 心理评估 □ 营养评估 □ 深静脉血栓栓塞症风险评估	□ 心理评估 □ 营养评估 □ 上级医师进行治疗效果、预后和出院评估 □ 出院宣教
病历书写	□ 病情稳定患者每三日一个病程记录 □ 主管医师每周查房记录 □ 主诊医师每周查房记录 □ 输血记录	□ 病情稳定患者每三日一个病程记录 □ 主管医师每周查房记录 □ 主诊医师每周查房记录 □ 骨髓穿刺/活检记录 □ 腰椎穿刺记录 □ 出院前一天病程记录(有上级医师指示出院) □ 出院后24小时内完成出院记录 □ 出院后24小时内完成病案首页
知情同意	□ 告知患者及家属化疗后注意事项	□ 告知患者及家属化疗后注意事项 □ 告知患者及家属出院后注意事项(包含复诊的时间地点、发生紧急情况时处理、下次化疗时间等)
手术治疗		□ 骨髓穿刺术 □ 腰椎穿刺术
其他		□ 通知出院 □ 开具出院介绍信 □ 开具诊断证明书 □ 出院带药 □ 预约门诊复诊时间 □ 预约下次返院化疗时间

主要诊疗工作

重点医嘱	长期医嘱	护理医嘱	□ 内科护理常规 □ 二级护理 □ PICC 置管护理	□ 内科护理常规 □ 二级护理 □ PICC 置管护理
		处置医嘱	□ 静脉输液	□ 静脉输液
		膳食医嘱	□ 普食 □ 糖尿病普食 □ 低盐、低脂普食 □ 低盐、低脂、糖尿病普食	□ 普食 □ 糖尿病普食 □ 低盐、低脂普食 □ 低盐、低脂、糖尿病普食
		药物医嘱	□ 患者既往基础用药 □ 并发症的处理	□ 患者既往基础用药 □ 并发症的处理
	临时医嘱	检查检验	□ 血常规 □ 生化 □ 凝血功能 □ 尿常规 □ 粪常规 □ 血培养(双瓶双套)(发热时) □ 导管培养(发热时) □ G-试验、GM-试验(发热时) □ 降钙素原(发热时) □ 肺部 CT(发热时)	□ 血常规 □ 生化 □ 凝血功能
		药物医嘱		
		手术医嘱		
		处置医嘱	□ 静脉抽血 □ 输血	□ 静脉抽血 □ 出院
主要护理工作		健康宣教	□ 进行护理安全指导 □ 进行等级护理、活动范围指导 □ 进行饮食指导 □ 进行用药指导 □ 进行化疗后骨髓抑制期相关知识宣教	□ 进行护理安全指导 □ 进行等级护理、活动范围指导 □ 出院宣教(包含饮食、用药指导及注意事项、复查时间等)
		护理处置	□ 配合医师完成各项检查 □ 抽血(根据医嘱) □ 遵医嘱用药 □ 饮食指导 □ 皮肤护理 □ 心理与生活护理 □ 根据评估结果采取相应护理措施 □ 完成护理记录	□ 配合医师完成各项检查 □ 抽血(根据医嘱) □ 遵医嘱用药 □ 完成护理记录 □ 核对患者医疗费用 □ 协助患者办理出院手续 □ 整理床单位
		护理评估	□ 评估有无跌倒、坠床、压疮、导管滑脱、液体外渗的风险 □ 心理评估及疏导 □ 评估皮肤、黏膜有无出血 □ 病情评估	□ 评估有无跌倒、坠床、压疮、导管滑脱、液体外渗的风险 □ 评估皮肤、黏膜有无出血 □ 心理评估及疏导 □ 病情评估

（续　表）

	专科护理	☐ 心理护理 ☐ 饮食指导 ☐ PICC护理		☐ 心理护理 ☐ 饮食指导 ☐ PICC护理		
	饮食指导	☐ 家属送餐及患者进餐注意事项		☐ 家属送餐及患者进餐注意事项		
	活动体位	☐ 根据护理等级指导活动		☐ 根据护理等级指导活动		
	洗浴要求	☐ 协助患者晨、晚间护理 ☐ 保持皮肤清洁,更换病号服、床单位		☐ 协助患者晨、晚间护理 ☐ 保持皮肤清洁,更换病号服、床单位		
病情变异记录		☐ 无　　☐ 有,原因: ☐ 患者　☐ 疾病　☐ 医疗 ☐ 护理　☐ 保障　☐ 管理		☐ 无　　☐ 有,原因: ☐ 患者　☐ 疾病　☐ 医疗 ☐ 护理　☐ 保障　☐ 管理		
护士签名		白班	小夜班	大夜班	白班	小夜班	大夜班
医师签名							

成人急性髓系白血病(非急性早幼粒细胞白血病) 行 IA 方案化疗临床路径

一、成人急性髓系白血病(非急性早幼粒细胞白血病) 行 IA 方案化疗临床路径标准入院流程

(一)适用对象

第一诊断为急性髓系白血病(非急性早幼粒细胞白血病)(ICD-10:C92.0 伴 Z51.146)行 IA(去甲氧柔红霉素和阿糖胞苷)方案化疗(ICD-9-CM-3:99.2501)的患者。

(二)诊断依据

根据《成人急性髓系白血病(非急性早幼粒细胞白血病)中国诊疗指南》(2011 年)(中华医学会血液学分会 中华血液学杂志 2011 年 11 月第 32 卷第 11 期),《血液病诊断及疗效标准(第 3 版)》(科学出版社)。

1. 病史采集及重要体征

(1)年龄。

(2)此前有无血液病病史[主要指骨髓增生异常综合征(MDS)、骨髓增殖性肿瘤(MPN)等]。

(3)是否为治疗相关性(肿瘤放疗、化疗)。

(4)有无重要脏器功能不全(主要指心、肝、肾功能)。

(5)有无髓外浸润[主要指中枢神经系统白血病(CNSL)]。

2. 实验室检查

(1)血常规、血生化、出凝血检查。

(2)骨髓细胞形态学(细胞形态学、细胞化学、组织病理学)。

(3)细胞遗传学。

(4)分子学检测:C-KIT、FLT3-ITD、NPM1、CEBPA 基因突变等。

(5)免疫分型。

(6)诊断、分型相关的分子标志检查(如 PML/RARα、AML1/ETO、CBFβ/MYH11、MLL 重排等)。

3. 诊断、分类 急性髓系白血病(AML)(非急性早幼粒细胞白血病)的诊断标准参照世界卫生组织(WHO 2008)造血和淋巴组织肿瘤分类标准,诊断 AML 的外周血或骨髓原始细胞下限为 20%。当患者被证实有克隆性重现性细胞遗传学异常 t(8;21)(q22;q22)、inv(16)(p13;q22)或 t(16;16)(p13;q22)以及 t(15;17)(q22;q12)时,即使原始细胞<20%,也应诊断为 AML。

AML 的诊断还应满足:2 个髓系免疫表型阳性,且淋系标志<2 个或髓过氧化物酶(MPO,+)或非特异性酯酶(+)或丁酸盐(+)。

(三)选择治疗方案的依据

根据《成人急性髓系白血病(非急性早幼粒细胞白血病)中国诊疗指南》(2011 年)(中华医学会血液学分会 中华血液学杂志 2011 年 11 月第 32 卷第 11 期)。

(四)临床路径标准住院日为 25～35 天

(五)进入路径标准

1. 第一诊断必须符合急性髓系白血病(非急性早幼粒细胞白血病)(ICD-10:C92.0 伴 Z51.146)的诊断标准。

2. 当患者同时具有其他疾病诊断时,但在住院期间不需要特殊处理也不影响第一诊断的临床路径流程实施时,ECOG 评分 0～2 分,年龄<55 岁,可以进入路径。

3. ECOG 评分 3～4 分、年龄≥55 岁、合并其他脏器功能严重异常者、精神异常者(需请专科会诊),不进入路径。

4. 其他特殊情况(如妊娠,请妇产科先行引产),不进入路径。

(六)化疗前准备 1～2 天(工作日)

1. 所必需的检查项目

(1)常规化验检查:血尿便常规、血型、生化全项(肝肾功能、电解质、血糖等)、感染性疾病筛查(血清四项、乙肝五项等;HBV 表面抗原阳性者需查 HBV-DNA 拷贝数)、凝血功能、血沉、心电图和肺功能(老年或既往有相关病史者)。

(2)影像学:肺部 CT、腹部超声、超声心动。

(3)骨髓穿刺涂片、骨髓活检、免疫分型、染色体检查、基因筛查。

(4)HLA 配型(可能进行异基因造血干细胞移植的患者)。

(5)腰穿及鞘内注射化疗药物。

2. 营养评估　根据《解放军总医院新入院患者营养风险筛查表(NRS)》为新入院患者进行营养评估,评分≥3 分者给予处置,必要时申请营养科医师会诊。

3. 心理评估　根据新入院患者情况申请心理科医师会诊。

4. 疼痛评估　根据《VAS 评分》实施疼痛评估,评分>7 分者给予处置,必要时请疼痛科医师会诊。

5. 康复评估　根据《入院患者康复筛查和评估表》为新入院患者入院后 24 小时内进行康复筛查和评估。任何一项结果为"是",则申请康复科医师会诊。

6. 深静脉血栓栓塞症风险评估　根据专科《深静脉血栓栓塞症评估量表》在新入院患者入院后 24 小时内进行风险筛查和评估,风险结果为"高危"的,则申请血管外科或介入导管室医师会诊。

(七)化疗方案选择

根据《成人急性髓系白血病(非急性早幼粒细胞白血病)中国诊疗指南》(2011 年)(中华医学会血液学分会 中华血液学杂志 2011 年 11 月第 32 卷第 11 期)。

(八)化疗日为入院第 3～9 天

1. 化疗中用药　化疗药物如水化碱化、镇吐药、保肝药、抑酸药、营养心肌药物的应用。

2. 抗感染治疗　诊断为细菌性感染者,方有指征应用抗菌药物;尽早查明感染病原,根据

病原种类及细菌药物敏感试验结果选用抗菌药物;按照药物的抗菌作用特点及其体内过程特点选择用药;真菌、病毒及(或)其他病原体感染,根据具体情况给予治疗。

3. 并发症处理　肿瘤溶解综合征、白细胞减少、贫血、血小板减少、药物性肝损害、乙型肝炎暴发、高血糖等。

(九)出院标准

1. 一般情况良好。

2. 无Ⅲ级以上血液学毒性及感染或肝、肾功能损害。

3. 第一诊断疗效判定为好转或以上。

4. 没有需要住院处理的并发症和(或)合并症。

(十)有无变异及原因分析

1. 有影响化疗的合并症,需要进行相关的诊断和治疗。

2. 不能耐受化疗的患者,不进入此路径。

二、成人急性髓系白血病(非急性早幼粒细胞白血病)行 IA 方案化疗临床路径标准入院流程

适用对象	第一诊断为急性髓系白血病(ICD-10:C92.0 伴 Z51.146) 行 IA(去甲氧柔红霉素和阿糖胞苷)方案化疗(ICD-9-CM-3:99.2501)的患者		
患者基本信息	姓名:_____　性别:_____　年龄:__　门诊号:_____ 入院号:_____　过敏史:_____ 入院日期:__年__月__日　出院日期:__年__月__日		标准住院日:25～35 天
时间		入院第 1－2 天(化疗前评估)	入院第 3－9 天(化疗第 1－7 天)
主要诊疗工作	制度落实	□ 入院 2 小时内经治或值班医师完成接诊 □ 入院 24 小时内主管医师查房 □ 入院 48 小时内主诊医师完成检诊 □ 经治医师查房(早晚 2 次) □ 专科会诊(必要时)	□ 三级医师查房
	病情评估	□ 经治医师询问病史及体格检查 □ 心理评估 □ 营养评估 □ 疼痛评估 □ 康复评估 □ 深静脉血栓栓塞症风险评估 □ 出血风险评估	□ 询问病情及体格检查
	病历书写	□ 入院 8 小时内完成首次病程记录 □ 入院 24 小时内完成入院记录 □ 入院 48 小时内完成主管医师查房记录 □ 骨髓穿刺/活检记录 □ 腰椎穿刺记录 □ 满页病历及时打印	□ 诊断依据及化疗方案 □ 病情稳定患者每三日一个病程记录 □ 主管医师每周查房记录 □ 主诊医师每周查房记录 □ 输血记录 □ 满页病历及时打印

	知情同意		□ 告知患者及家属病情及注意事项 □ 患者及家属签署授权委托书 □ 患者或家属入院记录签字 □ 患者或家属签署骨穿知情同意书、输血知情同意书、PICC 置管知情同意书、腰穿知情同意书、化疗知情同意书、自费用品协议书（必要时）	□ 告知患者及家属化疗过程中注意事项
	手术治疗		□ 骨髓穿刺/活检术 □ 腰椎穿刺术	
	其他		□ 及时通知上级医师检诊 □ 经治医师检查整理病历资料	
重点医嘱	长期医嘱	护理医嘱	□ 按内科护理常规 □ 二级护理 □ PICC 置管护理	□ 按内科护理常规 □ 二级护理 □ PICC 置管护理
		处置医嘱	□ 静脉输液	静脉输液
		膳食医嘱	□ 普食 □ 糖尿病普食 □ 低盐、低脂普食 □ 低盐、低脂、糖尿病普食	□ 普食 □ 糖尿病普食 □ 低盐、低脂普食 □ 低盐、低脂、糖尿病普食
		药物医嘱	□ 患者既往基础用药	□ 患者既往基础用药 □ 化疗用药：伊达比星 $10 \sim 12mg/(m^2 \cdot d)$，第 1－3 天 □ 化疗用药：阿糖胞苷 $100 \sim 200mg/(m^2 \cdot d)$，第 1－7 天 □ 化疗辅助用药：水化、碱化、利尿、镇吐、保肝等药物
	临时医嘱	检查检验	□ 血常规 □ 尿常规 □ 粪常规 □ 血型 □ 生化全项（肝肾功能、电解质、血糖等） □ 血清术前八项 □ HBV-DNA 定量（HBV 表面抗原阳性者） □ 凝血功能 □ 血沉 □ 心电图 □ 肺部 CT □ 腹部超声 □ 骨髓穿刺 □ 腰椎穿刺（必要时） □ 骨髓活检 □ 免疫分型	□ 血常规＋CRP □ 生化 □ 凝血功能 □ 尿常规 □ 粪常规 □ 血培养（双瓶双套）（发热时） □ 导管培养（发热时） □ G-试验、GM-试验（发热时） □ 降钙素原（发热时） □ 肺部 CT（发热时） □ 超声心动（老年人或既往有相关病史者） □ 肺功能（老年人或既往有相关病史者） □ HLA 配型（可能进行异基因造血干细胞移植的患者）

		□ 染色体检查 □ 基因筛查 □ 腰穿及鞘内注射化疗药物	
	药物医嘱	□ 视病情给予相应处理	□ 视病情给予相应处理
	手术医嘱		
	处置医嘱	□ 静脉抽血	□ 静脉抽血 □ 输血
主要护理工作	健康宣教	□ 入院宣教:介绍责任护士,病区环境、设施、规章制度、基础护理服务项目 □ 进行护理安全指导 □ 进行等级护理、活动范围指导 □ 进行饮食指导 □ 进行用药指导 □ 进行关于疾病知识的宣教 □ 检查、检验项目的目的和意义	□ 进行护理安全指导 □ 进行等级护理、活动范围指导 □ 进行饮食指导 □ 进行用药指导 □ 进行关于疾病知识的宣教 □ 心理疏导 □ 化疗过程中注意事项
	护理处置	□ 患者身份核对 □ 佩戴腕带 □ 建立入院病历,通知医师 □ 询问病史,填写护理记录单首页 □ 测量基本生命体征 □ 观察病情 □ 抽血、留取标本 □ 心理与生活护理 □ 根据评估结果采取相应护理措施 □ 通知次日检查项目及检查注意事项 □ 建立静脉通道(静脉留置针或 PICC) □ 遵医嘱用药 □ 完成护理记录	□ 测量基本生命体征 □ 观察病情 □ 遵医嘱抽血、留取标本 □ 心理与生活护理 □ 指导并监督患者治疗与活动 □ 遵医嘱用药 □ 根据评估结果采取相应护理措施 □ 完成护理记录
	护理评估	□ 一般评估:生命体征、神志、皮肤、药物过敏史等 □ 专科评估:饮食习惯、生活方式、体重、身高、家族史、既往史 □ 风险评估:评估有无跌倒、坠床、压疮、导管滑脱、液体外渗的风险 □ 心理评估 □ 营养评估 □ 疼痛评估 □ 康复评估 □ 血栓风险评估	□ 风险评估:评估有无跌倒、坠床、压疮、导管滑脱、液体外渗的风险 □ 心理评估 □ 评估皮肤、黏膜有无出血 □ 病情评估
	专科护理	□ 心理护理 □ 饮食指导 □ PICC 护理	□ 心理护理 □ 饮食指导 □ PICC 护理

（续　表）

饮食指导	□ 根据医嘱通知配餐员准备膳食 □ 指导家属送餐注意事项 □ 协助进餐	□ 根据医嘱通知配餐员准备膳食 □ 指导家属送餐注意事项 □ 协助进餐	
活动体位	□ 根据护理等级指导活动 □ 根据病情指导活动	□ 根据护理等级指导活动 □ 根据病情指导活动	
洗浴要求	□ 卫生整顿:更衣、剃须、剪短指甲 □ 协助更换病号服	□ 协助患者晨、晚间护理 □ 卫生整顿:更衣、剃须、剪短指甲	

病情变异记录	□ 无　　　□ 有,原因: □ 患者　　□ 疾病　□ 医疗 □ 护理　　□ 保障　□ 管理	□ 无　　　□ 有,原因: □ 患者　　□ 疾病　□ 医疗 □ 护理　　□ 保障　□ 管理

护士签名	白班	小夜班	大夜班	白班	小夜班	大夜班

医师签名	

时间	入院第 10－24 天(化疗后骨髓抑制期)	入院第 25－35 天(恢复出院)
主要诊疗工作 病情评估	□ 出血风险评估 □ 感染风险评估 □ 心理评估 □ 营养评估 □ 深静脉血栓栓塞症风险评估	□ 心理评估 □ 营养评估 □ 上级医师进行治疗效果、预后和出院评估 □ 出院宣教
制度落实	□ 三级医师查房	□ 三级医师查房
病历书写	□ 病情稳定患者每三日一个病程记录 □ 主管医师每周查房记录 □ 主诊医师每周查房记录 □ 输血记录 □ 满页病历及时打印	□ 病情稳定患者每三日一个病程记录 □ 主管医师每周查房记录 □ 主诊医师每周查房记录 □ 骨髓穿刺/活检记录 □ 腰椎穿刺记录 □ 出院当天病程记录(有上级医师指示出院) □ 满页病历及时打印 □ 出院后 24 小时内完成出院记录 □ 出院后 24 小时内完成病案首页
知情同意	□ 告知患者及家属化疗后注意事项	□ 告知患者及家属化疗后注意事项 □ 告知患者及家属出院后注意事项(包含复诊的时间地点、发生紧急情况时处理、下次化疗时间等)
手术治疗		□ 骨髓穿刺术 □ 腰椎穿刺术
其他		□ 通知出院 □ 开具出院介绍信 □ 开具诊断证明书 □ 出院带药 □ 预约门诊复诊时间 □ 预约下次返院化疗时间

重点医嘱	**长期医嘱**	护理医嘱	□ 内科护理常规 □ 二级护理 □ PICC 置管护理	□ 内科护理常规 □ 二级护理 □ PICC 置管护理
		处置医嘱	□ 静脉输液	□ 静脉输液
		膳食医嘱	□ 普食 □ 糖尿病普食 □ 低盐、低脂普食 □ 低盐、低脂、糖尿病普食	□ 普食 □ 糖尿病普食 □ 低盐、低脂普食 □ 低盐、低脂、糖尿病普食
		药物医嘱	□ 患者既往基础用药 □ 并发症的处理	□ 患者既往基础用药 □ 并发症的处理
	临时医嘱	检查检验	□ 血常规 □ 生化 □ 凝血功能 □ 尿常规 □ 粪常规 □ 血培养(双瓶双套)(发热时) □ 导管培养(发热时) □ G-试验、GM-试验(发热时) □ 降钙素原(发热时) □ 肺部 CT(发热时)	□ 血常规 □ 生化 □ 凝血功能
		药物医嘱		
		手术医嘱		
		处置医嘱	□ 静脉抽血 □ 输血	□ 静脉抽血 □ 出院
主要护理工作		健康宣教	□ 进行护理安全指导 □ 进行等级护理、活动范围指导 □ 进行饮食指导 □ 进行用药指导 □ 进行化疗后骨髓抑制期相关知识宣教	□ 进行护理安全指导 □ 进行等级护理、活动范围指导 □ 出院宣教(包含饮食、用药指导及注意事项、复查时间等)
		护理处置	□ 配合医师完成各项检查 □ 抽血(根据医嘱) □ 遵医嘱用药 □ 饮食指导 □ 皮肤护理 □ 心理与生活护理 □ 根据评估结果采取相应护理措施 □ 完成护理记录	□ 配合医师完成各项检查 □ 抽血(根据医嘱) □ 遵医嘱用药 □ 完成护理记录 □ 核对患者医疗费用 □ 协助患者办理出院手续 □ 整理床单位
		护理评估	□ 评估有无跌倒、坠床、压疮、导管滑脱、液体外渗的风险 □ 心理评估及疏导 □ 评估皮肤、黏膜有无出血 □ 病情评估	□ 评估有无跌倒、坠床、压疮、导管滑脱、液体外渗的风险 □ 评估皮肤、黏膜有无出血 □ 心理评估及疏导 □ 病情评估

	专科护理	□ 心理护理 □ 饮食指导 □ PICC 护理	□ 心理护理 □ 饮食指导 □ PICC 护理
	饮食指导	□ 家属送餐及患者进餐注意事项	□ 家属送餐及患者进餐注意事项
	活动体位	□ 根据护理等级指导活动	□ 根据护理等级指导活动
	洗浴要求	□ 协助患者晨、晚间护理 □ 保持皮肤清洁,更换病号服、床单位	□ 协助患者晨、晚间护理 □ 保持皮肤清洁,更换病号服、床单位
病情变异记录		□ 无　　□ 有,原因: □ 患者　□ 疾病　□ 医疗 □ 护理　□ 保障　□ 管理	□ 无　　□ 有,原因: □ 患者　□ 疾病　□ 医疗 □ 护理　□ 保障　□ 管理
护士签名		白班　　　小夜班　　　大夜班	白班　　　小夜班　　　大夜班
医师签名			

成人急性髓系白血病(非急性早幼粒细胞白血病)行 DA 方案化疗临床路径

一、成人急性髓系白血病(非急性早幼粒细胞白血病)行 DA 方案化疗临床路径标准入院流程

(一)适用对象

第一诊断为急性髓系白血病(非急性早幼粒细胞白血病)(ICD-10:C92.0 伴 Z51.146)行 DA(柔红霉素和阿糖胞苷)方案化疗(ICD-9-CM-3:99.2501)的患者。

(二)诊断依据

根据《成人急性髓系白血病(非急性早幼粒细胞白血病)中国诊疗指南》(2011 年)(中华医学会血液学分会 中华血液学杂志 2011 年 11 月第 32 卷第 11 期),《血液病诊断及疗效标准(第 3 版)》(科学出版社)。

1. 病史采集及重要体征

(1)年龄。

(2)此前有无血液病病史[主要指骨髓增生异常综合征(MDS)、骨髓增殖性肿瘤(MPN)等]。

(3)是否为治疗相关性(肿瘤放疗、化疗)。

(4)有无重要脏器功能不全(主要指心、肝、肾功能)。

(5)有无髓外浸润[主要指中枢神经系统白血病(CNSL)]。

2. 实验室检查

(1)血常规、血生化、出凝血检查。

(2)骨髓细胞形态学(细胞形态学、细胞化学、组织病理学)。

(3)细胞遗传学。

(4)分子学检测:C-KIT、FLT3-ITD、NPM1、CEBPA 基因突变等。

(5)免疫分型。

(6)诊断、分型相关的分子标志检查(如 PML/RARα、AML1/ETO、CBFβ/MYH11、MLL重排等)。

3. 诊断、分类 急性髓系白血病(AML)(非急性早幼粒细胞白血病)的诊断标准参照世界卫生组织(WHO 2008)造血和淋巴组织肿瘤分类标准,诊断 AML 的外周血或骨髓原始细胞下限为 20%。当患者被证实有克隆性重现性细胞遗传学异常 t(8;21)(q22;q22)、inv(16)(p13;q22)或 t(16;16)(p13;q22)以及 t(15;17)(q22;q12)时,即使原始细胞<20%,也应诊断为 AML。

AML 的诊断还应满足:2 个髓系免疫表型阳性,且淋系标志＜2 个或髓过氧化物酶(MPO,＋)或非特异性酯酶(＋)或丁酸盐(＋)。

(三)选择治疗方案的依据

根据《成人急性髓系白血病(非急性早幼粒细胞白血病)中国诊疗指南》(2011 年)(中华医学会血液学分会 中华血液学杂志 2011 年 11 月第 32 卷第 11 期)。

(四)临床路径标准住院日为 25～35 天

(五)进入路径标准

1. 第一诊断必须符合急性髓系白血病(非急性早幼粒细胞白血病)(ICD-10:C92.0 伴 Z51.146)的诊断标准。

2. 当患者同时具有其他疾病诊断时,但在住院期间不需要特殊处理也不影响第一诊断的临床路径流程实施时,ECOG 评分 0～2 分,年龄＜55 岁,可以进入路径。

3. ECOG 评分 3～4 分、年龄≥55 岁、合并其他脏器功能严重异常者、精神异常者(需请专科会诊),不进入路径。

4. 其他特殊情况(如妊娠,请妇产科先行引产),不进入路径。

(六)化疗前准备 1～2 天(工作日)

1. 所必需的检查项目

(1)常规化验检查:血尿便常规、血型、生化全项(肝肾功能、电解质、血糖等)、感染性疾病筛查(血清四项、乙肝五项等;HBV 表面抗原阳性者需查 HBV-DNA 拷贝数)、凝血功能、血沉、心电图和肺功能(老年或既往有相关病史者)。

(2)影像学:肺部 CT、腹部超声、超声心动。

(3)骨髓穿刺涂片、骨髓活检、免疫分型、染色体检查、基因筛查。

(4)HLA 配型(可能进行异基因造血干细胞移植的患者)。

(5)腰穿及鞘内注射化疗药物。

2. 营养评估　根据《解放军总医院新入院患者营养风险筛查表(NRS)》为新入院患者进行营养评估,评分≥3 分者给予处置,必要时申请营养科医师会诊。

3. 心理评估　根据新入院患者情况申请心理科医师会诊。

4. 疼痛评估　根据《VAS 评分》实施疼痛评估,评分＞7 分者给予处置,必要时请疼痛科医师会诊。

5. 康复评估　根据《入院患者康复筛查和评估表》为新入院患者入院后 24 小时内进行康复筛查和评估。任何一项结果为"是",则申请康复科医师会诊。

6. 深静脉血栓栓塞症风险评估　根据专科《深静脉血栓栓塞症评估量表》在新入院患者入院后 24 小时内进行风险筛查和评估,风险结果为"高危"的,则申请血管外科或介入导管室医师会诊。

(七)化疗方案选择

根据《成人急性髓系白血病(非急性早幼粒细胞白血病)中国诊疗指南》(2011 年)(中华医学会血液学分会 中华血液学杂志 2011 年 11 月第 32 卷第 11 期)。

(八)化疗日为入院第 3～9 天

1. 化疗中用药　化疗药物如水化碱化、镇吐药、保肝药、抑酸药、营养心肌药物的应用。

2. 抗感染治疗　诊断为细菌性感染者,方有指征应用抗菌药物;尽早查明感染病原,根据

病原种类及细菌药物敏感试验结果选用抗菌药物;按照药物的抗菌作用特点及其体内过程特点选择用药;真菌、病毒等其他病原体感染,根据具体情况给予治疗。

3. 并发症处理　肿瘤溶解综合征、白细胞减少、贫血、血小板减少、药物性肝损害、乙型肝炎暴发、高血糖等。

(九)出院标准

1. 一般情况良好。

2. 无Ⅲ级以上血液学毒性及感染或肝、肾功能损害。

3. 第一诊断疗效判定为好转或以上。

4. 没有需要住院处理的并发症和(或)合并症。

(十)有无变异及原因分析

1. 有影响化疗的合并症,需要进行相关的诊断和治疗。

2. 不能耐受化疗的患者,不进入此路径。

二、成人急性髓系白血病(非急性早幼粒细胞白血病)行 DA 方案化疗临床路径表单

适用对象	第一诊断为急性髓系白血病(ICD-10:C92.0 伴 Z51.146) 行 DA(柔红霉素和阿糖胞苷)方案化疗(ICD-9-CM-3:99.2501)的患者	
患者基本信息	姓名:___ 性别:___ 年龄:__ 门诊号:___ 入院号:_____ 过敏史:_____ 入院日期:__年__月__日　出院日期:__年__月__日	标准住院日:25~35 天

时间		入院第 1-2 天(化疗前评估)	入院第 3-9 天(化疗第 1-7 天)
主要诊疗工作	制度落实	□ 入院 2 小时内经治或值班医师完成接诊 □ 入院 24 小时内主管医师查房 □ 入院 48 小时内主诊医师完成检诊 □ 经治医师查房(早晚 2 次) □ 专科会诊(必要时)	□ 三级医师查房
	病情评估	□ 经治医师询问病史及体格检查 □ 心理评估 □ 营养评估 □ 疼痛评估 □ 康复评估 □ 深静脉血栓栓塞症风险评估 □ 出血风险评估	□ 询问病情及体格检查
	病历书写	□ 入院 8 小时内完成首次病程记录 □ 入院 24 小时内完成入院记录 □ 入院 48 小时内完成主管医师查房记录 □ 骨髓穿刺/活检记录 □ 腰椎穿刺记录 □ 满页病历及时打印	□ 诊断依据及化疗方案 □ 病情稳定患者每三日一个病程记录 □ 主管医师每周查房记录 □ 主诊医师每周查房记录 □ 输血记录 □ 满页病历及时打印

（续　表）

	知情同意	□ 告知患者及家属病情及注意事项 □ 患者及家属签署授权委托书 □ 患者或家属入院记录签字 □ 患者或家属签署骨穿知情同意书、输血知情同意书、PICC 置管知情同意书、腰穿知情同意书、化疗知情同意书、自费用品协议书（必要时）	□ 告知患者及家属化疗过程中注意事项
	手术治疗	□ 骨髓穿刺/活检术 □ 腰椎穿刺术	
	其他	□ 及时通知上级医师检诊 □ 经治医师检查整理病历资料	
重点医嘱	长期医嘱	护理医嘱	□ 按内科护理常规 □ 二级护理 □ PICC 置管护理	□ 按内科护理常规 □ 二级护理 □ PICC 置管护理
		处置医嘱	□ 静脉输液	□ 静脉输液
		膳食医嘱	□ 普食 □ 糖尿病普食 □ 低盐、低脂普食 □ 低盐、低脂、糖尿病普食	□ 普食 □ 糖尿病普食 □ 低盐、低脂普食 □ 低盐、低脂、糖尿病普食
		药物医嘱	□ 患者既往基础用药	□ 患者既往基础用药 □ 化疗用药：柔红霉素 $60 \sim 90mg/(m^2 \cdot d)$，第 1－3 天 □ 化疗用药：阿糖胞苷 $100 \sim 200mg/(m^2 \cdot d)$，第 1－7 天 □ 化疗辅助用药：水化、碱化、利尿、镇吐、保肝等药物
	临时医嘱	检查检验	□ 血常规 □ 尿常规 □ 粪常规 □ 血型 □ 生化全项（肝肾功能、电解质、血糖等） □ 血清术前八项 □ HBV-DNA 定量（HBV 表面抗原阳性者） □ 凝血功能 □ 血沉 □ 心电图 □ 肺部 CT □ 腹部超声 □ 骨髓穿刺 □ 腰椎穿刺（必要时） □ 骨髓活检 □ 免疫分型	□ 血常规＋CRP □ 生化 □ 凝血功能 □ 尿常规 □ 粪常规 □ 血培养（双瓶双套）（发热时） □ 导管培养（发热时） □ G-试验、GM-试验（发热时） □ 降钙素原（发热时） □ 肺部 CT（发热时） □ 超声心动（老年人或既往有相关病史者） □ 肺功能（老年人或既往有相关病史者） □ HLA 配型（可能进行异基因造血干细胞移植的患者）

(续　表)

		□ 染色体检查 □ 基因筛查 □ 腰穿及鞘内注射化疗药物腰椎穿刺(必要时)	
	药物医嘱	□ 视病情给予相应处理	□ 视病情给予相应处理
	手术医嘱		
	处置医嘱	□ 静脉抽血	□ 静脉抽血 □ 输血
主要护理工作	健康宣教	□ 入院宣教:介绍责任护士,病区环境、设施、规章制度、基础护理服务项目 □ 进行护理安全指导 □ 进行等级护理、活动范围指导 □ 进行饮食指导 □ 进行用药指导 □ 进行关于疾病知识的宣教 □ 检查、检验项目的目的和意义	□ 进行护理安全指导 □ 进行等级护理、活动范围指导 □ 进行饮食指导 □ 进行用药指导 □ 进行关于疾病知识的宣教 □ 心理疏导 □ 化疗过程中注意事项
	护理处置	□ 患者身份核对 □ 佩戴腕带 □ 建立入院病历,通知医师 □ 询问病史,填写护理记录单首页 □ 测量基本生命体征 □ 观察病情 □ 抽血、留取标本 □ 心理与生活护理 □ 根据评估结果采取相应护理措施 □ 通知次日检查项目及检查注意事项 □ 建立静脉通道(静脉留置针或 PICC) □ 遵医嘱用药 □ 完成护理记录	□ 测量基本生命体征 □ 观察病情 □ 遵医嘱抽血、留取标本 □ 心理与生活护理 □ 指导并监督患者治疗与活动 □ 遵医嘱用药 □ 根据评估结果采取相应护理措施 □ 完成护理记录
	护理评估	□ 一般评估:生命体征、神志、皮肤、药物过敏史等 □ 专科评估:饮食习惯、生活方式、体重、身高、家族史、既往史 □ 风险评估:评估有无跌倒、坠床、压疮、导管滑脱、液体外渗的风险 □ 心理评估 □ 营养评估 □ 疼痛评估 □ 康复评估 □ 血栓风险评估	□ 风险评估:评估有无跌倒、坠床、压疮、导管滑脱、液体外渗的风险 □ 心理评估 □ 评估皮肤、黏膜有无出血 □ 病情评估
	专科护理	□ 心理护理 □ 饮食指导 □ PICC 护理	□ 心理护理 □ 饮食指导 □ PICC 护理

（续　表）

	饮食指导	□ 根据医嘱通知配餐员准备膳食 □ 指导家属送餐注意事项 □ 协助进餐	□ 根据医嘱通知配餐员准备膳食 □ 指导家属送餐注意事项 □ 协助进餐
	活动体位	□ 根据护理等级指导活动 □ 根据病情指导活动	□ 根据护理等级指导活动 □ 根据病情指导活动
	洗浴要求	□ 卫生整顿:更衣、剃须、剪短指甲 □ 协助更换病号服	□ 协助患者晨、晚间护理 □ 卫生整顿:更衣、剃须、剪短指甲
病情变异记录		□ 无　　□ 有,原因: □ 患者　□ 疾病　□ 医疗 □ 护理　□ 保障　□ 管理	□ 无　　□ 有,原因: □ 患者　□ 疾病　□ 医疗 □ 护理　□ 保障　□ 管理

护士签名	白班	小夜班	大夜班	白班	小夜班	大夜班

医师签名		

时间		入院第10—24天(化疗后骨髓抑制期)	入院第25—35天(恢复出院)
主要诊疗工作	病情评估	□ 出血风险评估 □ 感染风险评估 □ 心理评估 □ 营养评估 □ 深静脉血栓栓塞症风险评估	□ 心理评估 □ 营养评估 □ 上级医师进行治疗效果、预后和出院评估 □ 出院宣教
	制度落实	□ 三级医师查房	□ 三级医师查房
	病历书写	□ 病情稳定患者每三日一个病程记录 □ 主管医师每周查房记录 □ 主诊医师每周查房记录 □ 输血记录 □ 满页病历及时打印	□ 病情稳定患者每三日一个病程记录 □ 主管医师每周查房记录 □ 主诊医师每周查房记录 □ 骨髓穿刺/活检记录 □ 腰椎穿刺记录 □ 出院当天病程记录(有上级医师指示出院) □ 满页病历及时打印 □ 出院后24小时内完成出院记录 □ 出院后24小时内完成病案首页
	知情同意	□ 告知患者及家属化疗后注意事项	□ 告知患者及家属化疗后注意事项 □ 告知患者及家属出院后注意事项(包含复诊的时间地点、发生紧急情况时处理、下次化疗时间等)
	手术治疗		□ 骨髓穿刺术 □ 腰椎穿刺术
	其他		□ 通知出院 □ 开具出院介绍信 □ 开具诊断证明书 □ 出院带药 □ 预约门诊复诊时间 □ 预约下次返院化疗时间

重点医嘱	长期医嘱	护理医嘱	□ 内科护理常规 □ 二级护理 □ PICC 置管护理	□ 内科护理常规 □ 二级护理 □ PICC 置管护理
		处置医嘱	□ 静脉输液	□ 静脉输液
		膳食医嘱	□ 普食 □ 糖尿病普食 □ 低盐、低脂普食 □ 低盐、低脂、糖尿病普食	□ 普食 □ 糖尿病普食 □ 低盐、低脂普食 □ 低盐、低脂、糖尿病普食
		药物医嘱	□ 患者既往基础用药 □ 并发症的处理	□ 患者既往基础用药 □ 并发症的处理
	临时医嘱	检查检验	□ 血常规 □ 生化 □ 凝血功能 □ 尿常规 □ 粪常规 □ 血培养(双瓶双套)(发热时) □ 导管培养(发热时) □ G-试验、GM-试验(发热时) □ 降钙素原(发热时) □ 肺部 CT(发热时)	□ 血常规 □ 生化 □ 凝血功能
		药物医嘱		
		手术医嘱		
		处置医嘱	□ 静脉抽血 □ 输血	□ 静脉抽血 □ 出院
主要护理工作		健康宣教	□ 进行护理安全指导 □ 进行等级护理、活动范围指导 □ 进行饮食指导 □ 进行用药指导 □ 进行化疗后骨髓抑制期相关知识宣教	□ 进行护理安全指导 □ 进行等级护理、活动范围指导 □ 出院宣教(包含饮食、用药指导及注意事项、复查时间等)
		护理处置	□ 配合医师完成各项检查 □ 抽血(根据医嘱) □ 遵医嘱用药 □ 饮食指导 □ 皮肤护理 □ 心理与生活护理 □ 根据评估结果采取相应护理措施 □ 完成护理记录	□ 配合医师完成各项检查 □ 抽血(根据医嘱) □ 遵医嘱用药 □ 完成护理记录 □ 核对患者医疗费用 □ 协助患者办理出院手续 □ 整理床单位
		护理评估	□ 评估有无跌倒、坠床、压疮、导管滑脱、液体外渗的风险 □ 心理评估及疏导 □ 评估皮肤、黏膜有无出血 □ 病情评估	□ 评估有无跌倒、坠床、压疮、导管滑脱、液体外渗的风险 □ 评估皮肤、黏膜有无出血 □ 心理评估及疏导 □ 病情评估

（续　表）

专科护理	□ 心理护理 □ 饮食指导 □ PICC 护理			□ 心理护理 □ 饮食指导 □ PICC 护理		
饮食指导	□ 家属送餐及患者进餐注意事项			□ 家属送餐及患者进餐注意事项		
活动体位	□ 根据护理等级指导活动			□ 根据护理等级指导活动		
洗浴要求	□ 协助患者晨、晚间护理 □ 保持皮肤清洁,更换病号服、床单位			□ 协助患者晨、晚间护理 □ 保持皮肤清洁,更换病号服、床单位		
病情变异记录	□ 无　　□ 有,原因: □ 患者　□ 疾病　□ 医疗 □ 护理　□ 保障　□ 管理			□ 无　　□ 有,原因: □ 患者　□ 疾病　□ 医疗 □ 护理　□ 保障　□ 管理		
护士签名	白班	小夜班	大夜班	白班	小夜班	大夜班
医师签名						

成人急性髓系白血病(非急性早幼粒细胞白血病)行 HA 方案化疗临床路径

一、成人急性髓系白血病(非急性早幼粒细胞白血病)行 HA 方案化疗临床路径标准入院流程

(一)适用对象

第一诊断为急性髓系白血病(非急性早幼粒细胞白血病)(ICD-10:C92.0 伴 Z51.146)行HA(高三尖杉酯碱和阿糖胞苷)方案化疗(ICD-9-CM-3:99.2501)的患者。

(二)诊断依据

根据《成人急性髓系白血病(非急性早幼粒细胞白血病)中国诊疗指南》(2011 年)(中华医学会血液学分会 中华血液学杂志 2011 年 11 月第 32 卷第 11 期),《血液病诊断及疗效标准(第 3 版)》(科学出版社)。

1. 病史采集及重要体征

(1)年龄。

(2)此前有无血液病病史[主要指骨髓增生异常综合征(MDS)、骨髓增殖性肿瘤(MPN)等]。

(3)是否为治疗相关性(肿瘤放疗、化疗)。

(4)有无重要脏器功能不全(主要指心、肝、肾功能)。

(5)有无髓外浸润[主要指中枢神经系统白血病(CNSL)]。

2. 实验室检查

(1)血常规、血生化、出凝血检查。

(2)骨髓细胞形态学(细胞形态学、细胞化学、组织病理学)。

(3)细胞遗传学。

(4)分子学检测:C-KIT、FLT3-ITD、NPM1、CEBPA 基因突变等。

(5)免疫分型。

(6)诊断、分型相关的分子标志检查(如 PML/RARα、AML1/ETO、CBFβ/MYH11、MLL重排等)。

3. 诊断、分类　急性髓系白血病(AML)(非急性早幼粒细胞白血病)的诊断标准参照世界卫生组织(WHO 2008)造血和淋巴组织肿瘤分类标准,诊断 AML 的外周血或骨髓原始细胞下限为 20%。当患者被证实有克隆性重现性细胞遗传学异常 t(8;21)(q22;q22)、inv(16)(p13;q22)或 t(16;16)(p13;q22)以及 t(15;17)(q22;q12)时,即使原始细胞<20%,也应诊断为 AML。

AML 的诊断还应满足:2 个髓系免疫表型阳性,且淋系标志<2 个或髓过氧化物酶(MPO,+)或非特异性酯酶(+)或丁酸盐(+)。

(三)选择治疗方案的依据

根据《成人急性髓系白血病(非急性早幼粒细胞白血病)中国诊疗指南》(2011 年)(中华医学会血液学分会 中华血液学杂志 2011 年 11 月第 32 卷第 11 期)。

(四)临床路径标准住院日为 25～35 天

(五)进入路径标准

1. 第一诊断必须符合急性髓系白血病(非急性早幼粒细胞白血病)(ICD-10:C92.0 伴 Z51.146)的诊断标准。

2. 当患者同时具有其他疾病诊断时,但在住院期间不需要特殊处理也不影响第一诊断的临床路径流程实施时,ECOG 评分 0～2 分,年龄<55 岁,可以进入路径。

3. ECOG 评分 3～4 分、年龄≥55 岁、合并其他脏器功能严重异常者、精神异常者(需请专科会诊),不进入路径。

4. 其他特殊情况(如妊娠,请妇产科先行引产),不进入路径。

(六)化疗前准备 1～2 天(工作日)

1. 必需的检查项目

(1)常规化验检查:血尿便常规、血型、生化全项(肝肾功能、电解质、血糖等)、感染性疾病筛查(血清四项、乙肝五项等;HBV 表面抗原阳性者需查 HBV-DNA 拷贝数)、凝血功能、血沉、心电图和肺功能(老年或既往有相关病史者)。

(2)影像学:肺部 CT、腹部超声、超声心动。

(3)骨髓穿刺涂片、骨髓活检、免疫分型、染色体检查、基因筛查。

(4)HLA 配型(可能进行异基因造血干细胞移植的患者)。

(5)腰穿及鞘内注射化疗药物。

2. 康复评估　根据《入院患者康复筛查和评估表》为新入院患者入院后 24 小时内进行康复筛查和评估。任何一项结果为"是",则申请康复科医师会诊。

3. 营养评估　根据《解放军总医院新入院患者营养风险筛查表(NRS)》为新入院患者进行营养评估,评分≥3 分者给予处置,必要时申请营养科医师会诊。

4. 心理评估　根据新入院患者情况申请心理科医师会诊。

5. 疼痛评估　根据《VAS 评分》实施疼痛评估,评分>7 分者给予处置,必要时请疼痛科医师会诊。

6. 深静脉血栓栓塞症风险评估　根据专科《深静脉血栓栓塞症评估量表》在新入院患者入院后 24 小时内进行风险筛查和评估,风险结果为"高危"的,则申请血管外科或介入导管室医师会诊。

(七)化疗方案选择

根据《成人急性髓系白血病(非急性早幼粒细胞白血病)中国诊疗指南》(2011 年)(中华医学会血液学分会 中华血液学杂志 2011 年 11 月第 32 卷第 11 期)。

(八)化疗日为入院第 3—9 天

1. 化疗中用药　化疗药物如水化碱化、镇吐药、保肝药、抑酸药、营养心肌药物的应用。

2. 抗感染治疗　诊断为细菌性感染者,方有指征应用抗菌药物;尽早查明感染病原,根据

病原种类及细菌药物敏感试验结果选用抗菌药物;按照药物的抗菌作用特点及其体内过程特点选择用药;真菌、病毒等其他病原体感染,根据具体情况给予治疗。

3. 并发症处理　肿瘤溶解综合征、白细胞减少、贫血、血小板减少、药物性肝损害、乙型肝炎暴发、高血糖等。

(九)出院标准

1. 一般情况良好。

2. 无Ⅲ级以上血液学毒性及感染或肝、肾功能损害。

3. 第一诊断疗效判定为好转或以上。

4. 没有需要住院处理的并发症和(或)合并症。

(十)有无变异及原因分析

1. 有影响化疗的合并症,需要进行相关的诊断和治疗。

2. 不能耐受化疗的患者,不进入此路径。

二、成人急性髓系白血病(非急性早幼粒细胞白血病) 行 HA 方案化疗临床路径表单

适用对象	第一诊断为急性髓系白血病(ICD-10:C92.0 伴 Z51.146) 行 HA(高三尖杉酯碱和阿糖胞苷)方案化疗(ICD-9-CM-3:99.2501)的患者	
患者基本信息	姓名:____ 性别:____ 年龄:__ 门诊号:____ 入院号:_____ 过敏史:_____ 入院日期:__年__月__日　出院日期:__年__月__日	标准住院日:25～35 天

时间		入院第 1—2 天(化疗前评估)	入院第 3—9 天(化疗第 1—7 天)
主要诊疗工作	制度落实	□ 入院 2 小时内经治或值班医师完成接诊 □ 入院 24 小时内主管医师查房 □ 入院 48 小时内主诊医师完成检诊 □ 经治医师查房(早晚 2 次) □ 专科会诊(必要时)	□ 三级医师查房
	病情评估	□ 经治医师询问病史及体格检查 □ 心理评估 □ 营养评估 □ 疼痛评估 □ 康复评估 □ 深静脉血栓栓塞症风险评估 □ 出血风险评估	□ 询问病情及体格检查
	病历书写	□ 入院 8 小时内完成首次病程记录 □ 入院 24 小时内完成入院记录 □ 入院 48 小时内完成主管医师查房记录 □ 骨髓穿刺/活检记录 □ 腰椎穿刺记录 □ 满页病历及时打印	□ 诊断依据及化疗方案 □ 病情稳定患者每三日一个病程记录 □ 主管医师每周查房记录 □ 主诊医师每周查房记录 □ 输血记录 □ 满页病历及时打印

	知情同意		□ 告知患者及家属病情及注意事项 □ 患者及家属签署授权委托书 □ 患者或家属入院记录签字 □ 患者或家属签署骨穿知情同意书、输血知情同意书、PICC 置管知情同意书、腰穿知情同意书、化疗知情同意书、自费用品协议书（必要时）	□ 告知患者及家属化疗过程中注意事项
	手术治疗		□ 骨髓穿刺/活检术 □ 腰椎穿刺术	
	其他		□ 及时通知上级医师检诊 □ 经治医师检查整理病历资料	
重点医嘱	长期医嘱	护理医嘱	□ 按内科护理常规 □ 二级护理 □ PICC 置管护理	□ 按内科护理常规 □ 二级护理 □ PICC 置管护理
		处置医嘱	□ 静脉输液	□ 静脉输液
		膳食医嘱	□ 普食 □ 糖尿病普食 □ 低盐、低脂普食 □ 低盐、低脂、糖尿病普食	□ 普食 □ 糖尿病普食 □ 低盐、低脂普食 □ 低盐、低脂、糖尿病普食
		药物医嘱	□ 患者既往基础用药	□ 患者既往基础用药 □ 化疗用药：高三尖杉酯碱 3～4mg/（m²·d），第 1－3 天 □ 化疗用药：阿糖胞苷 100～200mg/（m²·d），第 1－7 天 □ 化疗辅助用药：水化、碱化、利尿、镇吐、保肝等药物
	临时医嘱	检查检验	□ 血常规 □ 尿常规 □ 粪常规 □ 血型 □ 生化全项（肝肾功能、电解质、血糖等） □ 血清术前八项 □ HBV-DNA 定量（HBV 表面抗原阳性者） □ 凝血功能 □ 血沉 □ 心电图 □ 肺部 CT □ 腹部超声 □ 骨髓穿刺 □ 腰椎穿刺（必要时） □ 骨髓活检 □ 免疫分型	□ 血常规＋CRP □ 生化 □ 凝血功能 □ 尿常规 □ 粪常规 □ 血培养（双瓶双套）（发热时） □ 导管培养（发热时） □ G-试验、GM-试验（发热时） □ 降钙素原（发热时） □ 肺部 CT（发热时） □ 超声心动（老年人或既往有相关病史者） □ 肺功能（老年人或既往有相关病史者） □ HLA 配型（可能进行异基因造血干细胞移植的患者）

		□ 染色体检查 □ 基因筛查 □ 腰穿及鞘内注射化疗药物腰椎穿刺(必要时)	
	药物医嘱	□ 视病情给予相应处理	□ 视病情给予相应处理
	手术医嘱		
	处置医嘱	□ 静脉抽血	□ 静脉抽血 □ 输血
主要护理工作	健康宣教	□ 入院宣教:介绍责任护士,病区环境、设施、规章制度、基础护理服务项目 □ 进行护理安全指导 □ 进行等级护理、活动范围指导 □ 进行饮食指导 □ 进行用药指导 □ 进行关于疾病知识的宣教 □ 检查、检验项目的目的和意义	□ 进行护理安全指导 □ 进行等级护理、活动范围指导 □ 进行饮食指导 □ 进行用药指导 □ 进行关于疾病知识的宣教 □ 心理疏导 □ 化疗过程中注意事项
	护理处置	□ 患者身份核对 □ 佩戴腕带 □ 建立入院病历,通知医师 □ 询问病史,填写护理记录单首页 □ 测量基本生命体征 □ 观察病情 □ 抽血、留取标本 □ 心理与生活护理 □ 根据评估结果采取相应护理措施 □ 通知次日检查项目及检查注意事项 □ 建立静脉通道(静脉留置针或 PICC) □ 遵医嘱用药 □ 完成护理记录	□ 测量基本生命体征 □ 观察病情 □ 遵医嘱抽血、留取标本 □ 心理与生活护理 □ 指导并监督患者治疗与活动 □ 遵医嘱用药 □ 根据评估结果采取相应护理措施 □ 完成护理记录
	护理评估	□ 一般评估:生命体征、神志、皮肤、药物过敏史等 □ 专科评估:饮食习惯、生活方式、体重、身高、家族史、既往史 □ 风险评估:评估有无跌倒、坠床、压疮、导管滑脱、液体外渗的风险 □ 心理评估 □ 营养评估 □ 疼痛评估 □ 康复评估 □ 血栓风险评估	□ 风险评估:评估有无跌倒、坠床、压疮、导管滑脱、液体外渗的风险 □ 心理评估 □ 评估皮肤、黏膜有无出血 □ 病情评估
	专科护理	□ 心理护理 □ 饮食指导 □ PICC 护理	□ 心理护理 □ 饮食指导 □ PICC 护理

		入院第10－24天（化疗后骨髓抑制期）	入院第25－35天（恢复出院）
	饮食指导	□ 根据医嘱通知配餐员准备膳食 □ 指导家属送餐注意事项 □ 协助进餐	□ 根据医嘱通知配餐员准备膳食 □ 指导家属送餐注意事项 □ 协助进餐
	活动体位	□ 根据护理等级指导活动 □ 根据病情指导活动	□ 根据护理等级指导活动 □ 根据病情指导活动
	洗浴要求	□ 卫生整顿:更衣、剃须、剪短指甲 □ 协助更换病号服	□ 协助患者晨、晚间护理 □ 卫生整顿:更衣、剃须、剪短指甲
病情变异记录		□ 无　　　□ 有,原因: □ 患者　□ 疾病　□ 医疗 □ 护理　□ 保障　□ 管理	□ 无　　　□ 有,原因: □ 患者　□ 疾病　□ 医疗 □ 护理　□ 保障　□ 管理

护士签名	白班	小夜班	大夜班	白班	小夜班	大夜班

医师签名		

时间		入院第10－24天（化疗后骨髓抑制期）	入院第25－35天（恢复出院）
主要诊疗工作	病情评估	□ 出血风险评估 □ 感染风险评估 □ 心理评估 □ 营养评估 □ 深静脉血栓栓塞症风险评估	□ 心理评估 □ 营养评估 □ 上级医师进行治疗效果、预后和出院评估 □ 出院宣教
	制度落实	□ 三级医师查房	□ 三级医师查房
	病历书写	□ 病情稳定患者每三日一个病程记录 □ 主管医师每周查房记录 □ 主诊医师每周查房记录 □ 输血记录 □ 满页病历及时打印	□ 病情稳定患者每三日一个病程记录 □ 主管医师每周查房记录 □ 主诊医师每周查房记录 □ 骨髓穿刺/活检记录 □ 腰椎穿刺记录 □ 出院当天病程记录(有上级医师指示出院) □ 满页病历及时打印 □ 出院后24小时内完成出院记录 □ 出院后24小时内完成病案首页
	知情同意	□ 告知患者及家属化疗后注意事项	□ 告知患者及家属化疗后注意事项 □ 告知患者及家属出院后注意事项(包含复诊的时间地点、发生紧急情况时处理、下次化疗时间等)
	手术治疗		□ 骨髓穿刺术 □ 腰椎穿刺术
	其他		□ 通知出院 □ 开具出院介绍信 □ 开具诊断证明书 □ 出院带药 □ 预约门诊复诊时间 □ 预约下次返院化疗时间

(续　表)

重点医嘱	**长期医嘱**	护理医嘱	□ 内科护理常规 □ 二级护理 □ PICC 置管护理	□ 内科护理常规 □ 二级护理 □ PICC 置管护理
		处置医嘱	□ 静脉输液	□ 静脉输液
		膳食医嘱	□ 普食 □ 糖尿病普食 □ 低盐、低脂普食 □ 低盐、低脂、糖尿病普食	□ 普食 □ 糖尿病普食 □ 低盐、低脂普食 □ 低盐、低脂、糖尿病普食
		药物医嘱	□ 患者既往基础用药 □ 并发症的处理	□ 患者既往基础用药 □ 并发症的处理
	临时医嘱	检查检验	□ 血常规 □ 生化 □ 凝血功能 □ 尿常规 □ 粪常规 □ 血培养(双瓶双套)(发热时) □ 导管培养(发热时) □ G-试验、GM-试验(发热时) □ 降钙素原(发热时) □ 肺部 CT(发热时)	□ 血常规 □ 生化 □ 凝血功能
		药物医嘱		
		手术医嘱		
		处置医嘱	□ 静脉抽血 □ 输血	□ 静脉抽血 □ 出院
主要护理工作		健康宣教	□ 进行护理安全指导 □ 进行等级护理、活动范围指导 □ 进行饮食指导 □ 进行用药指导 □ 进行化疗后骨髓抑制期相关知识宣教	□ 进行护理安全指导 □ 进行等级护理、活动范围指导 □ 出院宣教(包含饮食、用药指导及注意事项、复查时间等)
		护理处置	□ 配合医师完成各项检查 □ 抽血(根据医嘱) □ 遵医嘱用药 □ 饮食指导 □ 皮肤护理 □ 心理与生活护理 □ 根据评估结果采取相应护理措施 □ 完成护理记录	□ 配合医师完成各项检查 □ 抽血(根据医嘱) □ 遵医嘱用药 □ 完成护理记录 □ 核对患者医疗费用 □ 协助患者办理出院手续 □ 整理床单位
		护理评估	□ 评估有无跌倒、坠床、压疮、导管滑脱、液体外渗的风险 □ 心理评估及疏导 □ 评估皮肤、黏膜有无出血 □ 病情评估	□ 评估有无跌倒、坠床、压疮、导管滑脱、液体外渗的风险 □ 评估皮肤、黏膜有无出血 □ 心理评估及疏导 □ 病情评估

（续 表）

专科护理	□ 心理护理 □ 饮食指导 □ PICC 护理		□ 心理护理 □ 饮食指导 □ PICC 护理	
饮食指导	□ 家属送餐及患者进餐注意事项		□ 家属送餐及患者进餐注意事项	
活动体位	□ 根据护理等级指导活动		□ 根据护理等级指导活动	
洗浴要求	□ 协助患者晨、晚间护理 □ 保持皮肤清洁,更换病号服、床单位		□ 协助患者晨、晚间护理 □ 保持皮肤清洁,更换病号服、床单位	
病情变异记录	□ 无　　□ 有,原因: □ 患者　□ 疾病　□ 医疗 □ 护理　□ 保障　□ 管理		□ 无　　□ 有,原因: □ 患者　□ 疾病　□ 医疗 □ 护理　□ 保障　□ 管理	

护士签名	白班	小夜班	大夜班	白班	小夜班	大夜班
医师签名						

成人急性髓系白血病(非急性早幼粒细胞白血病) 行 CAG 方案化疗临床路径

一、成人急性髓系白血病(非急性早幼粒细胞白血病) 行 CAG 方案化疗临床路径标准入院流程

(一)适用对象

第一诊断为急性髓系白血病(非急性早幼粒细胞白血病)(ICD-10:C92.0 伴 Z51.146)行 CAG(粒细胞刺激因子、阿柔比星和阿糖胞苷)方案化疗(ICD-9-CM-3:99.2501)的患者。

(二)诊断依据

根据《成人急性髓系白血病(非急性早幼粒细胞白血病)中国诊疗指南》(2011 年)(中华医学会血液学分会 中华血液学杂志 2011 年 11 月第 32 卷第 11 期),《血液病诊断及疗效标准(第 3 版)》(科学出版社)。

1. 病史采集及重要体征

(1)年龄。

(2)此前有无血液病病史[主要指骨髓增生异常综合征(MDS)、骨髓增殖性肿瘤(MPN)等]。

(3)是否为治疗相关性(肿瘤放疗、化疗)。

(4)有无重要脏器功能不全(主要指心、肝、肾功能)。

(5)有无髓外浸润[主要指中枢神经系统白血病(CNSL)]。

2. 实验室检查

(1)血常规、血生化、出凝血检查。

(2)骨髓细胞形态学(细胞形态学、细胞化学、组织病理学)。

(3)细胞遗传学。

(4)分子学检测:C-KIT、FLT3-ITD、NPM1、CEBPA 基因突变等。

(5)免疫分型。

(6)诊断、分型相关的分子标志检查(如 PML/RARα、AML1/ETO、CBFβ/MYH11、MLL 重排等)。

3. 诊断、分类 急性髓系白血病(AML)(非急性早幼粒细胞白血病)的诊断标准参照世界卫生组织(WHO 2008)造血和淋巴组织肿瘤分类标准,诊断 AML 的外周血或骨髓原始细胞下限为 20%。当患者被证实有克隆性重现性细胞遗传学异常 t(8;21)(q22;q22)、inv(16)(p13;q22)或 t(16;16)(p13;q22)以及 t(15;17)(q22;q12)时,即使原始细胞<20%,也应诊断为 AML。

AML 的诊断还应满足：2 个髓系免疫表型阳性，且淋系标志＜2 个或髓过氧化物酶（MPO，＋）或非特异性酯酶（＋）或丁酸盐（＋）。

（三）选择治疗方案的依据

根据《成人急性髓系白血病（非急性早幼粒细胞白血病）中国诊疗指南》（2011 年）（中华医学会血液学分会 中华血液学杂志 2011 年 11 月第 32 卷第 11 期）。

（四）临床路径标准住院日为 32～35 天

（五）进入路径标准

1. 第一诊断必须符合急性髓系白血病（非急性早幼粒细胞白血病）（ICD-10：C92.0 伴 Z51.146）的诊断标准。

2. 当患者同时具有其他疾病诊断时，但在住院期间不需要特殊处理也不影响第一诊断的临床路径流程实施时，可以进入路径。

3. 至少满足以下一种情况者：ECOG 评分 3～4 分、年龄≥60 岁、合并其他脏器功能异常者、骨髓低增生者，可以进入路径。

4. 其他特殊情况：如精神异常（需请专科会诊）、妊娠（请妇产科先行引产）的患者，不进入路径。

（六）化疗前准备 1～2 天（工作日）

1. 所必需的检查项目

（1）常规化验检查：血尿便常规、血型、生化全项（肝肾功能、电解质、血糖等）、感染性疾病筛查（血清四项、乙肝五项等；HBV 表面抗原阳性者需查 HBV-DNA 拷贝数）、凝血功能、血沉、心电图和肺功能（既往有相关病史者）。

（2）影像学：肺部 CT、腹部超声、超声心动。

（3）骨髓穿刺涂片、骨髓活检、免疫分型、染色体检查、基因筛查。

（4）HLA 配型（可能进行异基因造血干细胞移植的患者）。

（5）腰穿及鞘内注射化疗药物。

2. 康复评估　根据《入院患者康复筛查和评估表》为新入院患者入院后 24 小时内进行康复筛查和评估。任何一项结果为"是"，则申请康复科医师会诊。

3. 营养评估　根据《解放军总医院新入院患者营养风险筛查表（NRS）》为新入院患者进行营养评估，评分≥3 分者给予处置，必要时申请营养科医师会诊。

4. 心理评估　根据新入院患者情况申请心理科医师会诊。

5. 疼痛评估　根据《VAS 评分》实施疼痛评估，评分＞7 分者给予处置，必要时请疼痛科医师会诊。

6. 深静脉血栓栓塞症风险评估　根据专科《深静脉血栓栓塞症评估量表》在新入院患者入院后 24 小时内进行风险筛查和评估，风险结果为"高危"的，则申请血管外科或介入导管室医师会诊。

（七）化疗方案选择

根据《成人急性髓系白血病（非急性早幼粒细胞白血病）中国诊疗指南》（2011 年）（中华医学会血液学分会 中华血液学杂志 2011 年 11 月第 32 卷第 11 期）。

（八）化疗日为入院第 3－17 天

1. 化疗中用药　化疗药物如水化碱化、镇吐药、保肝药、抑酸药、营养心肌药物的应用。

2. 抗感染治疗 诊断为细菌性感染者,方有指征应用抗菌药物;尽早查明感染病原,根据病原种类及细菌药物敏感试验结果选用抗菌药物;按照药物的抗菌作用特点及其体内过程特点选择用药;真菌、病毒等其他病原体感染,根据具体情况给予治疗。

3. 并发症处理 肿瘤溶解综合征、白细胞减少、贫血、血小板减少、药物性肝损害、乙型肝炎暴发、高血糖等。

(九)出院标准

1. 一般情况良好。

2. 无Ⅲ级以上血液学毒性及感染或肝、肾功能损害。

3. 第一诊断疗效判定为好转或以上。

4. 没有需要住院处理的并发症和(或)合并症。

(十)有无变异及原因分析

1. 有影响化疗的合并症,需要进行相关的诊断和治疗。

2. 不能耐受化疗的患者,不进入此路径。

二、成人急性髓系白血病(非急性早幼粒细胞白血病)
行 CAG 方案化疗临床路径表单

适用对象	第一诊断为急性髓系白血病(ICD-10:C92.0 伴 Z51.146) 行 CAG(粒细胞刺激因子、阿柔比星和阿糖胞苷)方案化疗(ICD-9-CM-3:99.2501)的患者		
患者基本信息	姓名:____ 性别:____ 年龄:__ 门诊号:____ 入院号:_____ 过敏史:_____ 入院日期:__年__月__日 出院日期:__年__月__日		标准住院日:32～35 天
时间	入院第 1—2 天(化疗前评估)	入院第 3—17 天(化疗第 0—14 天)	
主要诊疗工作	制度落实	□ 入院 2 小时内经治或值班医师完成接诊 □ 入院 24 小时内主管医师查房 □ 入院 48 小时内主诊医师完成检诊 □ 经治医师查房(早晚 2 次) □ 专科会诊(必要时)	□ 三级医师查房
	病情评估	□ 经治医师询问病史及体格检查 □ 心理评估 □ 营养评估 □ 疼痛评估 □ 康复评估 □ 深静脉血栓栓塞症风险评估 □ 出血风险评估	□ 询问病情及体格检查
	病历书写	□ 入院 8 小时内完成首次病程记录 □ 入院 24 小时内完成入院记录 □ 入院 48 小时内完成主管医师查房记录 □ 骨髓穿刺/活检记录 □ 腰椎穿刺记录 □ 满页病历及时打印	□ 诊断依据及化疗方案 □ 病情稳定患者每三日一个病程记录 □ 主管医师每周查房记录 □ 主诊医师每周查房记录 □ 输血记录 □ 满页病历及时打印

（续　表）

	知情同意		□ 告知患者及家属病情及注意事项 □ 患者及家属签署授权委托书 □ 患者或家属入院记录签字 □ 患者或家属签署骨穿知情同意书、输血知情同意书、PICC置管知情同意书、腰穿知情同意书、化疗知情同意书、自费用品协议书（必要时）	□ 告知患者及家属化疗过程中注意事项
	手术治疗		□ 骨髓穿刺/活检术 □ 腰椎穿刺术	
	其他		□ 及时通知上级医师检诊 □ 经治医师检查整理病历资料	
重点医嘱	长期医嘱	护理医嘱	□ 按内科护理常规 □ 二级护理 □ PICC置管护理	□ 按内科护理常规 □ 二级护理 □ PICC置管护理
		处置医嘱	□ 静脉输液	□ 静脉输液
		膳食医嘱	□ 普食 □ 糖尿病普食 □ 低盐、低脂普食 □ 低盐、低脂、糖尿病普食	□ 普食 □ 糖尿病普食 □ 低盐、低脂普食 □ 低盐、低脂、糖尿病普食
		药物医嘱	□ 患者既往基础用药	□ 患者既往基础用药 □ 化疗用药：非格司亭 $300\mu g/d$，皮下注射，第0—14天（外周血白细胞计数＞$10\times10^9/L$ 时可减量，白细胞计数＞$20\times10^9/L$ 时停药） □ 化疗用药：阿糖胞苷 10mg/d，皮下注射，每12小时，第1—14天 □ 化疗用药：阿柔比星 10mg/d，第1—10天 □ 化疗辅助用药：水化、碱化、利尿、镇吐、保肝等药物
	临时医嘱	检查检验	□ 血常规 □ 尿常规 □ 粪常规 □ 血型 □ 生化全项（肝肾功能、电解质、血糖等） □ 血清术前八项 □ HBV-DNA定量（HBV表面抗原阳性者） □ 凝血功能 □ 血沉 □ 心电图 □ 肺部CT □ 腹部超声	□ 血常规＋CRP □ 生化 □ 凝血功能 □ 尿常规 □ 粪常规 □ 血培养（双瓶双套）（发热时） □ 导管培养（发热时） □ G-试验、GM-试验（发热时） □ 降钙素原（发热时） □ 肺部CT（发热时） □ 超声心动（老年人或既往有相关病史者） □ 肺功能（老年人或既往有相关病史者）

(续　表)

		□ 骨髓穿刺 □ 骨髓活检 □ 免疫分型 □ 染色体检查 □ 基因筛查 □ 腰穿及鞘内注射化疗药物腰椎穿刺(必要时)	□ HLA 配型(可能进行异基因造血干细胞移植的患者)
	药物医嘱	□ 视病情给予相应处理	□ 视病情给予相应处理
	手术医嘱		
	处置医嘱	□ 静脉抽血	□ 静脉抽血 □ 输血
主要护理工作	健康宣教	□ 入院宣教:介绍责任护士,病区环境、设施、规章制度、基础护理服务项目 □ 进行护理安全指导 □ 进行等级护理、活动范围指导 □ 进行饮食指导 □ 进行用药指导 □ 进行关于疾病知识的宣教 □ 检查、检验项目的目的和意义	□ 进行护理安全指导 □ 进行等级护理、活动范围指导 □ 进行饮食指导 □ 进行用药指导 □ 进行关于疾病知识的宣教 □ 心理疏导 □ 化疗过程中注意事项
	护理处置	□ 患者身份核对 □ 佩戴腕带 □ 建立入院病历,通知医师 □ 询问病史,填写护理记录单首页 □ 测量基本生命体征 □ 观察病情 □ 抽血、留取标本 □ 心理与生活护理 □ 根据评估结果采取相应护理措施 □ 通知次日检查项目及检查注意事项 □ 建立静脉通道(静脉留置针或 PICC) □ 遵医嘱用药 □ 完成护理记录	□ 测量基本生命体征 □ 观察病情 □ 遵医嘱抽血、留取标本 □ 心理与生活护理 □ 指导并监督患者治疗与活动 □ 遵医嘱用药 □ 根据评估结果采取相应护理措施 □ 完成护理记录
	护理评估	□ 一般评估:生命体征、神志、皮肤、药物过敏史等 □ 专科评估:饮食习惯、生活方式、体重、身高、家族史、既往史 □ 风险评估:评估有无跌倒、坠床、压疮、导管滑脱、液体外渗的风险 □ 心理评估 □ 营养评估 □ 疼痛评估 □ 血栓风险评估	□ 风险评估:评估有无跌倒、坠床、压疮、导管滑脱、液体外渗的风险 □ 心理评估 □ 评估皮肤、黏膜有无出血 □ 病情评估

(续 表)

专科护理	☐ 心理护理 ☐ 饮食指导 ☐ PICC护理	☐ 心理护理 ☐ 饮食指导 ☐ PICC护理	
饮食指导	☐ 根据医嘱通知配餐员准备膳食 ☐ 指导家属送餐注意事项 ☐ 协助进餐	☐ 根据医嘱通知配餐员准备膳食 ☐ 指导家属送餐注意事项 ☐ 协助进餐	
活动体位	☐ 根据护理等级指导活动 ☐ 根据病情指导活动	☐ 根据护理等级指导活动 ☐ 根据病情指导活动	
洗浴要求	☐ 卫生整顿:更衣、剃须、剪短指甲 ☐ 协助更换病号服	☐ 协助患者晨、晚间护理 ☐ 卫生整顿:更衣、剃须、剪短指甲	

病情变异记录	☐ 无　　☐ 有,原因: ☐ 患者　☐ 疾病　☐ 医疗 ☐ 护理　☐ 保障　☐ 管理	☐ 无　　☐ 有,原因: ☐ 患者　☐ 疾病　☐ 医疗 ☐ 护理　☐ 保障　☐ 管理

护士签名	白班	小夜班	大夜班	白班	小夜班	大夜班

医师签名		

时间	入院第18-31天(化疗后骨髓抑制期)	入院第32-35天(恢复出院)
主要诊疗工作 病情评估	☐ 出血风险评估 ☐ 感染风险评估 ☐ 心理评估 ☐ 营养评估 ☐ 深静脉血栓栓塞症风险评估	☐ 心理评估 ☐ 营养评估 ☐ 上级医师进行治疗效果、预后和出院评估 ☐ 出院宣教
制度落实	☐ 三级医师查房	☐ 三级医师查房
病历书写	☐ 病情稳定患者每三日一个病程记录 ☐ 主管医师每周查房记录 ☐ 主诊医师每周查房记录 ☐ 输血记录 ☐ 满页病历及时打印	☐ 病情稳定患者每三日一个病程记录 ☐ 主管医师每周查房记录 ☐ 主诊医师每周查房记录 ☐ 骨髓穿刺/活检记录 ☐ 腰椎穿刺记录 ☐ 出院当天病程记录(有上级医师指示出院) ☐ 满页病历及时打印 ☐ 出院后24小时内完成出院记录 ☐ 出院后24小时内完成病案首页
知情同意	☐ 告知患者及家属化疗后注意事项	☐ 告知患者及家属化疗后注意事项 ☐ 告知患者及家属出院后注意事项(包含复诊的时间地点、发生紧急情况时处理、下次化疗时间等)
手术治疗		☐ 骨髓穿刺术 ☐ 腰椎穿刺术

(续　表)

重点医嘱	**长期医嘱**	护理医嘱		□ 通知出院 □ 开具出院介绍信 □ 开具诊断证明书 □ 出院带药 □ 预约门诊复诊时间 □ 预约下次返院化疗时间
		护理医嘱	□ 内科护理常规 □ 二级护理 □ PICC 置管护理	□ 内科护理常规 □ 二级护理 □ PICC 置管护理
		处置医嘱	□ 静脉输液	□ 静脉输液
		膳食医嘱	□ 普食 □ 糖尿病普食 □ 低盐、低脂普食 □ 低盐、低脂、糖尿病普食	□ 普食 □ 糖尿病普食 □ 低盐、低脂普食 □ 低盐、低脂、糖尿病普食
		药物医嘱	□ 患者既往基础用药 □ 并发症的处理	□ 患者既往基础用药 □ 并发症的处理
	临时医嘱	检查检验	□ 血常规 □ 生化 □ 凝血功能 □ 尿常规 □ 粪常规 □ 血培养(双瓶双套)(发热时) □ 导管培养(发热时) □ G-试验、GM-试验(发热时) □ 降钙素原(发热时) □ 肺部 CT(发热时)	□ 血常规 □ 生化 □ 凝血功能
		药物医嘱		
		手术医嘱		
		处置医嘱	□ 静脉抽血 □ 输血	□ 静脉抽血 □ 出院
主要护理工作	健康宣教		□ 进行护理安全指导 □ 进行等级护理、活动范围指导 □ 进行饮食指导 □ 进行用药指导 □ 进行化疗后骨髓抑制期相关知识宣教	□ 进行护理安全指导 □ 进行等级护理、活动范围指导 □ 出院宣教(包含饮食、用药指导及注意事项、复查时间等)
	护理处置		□ 配合医师完成各项检查 □ 抽血(根据医嘱) □ 遵医嘱用药 □ 饮食指导 □ 皮肤护理 □ 心理与生活护理 □ 根据评估结果采取相应护理措施	□ 配合医师完成各项检查 □ 抽血(根据医嘱) □ 遵医嘱用药 □ 完成护理记录 □ 核对患者医疗费用 □ 协助患者办理出院手续 □ 整理床单位

(续　表)

		□ 完成护理记录	
	护理评估	□ 评估有无跌倒、坠床、压疮、导管滑脱、液体外渗的风险 □ 心理评估及疏导 □ 评估皮肤、黏膜有无出血 □ 病情评估	□ 评估有无跌倒、坠床、压疮、导管滑脱、液体外渗的风险 □ 评估皮肤、黏膜有无出血 □ 心理评估及疏导 □ 病情评估
	专科护理	□ 心理护理 □ 饮食指导 □ PICC护理	□ 心理护理 □ 饮食指导 □ PICC护理
	饮食指导	□ 家属送餐及患者进餐注意事项	□ 家属送餐及患者进餐注意事项
	活动体位	□ 根据护理等级指导活动	□ 根据护理等级指导活动
	洗浴要求	□ 协助患者晨、晚间护理 □ 保持皮肤清洁,更换病号服、床单位	□ 协助患者晨、晚间护理 □ 保持皮肤清洁,更换病号服、床单位
病情变异记录		□ 无　　□ 有,原因: □ 患者　□ 疾病　□ 医疗 □ 护理　□ 保障　□ 管理	□ 无　　□ 有,原因: □ 患者　□ 疾病　□ 医疗 □ 护理　□ 保障　□ 管理
护士签名		白班　　小夜班　　大夜班	白班　　小夜班　　大夜班
医师签名			

老年急性髓系白血病(非急性早幼粒细胞白血病,低增生性)行 DCAG 方案化疗临床路径

一、老年急性髓系白血病(非急性早幼粒细胞白血病,低增生性)行 DCAG 方案化疗临床路径标准入院流程

(一)适用对象

第一诊断为急性髓系白血病(非急性早幼粒细胞白血病)(ICD-10:C92.0 伴 Z51.146)年龄≥55 岁且外周血白细胞计数<$4×10^9$/L 行 DCAG(地西他滨、粒细胞刺激因子、阿柔比星和阿糖胞苷)方案化疗(ICD-9-CM-3:99.2501)的患者。

(二)诊断依据

根据《成人急性髓系白血病(非急性早幼粒细胞白血病)中国诊疗指南》(2011 年)(中华医学会血液学分会 中华血液学杂志 2011 年 11 月第 32 卷第 11 期),《血液病诊断及疗效标准(第 3 版)》(科学出版社)。

1. 病史采集及重要体征

(1)年龄。

(2)此前有无血液病病史[主要指骨髓增生异常综合征(MDS)、骨髓增殖性肿瘤(MPN)等]。

(3)是否为治疗相关性(肿瘤放疗、化疗)。

(4)有无重要脏器功能不全(主要指心、肝、肾功能)。

(5)有无髓外浸润[主要指中枢神经系统白血病(CNSL)]。

2. 实验室检查

(1)血常规、血生化、出凝血检查。

(2)骨髓细胞形态学(细胞形态学、细胞化学、组织病理学)。

(3)细胞遗传学。

(4)分子学检测:C-KIT、FLT3-ITD、NPM1、CEBPA 基因突变等。

(5)免疫分型。

(6)诊断、分型相关的分子标志检查(如 PML/RARα、AML1/ETO、CBFβ/MYH11、MLL 重排等)。

3. 诊断、分类 急性髓系白血病(AML)(非急性早幼粒细胞白血病)的诊断标准参照世界卫生组织(WHO 2008)造血和淋巴组织肿瘤分类标准,诊断 AML 的外周血或骨髓原始细胞下限为 20%。当患者被证实有克隆性重现性细胞遗传学异常 t(8;21)(q22;q22)、inv(16)(p13;q22)或 t(16;16)(p13;q22)及 t(15;17)(q22;q12)时,即使原始细胞<20%,也应诊断为

AML。

AML的诊断还应满足:2个髓系免疫表型阳性,且淋系标志<2个或髓过氧化物酶(MPO,+)或非特异性酯酶(+)或丁酸盐(+)。

(三)选择治疗方案的依据

根据《成人急性髓系白血病(非急性早幼粒细胞白血病)中国诊疗指南》(2011年)(中华医学会血液学分会 中华血液学杂志2011年11月第32卷第11期)。作者科室特色化疗方案。

(四)临床路径标准住院日为25～35天

(五)进入路径标准

1. 第一诊断必须符合急性髓系白血病(非急性早幼粒细胞白血病)(ICD-10:C92.0伴Z51.146)的诊断标准。

2. 年龄≥55岁且外周血白细胞计数<4×10⁹/L的患者,可以进入路径。

2. 年龄≥55岁且外周血白细胞计数$<4\times10^9/L$的患者,可以进入路径。

3. 当患者同时具有其他疾病诊断时,但在住院期间不需要特殊处理也不影响第一诊断的临床路径流程实施时,ECOG评分0～2分,可以进入路径。

4. ECOG评分3～4分、合并其他脏器功能严重异常者、精神异常者(需请专科会诊),不进入路径。

(六)化疗前准备1～2天(工作日)

1. 必需的检查项目

(1)常规化验检查:血尿便常规、血型、生化全项(肝肾功能、电解质、血糖等)、感染性疾病筛查(血清四项、乙肝五项等;HBV表面抗原阳性者需查HBV-DNA拷贝数)、凝血功能、血沉、心电图和肺功能(老年或既往有相关病史者)。

(2)影像学:肺部CT、腹部超声、超声心动。

(3)骨髓穿刺涂片、骨髓活检、免疫分型、染色体检查、基因筛查。

(4)HLA配型(可能进行异基因造血干细胞移植的患者)。

(5)腰穿及鞘内注射化疗药物。

2. 康复评估 根据《入院患者康复筛查和评估表》为新入院患者入院后24小时内进行康复筛查和评估。任何一项结果为"是",则申请康复科医师会诊。

3. 疼痛评估 根据《VAS评分》实施疼痛评估,评分>7分者给予处置,必要时请疼痛科医师会诊。

4. 营养评估 根据《解放军总医院新入院患者营养风险筛查表(NRS)》为新入院患者进行营养评估,评分≥3分者给予处置,必要时申请营养科医师会诊。

5. 心理评估 根据新入院患者情况申请心理科医师会诊。

6. 深静脉血栓栓塞症风险评估 根据专科《深静脉血栓栓塞症评估量表》在新入院患者入院后24小时内进行风险筛查和评估,风险结果为"高危"的,则申请血管外科或介入导管室医师会诊。

(七)化疗方案选择

根据《成人急性髓系白血病(非急性早幼粒细胞白血病)中国诊疗指南》(2011年)(中华医学会血液学分会 中华血液学杂志2011年11月第32卷第11期)。

(八)化疗日为入院第3—8天

1. 化疗中用药 化疗药物如水化碱化、镇吐药、保肝药、抑酸药、营养心肌药物的应用。

2. 抗感染治疗　诊断为细菌性感染者,方有指征应用抗菌药物;尽早查明感染病原,根据病原种类及细菌药物敏感试验结果选用抗菌药物;按照药物的抗菌作用特点及其体内过程特点选择用药;真菌、病毒等其他病原体感染,根据具体情况给予治疗。

3. 并发症处理　肿瘤溶解综合征、白细胞减少、贫血、血小板减少、药物性肝损害、乙型肝炎暴发、高血糖等。

(九)出院标准

1. 一般情况良好。

2. 无Ⅲ级以上血液学毒性及感染或肝、肾功能损害。

3. 第一诊断疗效判定为好转或以上。

4. 没有需要住院处理的并发症和(或)合并症。

(十)有无变异及原因分析

1. 有影响化疗的合并症,需要进行相关的诊断和治疗。

2. 不能耐受化疗的患者,不进入此路径。

二、老年急性髓系白血病(非急性早幼粒细胞白血病,低增生性)
行 DCAG 方案化疗临床路径表单

适用对象	第一诊断为老年急性髓系白血病(ICD-10:C92.0 伴 Z51.146) 行DCAG(非急性早幼粒细胞白血病,低增生性)方案化疗(ICD-9-CM-3:99.2501)的患者	
患者基本信息	姓名:____　性别:____　年龄:__　门诊号:____ 入院号:_____　过敏史:_____ 入院日期:__年__月__日　出院日期:__年__月__日	标准住院日:25～35 天

时间		入院第1-2天(化疗前评估)	入院第3-8天(化疗第1-5天)
主要诊疗工作	制度落实	□ 入院 2 小时内经治或值班医师完成接诊 □ 入院 24 小时内主管医师查房 □ 入院 48 小时内主诊医师完成检诊 □ 经治医师查房(早晚 2 次) □ 专科会诊(必要时)	□ 三级医师查房
	病情评估	□ 经治医师询问病史及体格检查 □ 心理评估 □ 营养评估 □ 疼痛评估 □ 康复评估 □ 深静脉血栓栓塞症风险评估 □ 出血风险评估	□ 询问病情及体格检查
	病历书写	□ 入院 8 小时内完成首次病程记录 □ 入院 24 小时内完成入院记录 □ 入院 48 小时内完成主管医师查房记录 □ 骨髓穿刺/活检记录 □ 腰椎穿刺记录 □ 满页病历及时打印	□ 诊断依据及化疗方案 □ 病情稳定患者每三日一个病程记录 □ 主管医师每周查房记录 □ 主诊医师每周查房记录 □ 输血记录 □ 满页病历及时打印

(续　表)

	知情同意	□ 告知患者及家属病情及注意事项 □ 患者及家属签署授权委托书 □ 患者或家属入院记录签字 □ 患者或家属签署骨穿知情同意书、输血知情同意书、PICC 置管知情同意书、腰穿知情同意书、化疗知情同意书、自费用品协议书（必要时）	□ 告知患者及家属化疗过程中注意事项	
	手术治疗	□ 骨髓穿刺/活检术 □ 腰椎穿刺术		
	其他	□ 及时通知上级医师检诊 □ 经治医师检查整理病历资料		
重点医嘱	长期医嘱	护理医嘱	□ 按内科护理常规 □ 二级护理 □ PICC 置管护理	□ 按内科护理常规 □ 二级护理 □ PICC 置管护理
		处置医嘱	□ 静脉输液	□ 静脉输液
		膳食医嘱	□ 普食 □ 糖尿病普食 □ 低盐、低脂普食 □ 低盐、低脂、糖尿病普食	□ 普食 □ 糖尿病普食 □ 低盐、低脂普食 □ 低盐、低脂、糖尿病普食
		药物医嘱	□ 患者既往基础用药	□ 患者既往基础用药 □ 化疗用药：非格司亭 300μg/d，皮下注射，第 0 天至中性粒细胞恢复 □ 化疗用药：地西他滨 20mg/(m² · d)，第 1—5 天 □ 化疗用药：阿糖胞苷 20mg，每 12 小时，皮下注射，第 1—5 天 □ 化疗用药：阿柔比星 20mg/d，第 1、3、5 天 □ 化疗辅助用药：水化、碱化、利尿、镇吐、保肝等药物
	临时医嘱	检查检验	□ 血常规 □ 尿常规 □ 粪常规 □ 血型 □ 生化全项（肝肾功能、电解质、血糖） □ 感染性疾病筛查（血清四项、乙肝五项等；HBV 表面抗原阳性者需查 HBV-DNA 拷贝数） □ 血清术前八项 □ HBV-DNA 定量（HBV 表面抗原阳性者） □ 凝血功能 □ 血沉 □ 心电图 □ 肺部 CT	□ 血常规＋CRP □ 生化 □ 凝血功能 □ 尿常规 □ 粪常规 □ 血培养（双瓶双套）（发热时） □ 导管培养（发热时） □ G-试验、GM-试验（发热时） □ 降钙素原（发热时） □ 肺部 CT（发热时） □ 超声心动（老年人或既往有相关病史者） □ 肺功能（老年人或既往有相关病史者）

		□ 腹部超声 □ 骨髓穿刺 □ 骨髓活检 □ 免疫分型 □ 染色体检查 □ 基因筛查 □ 腰穿及鞘内注射化疗药物腰椎穿刺(必要时)	□ HLA 配型(可能进行异基因造血干细胞移植的患者)
	药物医嘱	□ 视病情给予相应处理	□ 视病情给予相应处理
	手术医嘱		
	处置医嘱	□ 静脉抽血	□ 静脉抽血 □ 输血
主要护理工作	健康宣教	□ 入院宣教:介绍责任护士,病区环境、设施、规章制度、基础护理服务项目 □ 进行护理安全指导 □ 进行等级护理、活动范围指导 □ 进行饮食指导 □ 进行用药指导 □ 进行关于疾病知识的宣教 □ 检查、检验项目的目的和意义	□ 进行护理安全指导 □ 进行等级护理、活动范围指导 □ 进行饮食指导 □ 进行用药指导 □ 进行关于疾病知识的宣教 □ 心理疏导 □ 化疗过程中注意事项
	护理处置	□ 患者身份核对 □ 佩戴腕带 □ 建立入院病历,通知医师 □ 询问病史,填写护理记录单首页 □ 测量基本生命体征 □ 观察病情 □ 抽血、留取标本 □ 心理与生活护理 □ 根据评估结果采取相应护理措施 □ 通知次日检查项目及检查注意事项 □ 建立静脉通道(静脉留置针或 PICC) □ 遵医嘱用药 □ 完成护理记录	□ 测量基本生命体征 □ 观察病情 □ 遵医嘱抽血、留取标本 □ 心理与生活护理 □ 指导并监督患者治疗与活动 □ 遵医嘱用药 □ 根据评估结果采取相应护理措施 □ 完成护理记录
	护理评估	□ 一般评估:生命体征、神志、皮肤、药物过敏史等 □ 专科评估:饮食习惯、生活方式、体重、身高、家族史、既往史 □ 风险评估:评估有无跌倒、坠床、压疮、导管滑脱、液体外渗的风险 □ 心理评估 □ 营养评估 □ 疼痛评估	□ 风险评估:评估有无跌倒、坠床、压疮、导管滑脱、液体外渗的风险 □ 心理评估 □ 评估皮肤、黏膜有无出血 □ 病情评估

（续　表）

		□ 康复评估 □ 血栓风险评估	
	专科护理	□ 心理护理 □ 饮食指导 □ PICC 护理	□ 心理护理 □ 饮食指导 □ PICC 护理
	饮食指导	□ 根据医嘱通知配餐员准备膳食 □ 指导家属送餐注意事项 □ 协助进餐	□ 根据医嘱通知配餐员准备膳食 □ 指导家属送餐注意事项 □ 协助进餐
	活动体位	□ 根据护理等级指导活动 □ 根据病情指导活动	□ 根据护理等级指导活动 □ 根据病情指导活动
	洗浴要求	□ 卫生整顿：更衣、剃须、剪短指甲 □ 协助更换病号服	□ 协助患者晨、晚间护理 □ 卫生整顿：更衣、剃须、剪短指甲
病情变异记录		□ 无　　　□ 有，原因： □ 患者　　□ 疾病　□ 医疗 □ 护理　　□ 保障　□ 管理	□ 无　　　□ 有，原因： □ 患者　　□ 疾病　□ 医疗 □ 护理　　□ 保障　□ 管理

护士签名	白班	小夜班	大夜班	白班	小夜班	大夜班

医师签名	

时间	入院第 9—24 天（化疗后骨髓抑制期）	入院第 25—35 天（恢复出院）
主要诊疗工作 病情评估	□ 出血风险评估 □ 感染风险评估 □ 心理评估 □ 营养评估 □ 深静脉血栓栓塞症风险评估	□ 心理评估 □ 营养评估 □ 上级医师进行治疗效果、预后和出院评估 □ 出院宣教
制度落实	□ 三级医师查房	□ 三级医师查房
病历书写	□ 病情稳定患者每三日一个病程记录 □ 主管医师每周查房记录 □ 主诊医师每周查房记录 □ 输血记录 □ 满页病历及时打印	□ 病情稳定患者每三日一个病程记录 □ 主管医师每周查房记录 □ 主诊医师每周查房记录 □ 骨髓穿刺/活检记录 □ 腰椎穿刺记录 □ 出院当天病程记录（有上级医师指示出院） □ 满页病历及时打印 □ 出院后 24 小时内完成出院记录 □ 出院后 24 小时内完成病案首页
知情同意	□ 告知患者及家属化疗后注意事项	□ 告知患者及家属化疗后注意事项 □ 告知患者及家属出院后注意事项（包含复诊的时间地点、发生紧急情况时处理、下次化疗时间等）
手术治疗		□ 骨髓穿刺术 □ 腰椎穿刺术

（续　表）

	其他			☐ 通知出院 ☐ 开具出院介绍信 ☐ 开具诊断证明书 ☐ 出院带药 ☐ 预约门诊复诊时间 ☐ 预约下次返院化疗时间
重点医嘱	长期医嘱	护理医嘱	☐ 内科护理常规 ☐ 二级护理 ☐ PICC 置管护理	☐ 内科护理常规 ☐ 二级护理 ☐ PICC 置管护理
		处置医嘱	☐ 静脉输液	☐ 静脉输液
		膳食医嘱	☐ 普食 ☐ 糖尿病普食 ☐ 低盐、低脂普食 ☐ 低盐、低脂、糖尿病普食	☐ 普食 ☐ 糖尿病普食 ☐ 低盐、低脂普食 ☐ 低盐、低脂、糖尿病普食
		药物医嘱	☐ 患者既往基础用药 ☐ 并发症的处理	☐ 患者既往基础用药 ☐ 并发症的处理
	临时医嘱	检查检验	☐ 血常规 ☐ 生化 ☐ 凝血功能 ☐ 尿常规 ☐ 粪常规 ☐ 血培养(双瓶双套)(发热时) ☐ 导管培养(发热时) ☐ G-试验、GM-试验(发热时) ☐ 降钙素原(发热时) ☐ 肺部 CT(发热时)	☐ 血常规 ☐ 生化 ☐ 凝血功能
		药物医嘱		
		手术医嘱		
		处置医嘱	☐ 静脉抽血 ☐ 输血	☐ 静脉抽血 ☐ 出院
主要护理工作		健康宣教	☐ 进行护理安全指导 ☐ 进行等级护理、活动范围指导 ☐ 进行饮食指导 ☐ 进行用药指导 ☐ 进行化疗后骨髓抑制期相关知识宣教	☐ 进行护理安全指导 ☐ 进行等级护理、活动范围指导 ☐ 出院宣教(包含饮食、用药指导及注意事项、复查时间等)
		护理处置	☐ 配合医师完成各项检查 ☐ 抽血(根据医嘱) ☐ 遵医嘱用药 ☐ 饮食指导 ☐ 皮肤护理 ☐ 心理与生活护理 ☐ 根据评估结果采取相应护理措施	☐ 配合医师完成各项检查 ☐ 抽血(根据医嘱) ☐ 遵医嘱用药 ☐ 完成护理记录 ☐ 核对患者医疗费用 ☐ 协助患者办理出院手续 ☐ 整理床单位

	□ 完成护理记录		
护理评估	□ 评估有无跌倒、坠床、压疮、导管滑脱、液体外渗的风险 □ 心理评估及疏导 □ 评估皮肤、黏膜有无出血 □ 病情评估	□ 评估有无跌倒、坠床、压疮、导管滑脱、液体外渗的风险 □ 评估皮肤、黏膜有无出血 □ 心理评估及疏导 □ 病情评估	
专科护理	□ 心理护理 □ 饮食指导 □ PICC护理	□ 心理护理 □ 饮食指导 □ PICC护理	
饮食指导	□ 家属送餐及患者进餐注意事项	□ 家属送餐及患者进餐注意事项	
活动体位	□ 根据护理等级指导活动	□ 根据护理等级指导活动	
洗浴要求	□ 协助患者晨、晚间护理 □ 保持皮肤清洁,更换病号服、床单位	□ 协助患者晨、晚间护理 □ 保持皮肤清洁,更换病号服、床单位	
病情变异记录	□ 无　　□ 有,原因: □ 患者　□ 疾病　□ 医疗 □ 护理　□ 保障　□ 管理	□ 无　　□ 有,原因: □ 患者　□ 疾病　□ 医疗 □ 护理　□ 保障　□ 管理	

护士签名	白班	小夜班	大夜班	白班	小夜班	大夜班
医师签名						

老年急性髓系白血病(非急性早幼粒细胞白血病,非低增生性)行 DCAG 方案化疗临床路径

一、老年急性髓系白血病(非急性早幼粒细胞白血病,非低增生性)行 DCAG 方案化疗临床路径标准入院流程

(一)适用对象

第一诊断为急性髓系白血病(非急性早幼粒细胞白血病)(ICD-10:C92.0 伴 Z51.146)年龄≥55 岁且外周血白细胞计数≥$4×10^9$/L 行 DCAG(地西他滨、粒细胞刺激因子、阿柔比星和阿糖胞苷)方案化疗(ICD-9-CM-3:99.2501)的患者。

(二)诊断依据

根据《成人急性髓系白血病(非急性早幼粒细胞白血病)中国诊疗指南》(2011 年)(中华医学会血液学分会 中华血液学杂志 2011 年 11 月第 32 卷第 11 期),《血液病诊断及疗效标准(第 3 版)》(科学出版社)。

1. 病史采集及重要体征

(1)年龄。

(2)此前有无血液病病史[主要指骨髓增生异常综合征(MDS)、骨髓增殖性肿瘤(MPN)等]。

(3)是否为治疗相关性(肿瘤放疗、化疗)。

(4)有无重要脏器功能不全(主要指心、肝、肾功能)。

(5)有无髓外浸润[主要指中枢神经系统白血病(CNSL)]。

2. 实验室检查

(1)血常规、血生化、出凝血检查。

(2)骨髓细胞形态学(细胞形态学、细胞化学、组织病理学)。

(3)细胞遗传学。

(4)分子学检测:C-KIT、FLT3-ITD、NPM1、CEBPA 基因突变等。

(5)免疫分型。

(6)诊断、分型相关的分子标志检查(如 PML/RARα、AML1/ETO、CBFβ/MYH11、MLL 重排等)。

3. 诊断、分类 急性髓系白血病(AML)(非急性早幼粒细胞白血病)的诊断标准参照世界卫生组织(WHO 2008)造血和淋巴组织肿瘤分类标准,诊断 AML 的外周血或骨髓原始细胞下限为 20%。当患者被证实有克隆性重现性细胞遗传学异常 t(8;21)(q22;q22)、inv(16)(p13;q22)或 t(16;16)(p13;q22)及 t(15;17)(q22;q12)时,即使原始细胞<20%,也应诊断为 AML。

AML 的诊断还应满足：2 个髓系免疫表型阳性，且淋系标志＜2 个或髓过氧化物酶（MPO，＋）或非特异性酯酶（＋）或丁酸盐（＋）。

（三）选择治疗方案的依据

根据《成人急性髓系白血病（非急性早幼粒细胞白血病）中国诊疗指南》（2011 年）（中华医学会血液学分会 中华血液学杂志 2011 年 11 月第 32 卷第 11 期）。作者科室特色化疗方案。

（四）临床路径标准住院日为 25～35 天

（五）进入路径标准

1. 第一诊断必须符合急性髓系白血病（非急性早幼粒细胞白血病）（ICD-10：C92.0 伴 Z51.146）的诊断标准。

2. 年龄≥55 岁且外周血白细胞计数≥$4×10^9$/L 的患者，可以进入路径。

3. 当患者同时具有其他疾病诊断时，但在住院期间不需要特殊处理也不影响第一诊断的临床路径流程实施时，ECOG 评分 0～2 分，可以进入路径。

4. ECOG 评分 3～4 分、合并其他脏器功能严重异常者、精神异常者（需请专科会诊），不进入路径。

（六）化疗前准备 1～2 天（工作日）

1. 必需的检查项目

（1）常规化验检查：血尿便常规、血型、生化全项（肝肾功能、电解质、血糖等）、感染性疾病筛查（血清四项、乙肝五项等；HBV 表面抗原阳性者需查 HBV-DNA 拷贝数）、凝血功能、血沉、心电图和肺功能（老年或既往有相关病史者）。

（2）影像学：肺部 CT、腹部超声、超声心动。

（3）骨髓穿刺涂片、骨髓活检、免疫分型、染色体检查、基因筛查。

（4）HLA 配型（可能进行异基因造血干细胞移植的患者）。

（5）腰穿及鞘内注射化疗药物。

2. 疼痛评估　根据《VAS 评分》实施疼痛评估，评分＞7 分者给予处置，必要时请疼痛科医师会诊。

3. 康复评估　根据《入院患者康复筛查和评估表》为新入院患者入院后 24 小时内进行康复筛查和评估。任何一项结果为"是"，则申请康复科医师会诊。

4. 营养评估　根据《解放军总医院新入院患者营养风险筛查表（NRS）》为新入院患者进行营养评估，评分≥3 分者给予处置，必要时申请营养科医师会诊。

5. 心理评估　根据新入院患者情况申请心理科医师会诊。

6. 深静脉血栓栓塞症风险评估　根据专科《深静脉血栓栓塞症评估量表》在新入院患者入院后 24 小时内进行风险筛查和评估，风险结果为"高危"的，则申请血管外科或介入导管室医师会诊。

（七）化疗方案选择

根据《成人急性髓系白血病（非急性早幼粒细胞白血病）中国诊疗指南》（2011 年）（中华医学会血液学分会 中华血液学杂志 2011 年 11 月第 32 卷第 11 期）。

（八）化疗日为入院第 3－8 天

1. 化疗中用药　化疗药物如水化碱化、镇吐药、保肝药、抑酸药、营养心肌药物的应用。

2. 抗感染治疗　诊断为细菌性感染者，方有指征应用抗菌药物；尽早查明感染病原，根据病原种类及细菌药物敏感试验结果选用抗菌药物;按照药物的抗菌作用特点及其体内过程特点选择用药;真菌、病毒等其他病原体感染,根据具体情况给予治疗。

3. 并发症处理 肿瘤溶解综合征、白细胞减少、贫血、血小板减少、药物性肝损害、乙型肝炎暴发、高血糖等。

(九)出院标准

1. 一般情况良好。

2. 无Ⅲ级以上血液学毒性及感染或肝、肾功能损害。

3. 第一诊断疗效判定为好转或以上。

4. 没有需要住院处理的并发症和(或)合并症。

(十)有无变异及原因分析

1. 有影响化疗的合并症,需要进行相关的诊断和治疗。

2. 不能耐受化疗的患者,不进入此路径。

二、老年急性髓系白血病(非急性早幼粒细胞白血病,非低增生性)行 DCAG 方案化疗临床路径表单

适用对象	第一诊断为老年急性髓系白血病(ICD-10:C92.0 伴 Z51.146,非急性早幼粒细胞白血病,非低增生性) 行 DCAG(地西他滨、粒细胞刺激因子、阿柔比星和阿糖胞苷)方案化疗(ICD-9-CM-3:99.2501)的患者	
患者基本信息	姓名:____ 性别:____ 年龄:__ 门诊号:____ 入院号:_____ 过敏史:_____ 入院日期:__年__月__日 出院日期:__年__月__日	标准住院日:25～35 天

时间		入院第 1－2 天(化疗前评估)	入院第 3－8 天(化疗第 1－5 天)
主要诊疗工作	制度落实	□ 入院 2 小时内经治或值班医师完成接诊 □ 入院 24 小时内主管医师查房 □ 入院 48 小时内主诊医师完成检诊 □ 经治医师查房(早晚 2 次) □ 专科会诊(必要时)	□ 三级医师查房
	病情评估	□ 经治医师询问病史及体格检查 □ 心理评估 □ 营养评估 □ 疼痛评估 □ 康复评估 □ 深静脉血栓栓塞症风险评估 □ 出血风险评估	□ 询问病情及体格检查
	病历书写	□ 入院 8 小时内完成首次病程记录 □ 入院 24 小时内完成入院记录 □ 入院 48 小时内完成主管医师查房记录 □ 骨髓穿刺/活检记录 □ 腰椎穿刺记录 □ 满页病历及时打印	□ 诊断依据及化疗方案 □ 病情稳定患者每三日一个病程记录 □ 主管医师每周查房记录 □ 主诊医师每周查房记录 □ 输血记录 □ 满页病历及时打印

（续　表）

	知情同意		☐ 告知患者及家属病情及注意事项 ☐ 患者及家属签署授权委托书 ☐ 患者或家属入院记录签字 ☐ 患者或家属签署骨穿知情同意书、输血知情同意书、PICC 置管知情同意书、腰穿知情同意书、化疗知情同意书、自费用品协议书（必要时）	☐ 告知患者及家属化疗过程中注意事项
	手术治疗		☐ 骨髓穿刺/活检术 ☐ 腰椎穿刺术	
	其他		☐ 及时通知上级医师检诊 ☐ 经治医师检查整理病历资料	
重点医嘱	长期医嘱	护理医嘱	☐ 按内科护理常规 ☐ 二级护理 ☐ PICC 置管护理	☐ 按内科护理常规 ☐ 二级护理 ☐ PICC 置管护理
		处置医嘱	☐ 静脉输液	☐ 静脉输液
		膳食医嘱	☐ 普食 ☐ 糖尿病普食 ☐ 低盐、低脂普食 ☐ 低盐、低脂、糖尿病普食	☐ 普食 ☐ 糖尿病普食 ☐ 低盐、低脂普食 ☐ 低盐、低脂、糖尿病普食
		药物医嘱	☐ 患者既往基础用药	患者既往基础用药 ☐ 化疗用药：非格司亭 300μg/d，皮下注射，第 0 天至中性粒细胞恢复 ☐ 化疗用药：地西他滨 20mg/（m² · d），第 1—5 天 ☐ 化疗用药：阿糖胞苷 100mg，每 12 小时，第 1—5 天 ☐ 化疗用药：阿柔比星 20mg/d，第 1—5 天 ☐ 化疗辅助用药：水化、碱化、利尿、镇吐、保肝等药物
	临时医嘱	检查检验	☐ 血常规 ☐ 尿常规 ☐ 粪常规 ☐ 血型 ☐ 生化全项（肝肾功能、电解质、血糖） ☐ 感染性疾病筛查（血清四项、乙肝五项等；HBV 表面抗原阳性者需查 HBV-DNA 拷贝数） ☐ 血清术前八项 ☐ HBV-DNA 定量（HBV 表面抗原阳性者） ☐ 凝血功能 ☐ 血沉 ☐ 心电图 ☐ 肺部 CT	☐ 血常规＋CRP ☐ 生化 ☐ 凝血功能 ☐ 尿常规 ☐ 粪常规 ☐ 血培养（双瓶双套）（发热时） ☐ 导管培养（发热时） ☐ G-试验、GM-试验（发热时） ☐ 降钙素原（发热时） ☐ 肺部 CT（发热时） ☐ 超声心动（老年人或既往有相关病史者） ☐ 肺功能（老年人或既往有相关病史者）

（续　表）

		□ 腹部超声 □ 骨髓穿刺 □ 骨髓活检 □ 免疫分型 □ 染色体检查 □ 基因筛查 □ 腰穿及鞘内注射化疗药物腰椎穿刺(必要时)	□ HLA 配型(可能进行异基因造血干细胞移植的患者)
	药物医嘱	□ 视病情给予相应处理	□ 视病情给予相应处理
	手术医嘱		
	处置医嘱	□ 静脉抽血	□ 静脉抽血 □ 输血
主要护理工作	健康宣教	□ 入院宣教:介绍责任护士,病区环境、设施、规章制度、基础护理服务项目 □ 进行护理安全指导 □ 进行等级护理、活动范围指导 □ 进行饮食指导 □ 进行用药指导 □ 进行关于疾病知识的宣教 □ 检查、检验项目的目的和意义	□ 进行护理安全指导 □ 进行等级护理、活动范围指导 □ 进行饮食指导 □ 进行用药指导 □ 进行关于疾病知识的宣教 □ 心理疏导 □ 化疗过程中注意事项
	护理处置	□ 患者身份核对 □ 佩戴腕带 □ 建立入院病历,通知医师 □ 询问病史,填写护理记录单首页 □ 测量基本生命体征 □ 观察病情 □ 遵医嘱抽血、留取标本 □ 心理与生活护理 □ 根据评估结果采取相应护理措施 □ 通知次日检查项目及检查注意事项 □ 建立静脉通道(静脉留置针或 PICC) □ 遵医嘱用药 □ 完成护理记录	□ 测量基本生命体征 □ 观察病情 □ 遵医嘱抽血、留取标本 □ 心理与生活护理 □ 指导并监督患者治疗与活动 □ 遵医嘱用药 □ 根据评估结果采取相应护理措施 □ 完成护理记录
	护理评估	□ 一般评估:生命体征、神志、皮肤、药物过敏史等 □ 专科评估:饮食习惯、生活方式、体重、身高、家族史、既往史 □ 风险评估:评估有无跌倒、坠床、压疮、导管滑脱、液体外渗的风险 □ 心理评估 □ 营养评估 □ 疼痛评估	□ 风险评估:评估有无跌倒、坠床、压疮、导管滑脱、液体外渗的风险 □ 心理评估 □ 评估皮肤、黏膜有无出血 □ 病情评估

		☐ 康复评估 ☐ 血栓风险评估		
	专科护理	☐ 心理护理 ☐ 饮食指导 ☐ PICC护理	☐ 心理护理 ☐ 饮食指导 ☐ PICC护理	
	饮食指导	☐ 根据医嘱通知配餐员准备膳食 ☐ 指导家属送餐注意事项 ☐ 协助进餐	☐ 根据医嘱通知配餐员准备膳食 ☐ 指导家属送餐注意事项 ☐ 协助进餐	
	活动体位	☐ 根据护理等级指导活动 ☐ 根据病情指导活动	☐ 根据护理等级指导活动 ☐ 根据病情指导活动	
	洗浴要求	☐ 卫生整顿:更衣、剃须、剪短指甲 ☐ 协助更换病号服	☐ 协助患者晨、晚间护理 ☐ 卫生整顿:更衣、剃须、剪短指甲	
病情变异记录		☐ 无　　☐ 有,原因: ☐ 患者　☐ 疾病　☐ 医疗 ☐ 护理　☐ 保障　☐ 管理	☐ 无　　☐ 有,原因: ☐ 患者　☐ 疾病　☐ 医疗 ☐ 护理　☐ 保障　☐ 管理	

护士签名	白班	小夜班	大夜班	白班	小夜班	大夜班

医师签名						

时间	入院第9-24天(化疗后骨髓抑制期)	入院第25-35天(恢复出院)
主要诊疗工作 病情评估	☐ 出血风险评估 ☐ 感染风险评估 ☐ 心理评估 ☐ 营养评估 ☐ 深静脉血栓栓塞症风险评估	☐ 心理评估 ☐ 营养评估 ☐ 上级医师进行治疗效果、预后和出院评估 ☐ 出院宣教
制度落实	☐ 三级医师查房	☐ 三级医师查房
病历书写	☐ 病情稳定患者每三日一个病程记录 ☐ 主管医师每周查房记录 ☐ 主诊医师每周查房记录 ☐ 输血记录 ☐ 满页病历及时打印	☐ 病情稳定患者每三日一个病程记录 ☐ 主管医师每周查房记录 ☐ 主诊医师每周查房记录 ☐ 骨髓穿刺/活检记录 ☐ 腰椎穿刺记录 ☐ 出院当天病程记录(有上级医师指示出院) ☐ 满页病历及时打印 ☐ 出院后24小时内完成出院记录 ☐ 出院后24小时内完成病案首页
知情同意	☐ 告知患者及家属化疗后注意事项	☐ 告知患者及家属化疗后注意事项 ☐ 告知患者及家属出院后注意事项(包含复诊的时间地点、发生紧急情况时处理、下次化疗时间等)
手术治疗		☐ 骨髓穿刺术 ☐ 腰椎穿刺术

(续 表)

	其他			□ 通知出院 □ 开具出院介绍信 □ 开具诊断证明书 □ 出院带药 □ 预约门诊复诊时间 □ 预约下次返院化疗时间
重点医嘱	长期医嘱	护理医嘱	□ 内科护理常规 □ 二级护理 □ PICC 置管护理	□ 内科护理常规 □ 二级护理 □ PICC 置管护理
		处置医嘱	□ 静脉输液	□ 静脉输液
		膳食医嘱	□ 普食 □ 糖尿病普食 □ 低盐、低脂普食 □ 低盐、低脂、糖尿病普食	□ 普食 □ 糖尿病普食 □ 低盐、低脂普食 □ 低盐、低脂、糖尿病普食
		药物医嘱	□ 患者既往基础用药 □ 并发症的处理	□ 患者既往基础用药 □ 并发症的处理
	临时医嘱	检查检验	□ 血常规 □ 生化 □ 凝血功能 □ 尿常规 □ 粪常规 □ 血培养(双瓶双套)(发热时) □ 导管培养(发热时) □ G-试验、GM-试验(发热时) □ 降钙素原(发热时) □ 肺部 CT(发热时)	□ 血常规 □ 生化 □ 凝血功能
		药物医嘱		
		手术医嘱		
		处置医嘱	□ 静脉抽血 □ 输血	□ 静脉抽血 □ 出院
主要护理工作	健康宣教		□ 进行护理安全指导 □ 进行等级护理、活动范围指导 □ 进行饮食指导 □ 进行用药指导 □ 进行化疗后骨髓抑制期相关知识宣教	□ 进行护理安全指导 □ 进行等级护理、活动范围指导 □ 出院宣教(包含饮食、用药指导及注意事项、复查时间等)
	护理处置		□ 配合医师完成各项检查 □ 抽血(根据医嘱) □ 遵医嘱用药 □ 饮食指导 □ 皮肤护理 □ 心理与生活护理 □ 根据评估结果采取相应护理措施	□ 配合医师完成各项检查 □ 抽血(根据医嘱) □ 遵医嘱用药 □ 完成护理记录 □ 核对患者医疗费用 □ 协助患者办理出院手续 □ 整理床单位

（续　表）

	□ 完成护理记录		
护理评估	□ 评估有无跌倒、坠床、压疮、导管滑脱、液体外渗的风险 □ 心理评估及疏导 □ 评估皮肤、黏膜有无出血 □ 病情评估	□ 评估有无跌倒、坠床、压疮、导管滑脱、液体外渗的风险 □ 评估皮肤、黏膜有无出血 □ 心理评估及疏导 □ 病情评估	
专科护理	□ 心理护理 □ 饮食指导 □ PICC 护理	□ 心理护理 □ 饮食指导 □ PICC 护理	
饮食指导	□ 家属送餐及患者进餐注意事项	□ 家属送餐及患者进餐注意事项	
活动体位	□ 根据护理等级指导活动	□ 根据护理等级指导活动	
洗浴要求	□ 协助患者晨、晚间护理 □ 保持皮肤清洁，更换病号服、床单位	□ 协助患者晨、晚间护理 □ 保持皮肤清洁，更换病号服、床单位	
病情变异记录	□ 无　　□ 有,原因: □ 患者　□ 疾病　□ 医疗 □ 护理　□ 保障　□ 管理	□ 无　　□ 有,原因: □ 患者　□ 疾病　□ 医疗 □ 护理　□ 保障　□ 管理	

护士签名	白班	小夜班	大夜班	白班	小夜班	大夜班

医师签名		

急性髓系白血病(非急性早幼粒细胞白血病,复发难治性或高白细胞者)行 DCAG 方案化疗临床路径

一、急性髓系白血病(非急性早幼粒细胞白血病,复发难治性或高白细胞者)行 DCAG 方案化疗临床路径标准入院流程

(一)适用对象

第一诊断为急性髓系白血病(非急性早幼粒细胞白血病)(ICD-10:C92.0 伴 Z51.146)复发难治性或高白细胞者行 DCAG(地西他滨、粒细胞刺激因子、阿柔比星和阿糖胞苷)方案化疗(ICD-9-CM-3:99.2501)的患者。

(二)诊断依据

根据《成人急性髓系白血病(非急性早幼粒细胞白血病)中国诊疗指南》(2011 年)(中华医学会血液学分会 中华血液学杂志 2011 年 11 月第 32 卷第 11 期),《血液病诊断及疗效标准(第 3 版)》(科学出版社)。

1. 病史采集及重要体征

(1)年龄。

(2)此前有无血液病病史[主要指骨髓增生异常综合征(MDS)、骨髓增殖性肿瘤(MPN)等]。

(3)是否为治疗相关性(肿瘤放疗、化疗)。

(4)有无重要脏器功能不全(主要指心、肝、肾功能)。

(5)有无髓外浸润[主要指中枢神经系统白血病(CNSL)]。

2. 实验室检查

(1)血常规、血生化、出凝血检查。

(2)骨髓细胞形态学(细胞形态学、细胞化学、组织病理学)。

(3)细胞遗传学。

(4)分子学检测:C-KIT、FLT3-ITD、NPM1、CEBPA 基因突变。

(5)免疫分型。

(6)诊断、分型相关的分子标志检查(如 PML/RARα、AML1/ETO、CBFβ/MYH11、MLL 重排等)。

3. 诊断、分类 急性髓系白血病(AML)(非急性早幼粒细胞白血病)的诊断标准参照世界卫生组织(WHO 2008)造血和淋巴组织肿瘤分类标准,诊断 AML 的外周血或骨髓原始细胞下限为 20%。当患者被证实有克隆性重现性细胞遗传学异常 t(8;21)(q22;q22)、inv(16)(p13;q22)或 t(16;16)(p13;q22)及 t(15;17)(q22;q12)时,即使原始细胞<20%,也应诊断为

AML。

AML 的诊断还应满足:2 个髓系免疫表型阳性,且淋系标志<2 个或髓过氧化物酶(MPO,+)或非特异性酯酶(+)或丁酸盐(+)。

(三)选择治疗方案的依据

根据《成人急性髓系白血病(非急性早幼粒细胞白血病)中国诊疗指南》(2011 年)(中华医学会血液学分会 中华血液学杂志 2011 年 11 月第 32 卷第 11 期)。作者科室特色化疗方案。

(四)临床路径标准住院日为 25～35 天

(五)进入路径标准

1. 第一诊断必须符合急性髓系白血病(非急性早幼粒细胞白血病)(ICD-10:C92.0 伴 Z51.146)的诊断标准。

2. 复发难治性或高白细胞者,可以进入路径。

3. 当患者同时具有其他疾病诊断时,但在住院期间不需要特殊处理也不影响第一诊断的临床路径流程实施时,ECOG 评分 0～2 分,可以进入路径。

4. ECOG 评分 3～4 分、合并其他脏器功能严重异常者、精神异常者(需请专科会诊),不进入路径。

(六)化疗前准备 1～2 天(工作日)

1. 必需的检查项目

(1)常规化验检查:血尿便常规、血型、生化全项(肝肾功能、电解质、血糖)、感染性疾病筛查(血清四项、乙肝五项、HBV 阳性者需查 HBV-DNA 拷贝数)、凝血功能、血沉、心电图。

(2)影像学:肺部 CT、腹部超声、超声心动和肺功能(老年或既往有相关病史者)。

(3)骨髓穿刺涂片、骨髓活检、免疫分型、染色体检查、基因筛查。

(4)HLA 配型(可能进行异基因造血干细胞移植的患者)。

(5)腰穿及鞘内注射化疗药物。

2. 疼痛评估　根据《VAS 评分》实施疼痛评估,评分>7 分者给予处置,必要时请疼痛科医师会诊。

3. 康复评估　根据《入院患者康复筛查和评估表》为新入院患者入院后 24 小时内进行康复筛查和评估。任何一项结果为"是",则申请康复科医师会诊。

4. 营养评估　根据《解放军总医院新入院患者营养风险筛查表(NRS)》为新入院患者进行营养评估,评分≥3 分者给予处置,必要时申请营养科医师会诊。

5. 心理评估　根据新入院患者情况申请心理科医师会诊。

6. 深静脉血栓栓塞风险评估　根据专科《深静脉血栓栓塞症评估量表》在新入院患者入院后 24 小时内进行风险筛查和评估,风险结果为"高危"的,则申请血管外科或介入导管室医师会诊。

(七)化疗方案选择

根据《成人急性髓系白血病(非急性早幼粒细胞白血病)中国诊疗指南》(2011 年)(中华医学会血液学分会 中华血液学杂志 2011 年 11 月第 32 卷第 11 期)。

(八)化疗日为入院第 3—8 天

1. 化疗中用药　化疗药物如水化碱化、镇吐药、保肝药、抗酸药、营养心肌药物的应用。

2. 抗感染治疗　诊断为细菌性感染者,方有指征应用抗菌药物;尽早查明感染病原,根据

病原种类及细菌药物敏感试验结果选用抗菌药物；按照药物的抗菌作用特点及其体内过程特点选择用药；抗菌药物治疗方案应综合患者病情、病原菌种类及抗菌药物特点制订。

3. 并发症处理　肿瘤溶解综合征、白细胞减少、贫血、血小板减少、药物性肝损害、乙型肝炎暴发、高血糖等。

(九)出院标准

1. 一般情况良好。

2. 无Ⅲ级以上血液学毒性及感染或肝、肾功能损害。

3. 第一诊断疗效判定为好转或以上。

4. 没有需要住院处理的并发症和(或)合并症。

(十)有无变异及原因分析

1. 有影响化疗的合并症，需要进行相关的诊断和治疗。

2. 不能耐受化疗的患者，不进入此路径。

二、急性髓系白血病(非急性早幼粒细胞白血病,复发难治性或高白细胞者)行 DCAG 方案化疗临床路径表单

适用对象	第一诊断为急性髓系白血病(ICD-10:C92.0 伴 Z51.146)(复发难治性或高白细胞者)行 DCAG(地西他滨、粒细胞刺激因子、阿柔比星和阿糖胞苷)方案化疗(ICD-9-CM-3: 99.2501)的患者	
患者基本信息	姓名:＿＿＿　性别:＿＿＿　年龄:＿＿　门诊号:＿＿＿ 入院号:＿＿＿＿＿　过敏史:＿＿＿＿＿ 入院日期:＿＿年＿＿月＿＿日　出院日期:＿＿年＿＿月＿＿日	标准住院日:25～35 天
时间		入院第 1－2 天(化疗前评估)	入院第 3－8 天(化疗第 1－5 天)
---	---	---	---
主要诊疗工作	制度落实	□ 入院 2 小时内经治或值班医师完成接诊 □ 入院 24 小时内主管医师查房 □ 入院 48 小时内主诊医师完成检诊 □ 经治医师查房(早晚 2 次) □ 专科会诊(必要时)	□ 三级医师查房
	病情评估	□ 经治医师询问病史及体格检查 □ 心理评估 □ 营养评估 □ 疼痛评估 □ 康复评估 □ 深静脉血栓评估 □ 出血风险评估	□ 询问病情及体格检查
	病历书写	□ 入院 8 小时内完成首次病程记录 □ 入院 24 小时内完成入院记录 □ 入院 48 小时内完成主管医师查房记录 □ 骨髓穿刺/活检记录 □ 腰椎穿刺记录 □ 满页病历及时打印	□ 诊断依据及化疗方案 □ 病情稳定患者每三日一个病程记录 □ 主管医师每周查房记录 □ 主诊医师每周查房记录 □ 输血记录 □ 满页病历及时打印

（续　表）

知情同意		□ 告知患者及家属病情及注意事项 □ 患者及家属签署授权委托书 □ 患者或家属入院记录签字 □ 患者或家属签署骨穿知情同意书、输血知情同意书、PICC置管知情同意书、腰穿知情同意书、化疗知情同意书、自费用品协议书（必要时）		□ 告知患者及家属化疗过程中注意事项
手术治疗		□ 骨髓穿刺/活检术 □ 腰椎穿刺术		
其他		□ 及时通知上级医师检诊 □ 经治医师检查整理病历资料		
重点医嘱	长期医嘱	护理医嘱	□ 按内科护理常规 □ 二级护理 □ PICC置管护理	□ 按内科护理常规 □ 二级护理 □ PICC置管护理
		处置医嘱	□ 静脉输液	□ 静脉输液
		膳食医嘱	□ 普食 □ 糖尿病普食 □ 低盐、低脂普食 □ 低盐、低脂、糖尿病普食	□ 普食 □ 糖尿病普食 □ 低盐、低脂普食 □ 低盐、低脂、糖尿病普食
		药物医嘱	□ 患者既往基础用药	□ 患者既往基础用药 □ 化疗用药:非格司亭300μg/d,皮下注射,第0天至中性粒细胞恢复 □ 化疗用药:地西他滨20mg/(m²·d),第1—5天 □ 化疗用药:阿糖胞苷500mg/d,第1—5天 □ 化疗用药:阿柔比星20mg/d,第1—5天 □ 化疗辅助用药:水化、碱化、利尿、镇吐、保肝等药物
	临时医嘱	检查检验	□ 血常规 □ 尿常规 □ 粪常规 □ 血型 □ 生化全项（肝肾功能、电解质、血糖） □ 感染性疾病筛查（血清四项、乙肝五项、HBV阳性者需查HBV-DNA拷贝数） □ 血清术前八项 □ HBV-DNA定量（HBV表面抗原阳性者） □ 凝血功能 □ 血沉 □ 心电图 □ 肺部CT	□ 血常规＋CRP □ 生化 □ 凝血功能 □ 尿常规 □ 粪常规 □ 血培养（双瓶双套）（发热时） □ 导管培养（发热时） □ G-试验、GM-试验（发热时） □ 降钙素原（发热时） □ 肺部CT（发热时） □ 超声心动（老年人或既往有相关病史者） □ 肺功能（老年人或既往有相关病史者）

（续　表）

<table>
<tr>
<td rowspan="17"></td>
<td rowspan="8"></td>
<td>☐ 腹部超声
☐ 骨髓穿刺
☐ 腰椎穿刺(必要时)
☐ 骨髓活检
☐ 免疫分型
☐ 染色体检查
☐ 基因筛查
☐ 腰穿及鞘内注射化疗药物腰椎穿刺(必要时)</td>
<td>☐ HLA 配型(可能进行异基因造血干细胞移植的患者)</td>
</tr>
<tr>
<td>药物医嘱</td>
<td>☐ 视病情给予相应处理</td>
<td>☐ 视病情给予相应处理</td>
</tr>
<tr>
<td>手术医嘱</td>
<td></td>
<td></td>
</tr>
<tr>
<td>处置医嘱</td>
<td>☐ 静脉抽血</td>
<td>☐ 静脉抽血
☐ 输血</td>
</tr>
<tr>
<td rowspan="13">主要护理工作</td>
<td>健康宣教</td>
<td>☐ 入院宣教:介绍责任护士,病区环境、设施、规章制度、基础护理服务项目
☐ 进行护理安全指导
☐ 进行等级护理、活动范围指导
☐ 进行饮食指导
☐ 进行用药指导
☐ 进行关于疾病知识的宣教
☐ 检查、检验项目的目的和意义</td>
<td>☐ 进行护理安全指导
☐ 进行等级护理、活动范围指导
☐ 进行饮食指导
☐ 进行用药指导
☐ 进行关于疾病知识的宣教
☐ 心理疏导
☐ 化疗过程中注意事项</td>
</tr>
<tr>
<td>护理处置</td>
<td>☐ 患者身份核对
☐ 佩戴腕带
☐ 建立入院病历,通知医师
☐ 询问病史,填写护理记录单首页
☐ 测量基本生命体征
☐ 观察病情
☐ 遵医嘱抽血、留取标本
☐ 心理与生活护理
☐ 根据评估结果采取相应护理措施
☐ 通知次日检查项目及检查注意事项
☐ 建立静脉通道(静脉留置针或 PICC)
☐ 遵医嘱用药
☐ 完成护理记录</td>
<td>☐ 测量基本生命体征
☐ 观察病情
☐ 遵医嘱抽血、留取标本
☐ 心理与生活护理
☐ 指导并监督患者治疗与活动
☐ 遵医嘱用药
☐ 根据评估结果采取相应护理措施
☐ 完成护理记录</td>
</tr>
<tr>
<td>护理评估</td>
<td>☐ 一般评估:生命体征、神志、皮肤、药物过敏史等
☐ 专科评估:饮食习惯、生活方式、体重、身高、家族史、既往史
☐ 风险评估:评估有无跌倒、坠床、压疮、导管滑脱、液体外渗的风险
☐ 心理评估
☐ 营养评估
☐ 疼痛评估</td>
<td>☐ 风险评估:评估有无跌倒、坠床、压疮、导管滑脱、液体外渗的风险
☐ 心理评估
☐ 评估皮肤、黏膜有无出血
☐ 病情评估</td>
</tr>
</table>

（续　表）

		□ 康复评估	
		□ 血栓风险评估	
	专科护理	□ 心理护理 □ 饮食指导 □ PICC 护理	□ 心理护理 □ 饮食指导 □ PICC 护理
	饮食指导	□ 根据医嘱通知配餐员准备膳食 □ 指导家属送餐注意事项 □ 协助进餐	□ 根据医嘱通知配餐员准备膳食 □ 指导家属送餐注意事项 □ 协助进餐
	活动体位	□ 根据护理等级指导活动 □ 根据病情指导活动	□ 根据护理等级指导活动 □ 根据病情指导活动
	洗浴要求	□ 卫生整顿:更衣、剃须、剪短指甲 □ 协助更换病号服	□ 协助患者晨、晚间护理 □ 卫生整顿:更衣、剃须、剪短指甲
病情变异记录		□ 无　□ 有,原因: □ 患者　□ 疾病　□ 医疗 □ 护理　□ 保障　□ 管理	□ 无　□ 有,原因: □ 患者　□ 疾病　□ 医疗 □ 护理　□ 保障　□ 管理

护士签名	白班	小夜班	大夜班	白班	小夜班	大夜班

医师签名			

时间		入院第 9－24 天(化疗后骨髓抑制期)	入院第 25－35 天(恢复出院)
主要诊疗工作	制度落实	□ 三级医师查房	□ 三级医师查房
	病情评估	□ 出血风险评估 □ 感染风险评估 □ 心理评估 □ 营养评估 □ 深静脉血栓栓塞症风险评估	□ 心理评估 □ 营养评估 □ 上级医师进行治疗效果、预后和出院评估 □ 出院宣教
	病历书写	□ 病情稳定患者每三日一个病程记录 □ 主管医师每周查房记录 □ 主诊医师每周查房记录 □ 输血记录 □ 满页病历及时打印	□ 病情稳定患者每三日一个病程记录 □ 主管医师每周查房记录 □ 主诊医师每周查房记录 □ 骨髓穿刺/活检记录 □ 腰椎穿刺记录 □ 出院当天病程记录(有上级医师指示出院) □ 满页病历及时打印 □ 出院后 24 小时内完成出院记录 □ 出院后 24 小时内完成病案首页
	知情同意	□ 告知患者及家属化疗后注意事项	□ 告知患者及家属化疗后注意事项 □ 告知患者及家属出院后注意事项(包含复诊的时间地点、发生紧急情况时处理、下次化疗时间等)
	手术治疗		□ 骨髓穿刺术 □ 腰椎穿刺术

(续　表)

<table>
<tr><td rowspan="2">其他</td><td colspan="2"></td><td>
☐ 通知出院
☐ 开具出院介绍信
☐ 开具诊断证明书
☐ 出院带药
☐ 预约门诊复诊时间
☐ 预约下次返院化疗时间
</td></tr>
</table>

<table>
<thead>
<tr><th rowspan="14">重点医嘱</th><th rowspan="6">长期医嘱</th><th>护理医嘱</th><th>☐ 内科护理常规
☐ 二级护理
☐ PICC 置管护理</th><th>☐ 内科护理常规
☐ 二级护理
☐ PICC 置管护理</th></tr>
<tr><td>处置医嘱</td><td>☐ 静脉输液</td><td>☐ 静脉输液</td></tr>
<tr><td>膳食医嘱</td><td>☐ 普食
☐ 糖尿病普食
☐ 低盐、低脂普食
☐ 低盐、低脂、糖尿病普食</td><td>☐ 普食
☐ 糖尿病普食
☐ 低盐、低脂普食
☐ 低盐、低脂、糖尿病普食</td></tr>
<tr><td>药物医嘱</td><td>☐ 患者既往基础用药
☐ 并发症的处理</td><td>☐ 患者既往基础用药
☐ 并发症的处理</td></tr>
</thead>
<tbody>
<tr><td rowspan="4">临时医嘱</td><td>检查检验</td><td>☐ 血常规
☐ 生化
☐ 凝血功能
☐ 尿常规
☐ 粪常规
☐ 血培养(双瓶双套)(发热时)
☐ 导管培养(发热时)
☐ G-试验、GM-试验(发热时)
☐ 降钙素原(发热时)
☐ 肺部 CT(发热时)</td><td>☐ 血常规
☐ 生化
☐ 凝血功能</td></tr>
<tr><td>药物医嘱</td><td></td><td></td></tr>
<tr><td>手术医嘱</td><td></td><td></td></tr>
<tr><td>处置医嘱</td><td>☐ 静脉抽血
☐ 输血</td><td>☐ 静脉抽血
☐ 出院</td></tr>
</tbody>
</table>

<table>
<tr><td rowspan="2">主要护理工作</td><td>健康宣教</td><td>☐ 进行护理安全指导
☐ 进行等级护理、活动范围指导
☐ 进行饮食指导
☐ 进行用药指导
☐ 进行化疗后骨髓抑制期相关知识宣教</td><td>☐ 进行护理安全指导
☐ 进行等级护理、活动范围指导
☐ 出院宣教(包含饮食、用药指导及注意事项、复查时间等)</td></tr>
<tr><td>护理处置</td><td>☐ 配合医师完成各项检查
☐ 抽血(根据医嘱)
☐ 遵医嘱用药
☐ 饮食指导
☐ 皮肤护理
☐ 心理与生活护理
☐ 根据评估结果采取相应护理措施</td><td>☐ 配合医师完成各项检查
☐ 抽血(根据医嘱)
☐ 遵医嘱用药
☐ 完成护理记录
☐ 核对患者医疗费用
☐ 协助患者办理出院手续
☐ 整理床单位</td></tr>
</table>

		□ 完成护理记录	
	护理评估	□ 评估有无跌倒、坠床、压疮、导管滑脱、液体外渗的风险 □ 心理评估及疏导 □ 评估皮肤、黏膜有无出血 □ 病情评估	□ 评估有无跌倒、坠床、压疮、导管滑脱、液体外渗的风险 □ 评估皮肤、黏膜有无出血 □ 心理评估及疏导 □ 病情评估
	专科护理	□ 心理护理 □ 饮食指导 □ PICC 护理	□ 心理护理 □ 饮食指导 □ PICC 护理
	饮食指导	□ 家属送餐及患者进餐注意事项	□ 家属送餐及患者进餐注意事项
	活动体位	□ 根据护理等级指导活动	□ 根据护理等级指导活动
	洗浴要求	□ 协助患者晨、晚间护理 □ 保持皮肤清洁，更换病号服、床单位	□ 协助患者晨、晚间护理 □ 保持皮肤清洁，更换病号服、床单位
病情变异记录		□ 无　　□ 有，原因： □ 患者　□ 疾病　□ 医疗 □ 护理　□ 保障　□ 管理	□ 无　　□ 有，原因： □ 患者　□ 疾病　□ 医疗 □ 护理　□ 保障　□ 管理

护士签名	白班	小夜班	大夜班	白班	小夜班	大夜班
医师签名						

成人急性淋巴细胞白血病行泼尼松预治疗临床路径

一、成人急性淋巴细胞白血病行泼尼松预治疗临床路径标准入院流程

(一)适用对象

第一诊断为急性淋巴细胞白血病(ICD-10:C91.0 伴 Z51.146)行泼尼松预治疗的患者。

(二)诊断依据

根据《中国成人急性淋巴细胞白血病诊断与治疗专家共识》(2012 年)(中华医学会血液学分会、中国抗癌协会血液肿瘤专业委员会 中华血液学杂志 2012 年 9 月第 33 卷第 9 期),《血液病诊断及疗效标准(第 3 版)》(科学出版社)。

急性淋巴细胞白血病(ALL)的诊断应采用 MICM(形态学、免疫学、细胞遗传学和分子生物学)诊断模式,分型标准参照世界卫生组织(WHO)造血和淋巴组织肿瘤分类标准,同时应参考欧洲白血病免疫学分型协作组(EGIL)诊断标准除外混合表型急性白血病。最低标准应进行细胞形态学、免疫表型检查,以保证诊断的可靠性。骨髓中原始/幼稚淋巴细胞比例不小于 20%才可以诊断 ALL。免疫分型应采用多参数流式细胞术,最低诊断分型建议参考 EGIL 标准。

(三)选择治疗方案的依据

根据《中国成人急性淋巴细胞白血病诊断与治疗专家共识》(2012 年)(中华医学会血液学分会、中国抗癌协会血液肿瘤专业委员会 中华血液学杂志 2012 年 9 月第 33 卷第 9 期)。

(四)临床路径标准住院日为 7～9 天

(五)进入路径标准

1. 第一诊断必须符合急性淋巴细胞白血病(ICD-10:C91.0 伴 Z51.146)的诊断标准。

2. 当患者同时具有其他疾病诊断时,但在住院期间不需要特殊处理也不影响第一诊断的临床路径流程实施时,ECOG 评分 0～2 分,年龄＜55 岁,可以进入路径。

3. ECOG 评分 3～4 分、年龄≥55 岁、合并其他脏器功能严重异常者、精神异常者(需请专科会诊),不进入路径。

4. 其他特殊情况(如妊娠,请妇产科先行引产),不进入路径。

(六)化疗前准备 1～2 天(工作日)

1. 必需的检查项目

(1)常规化验检查:血尿便常规、血型、生化全项(肝肾功能、电解质、血糖)、感染性疾病筛查(血清四项、乙肝五项、HBV 阳性者需查 HBV-DNA 拷贝数)、凝血功能、血沉、心电图。

(2)影像学:肺部 CT、腹部超声、超声心动和肺功能(老年或既往有相关病史者)。

（3）骨髓穿刺涂片、骨髓活检、免疫分型、染色体检查、基因筛查。

（4）HLA 配型（可能进行异基因造血干细胞移植的患者）。

（5）腰穿及鞘内注射化疗药物。

2. 营养评估　根据《解放军总医院新入院患者营养风险筛查表（NRS）》为新入院患者进行营养评估，评分≥3 分者给予处置，必要时申请营养科医师会诊。

3. 心理评估　根据新入院患者情况申请心理科医师会诊。

4. 疼痛评估　根据《VAS 评分》实施疼痛评估，评分＞7 分者给予处置，必要时请疼痛科医师会诊。

5. 康复评估　根据《入院患者康复筛查和评估表》为新入院患者入院后 24 小时内进行康复筛查和评估。任何一项结果为"是"，则申请康复科医师会诊。

6. 深静脉血栓栓塞症风险评估　根据专科《深静脉血栓栓塞症评估量表》在新入院患者入院后 24 小时内进行风险筛查和评估，风险结果为"高危"的，则申请血管外科或介入导管室医师会诊。

（七）化疗方案选择

根据《中国成人急性淋巴细胞白血病诊断与治疗专家共识》（2012 年）（中华医学会血液学分会、中国抗癌协会血液肿瘤专业委员会 中华血液学杂志 2012 年 9 月第 33 卷第 9 期）。

（八）化疗日为入院第 3－9 天

1. 化疗中用药　化疗药物如水化碱化、镇吐药、保肝药、营养心肌药物的应用。

2. 抗感染治疗　诊断为细菌性感染者，方有指征应用抗菌药物；尽早查明感染病原，根据病原种类及细菌药物敏感试验结果选用抗菌药物；按照药物的抗菌作用特点及其体内过程特点选择用药；抗菌药物治疗方案应综合患者病情、病原菌种类及抗菌药物特点制订。

3. 并发症处理　肿瘤溶解综合征、白细胞减少、贫血、血小板减少、药物性肝损害、乙型肝炎暴发、高血糖。

（九）出院标准

1. 一般情况良好。

2. 无Ⅲ级以上血液学毒性及感染或肝、肾功能损害。

3. 第一诊断疗效判定为好转或以上。

4. 没有需要住院处理的并发症和（或）合并症。

（十）有无变异及原因分析

1. 有影响化疗的合并症，需要进行相关的诊断和治疗。

2. 不能耐受化疗的患者，不进入此路径。

二、成人急性淋巴细胞白血病行泼尼松预治疗临床路径表单

适用对象	第一诊断为急性淋巴细胞白血病（ICD-10：C91.0 伴 Z51.146） 行泼尼松预治疗的患者	
患者基本信息	姓名：____　性别：____　年龄：__　门诊号：____ 入院号：_____　过敏史：_____ 入院日期：__年__月__日　出院日期：__年__月__日	标准住院日：25～35 天

时间			入院第 1－2 天（化疗前评估）	入院第 3－9 天（化疗第 1－7 天）
主要诊疗工作		制度落实	□ 入院 2 小时内经治或值班医师完成接诊 □ 入院 24 小时内主管医师查房 □ 入院 48 小时内主诊医师完成检诊 □ 经治医师查房（早晚 2 次） □ 专科会诊（必要时）	□ 三级医师查房
		病情评估	□ 经治医师询问病史及体格检查 □ 心理评估 □ 营养评估 □ 疼痛评估 □ 康复评估 □ 深静脉血栓栓塞症风险评估 □ 出血风险评估	□ 询问病情及体格检查
		病历书写	□ 入院 8 小时内完成首次病程记录 □ 入院 24 小时内完成入院记录 □ 入院 48 小时内完成主管医师查房记录 □ 骨髓穿刺/活检记录 □ 腰椎穿刺记录 □ 满页病历及时打印	□ 诊断依据及化疗方案 □ 病情稳定患者每三日一个病程记录 □ 主管医师每周查房记录 □ 主诊医师每周查房记录 □ 输血记录 □ 满页病历及时打印
		知情同意	□ 告知患者及家属病情及注意事项 □ 患者及家属签署授权委托书 □ 患者或家属入院记录签字 □ 患者或家属签署骨穿知情同意书、输血知情同意书、PICC 置管知情同意书、腰穿知情同意书、化疗知情同意书、自费用品协议书（必要时）	□ 告知患者及家属化疗过程中注意事项
		手术治疗	□ 骨髓穿刺/活检术 □ 腰椎穿刺术	
		其他	□ 及时通知上级医师检诊 □ 经治医师检查整理病历资料	
重点医嘱	长期医嘱	护理医嘱	□ 按内科护理常规 □ 二级护理 □ PICC 置管护理	□ 按内科护理常规 □ 二级护理 □ PICC 置管护理
		处置医嘱	□ 静脉输液	□ 静脉输液
		膳食医嘱	□ 普食 □ 糖尿病普食 □ 低盐、低脂普食 □ 低盐、低脂、糖尿病普食	□ 普食 □ 糖尿病普食 □ 低盐、低脂普食 □ 低盐、低脂、糖尿病普食
		药物医嘱	□ 患者既往基础用药	□ 患者既往基础用药 □ 化疗用药：泼尼松 $60mg/(m^2 \cdot d)$ □ 化疗辅助用药：水化、碱化、利尿、镇吐、保肝等药物

临时医嘱	检查检验	□ 血常规 □ 尿常规 □ 粪常规 □ 血型 □ 生化全项(肝肾功能、电解质、血糖) □ 感染性疾病筛查(血清四项、乙肝五项、HBV 阳性者需查 HBV-DNA 拷贝数) □ 血清术前八项 □ HBV-DNA 定量(HBV 表面抗原阳性者) □ 凝血功能 □ 血沉 □ 心电图 □ 肺部 CT □ 腹部超声 □ 骨髓穿刺 □ 腰椎穿刺(必要时) □ 骨髓活检 □ 免疫分型 □ 染色体检查 □ 基因筛查 □ 腰穿及鞘内注射化疗药物腰椎穿刺(必要时)	□ 血常规＋CRP □ 生化 □ 凝血功能 □ 尿常规 □ 粪常规 □ 血培养(双瓶双套)(发热时) □ 导管培养(发热时) □ G-试验、GM-试验(发热时) □ 降钙素原(发热时) □ 肺部 CT(发热时) □ 超声心动(老年人或既往有相关病史者) □ 肺功能(老年人或既往有相关病史者) □ HLA 配型(可能进行异基因造血干细胞移植的患者)
	药物医嘱	□ 视病情给予相应处理	□ 视病情给予相应处理
	手术医嘱		
	处置医嘱	□ 静脉抽血	□ 静脉抽血 □ 输血
主要护理工作	健康宣教	□ 入院宣教:介绍责任护士,病区环境、设施、规章制度、基础护理服务项目 □ 进行护理安全指导 □ 进行等级护理、活动范围指导 □ 进行饮食指导 □ 进行用药指导 □ 进行关于疾病知识的宣教 □ 检查、检验项目的目的和意义	□ 进行护理安全指导 □ 进行等级护理、活动范围指导 □ 进行饮食指导 □ 进行用药指导 □ 进行关于疾病知识的宣教 □ 心理疏导 □ 化疗过程中注意事项
	护理处置	□ 患者身份核对 □ 佩戴腕带 □ 建立入院病历,通知医师 □ 询问病史,填写护理记录单首页 □ 测量基本生命体征 □ 观察病情 □ 抽血、留取标本 □ 心理与生活护理	□ 测量基本生命体征 □ 观察病情 □ 遵医嘱抽血、留取标本 □ 心理与生活护理 □ 指导并监督患者治疗与活动 □ 遵医嘱用药 □ 根据评估结果采取相应护理措施 □ 完成护理记录

		□ 根据评估结果采取相应护理措施 □ 通知次日检查项目及检查注意事项 □ 建立静脉通道（静脉留置针或 PICC） □ 遵医嘱用药 □ 完成护理记录	
	护理评估	□ 一般评估：生命体征、神志、皮肤、药物过敏史等 □ 专科评估：饮食习惯、生活方式、体重、身高、家族史、既往史 □ 风险评估：评估有无跌倒、坠床、压疮、导管滑脱、液体外渗的风险 □ 心理评估 □ 营养评估 □ 疼痛评估 □ 康复评估 □ 血栓风险评估	□ 风险评估：评估有无跌倒、坠床、压疮、导管滑脱、液体外渗的风险 □ 心理评估 □ 评估皮肤、黏膜有无出血 □ 病情评估
	专科护理	□ 心理护理 □ 饮食指导 □ PICC 护理	□ 心理护理 □ 饮食指导 □ PICC 护理
	饮食指导	□ 根据医嘱通知配餐员准备膳食 □ 指导家属送餐注意事项 □ 协助进餐	□ 根据医嘱通知配餐员准备膳食 □ 指导家属送餐注意事项 □ 协助进餐
	活动体位	□ 根据护理等级指导活动 □ 根据病情指导活动	□ 根据护理等级指导活动 □ 根据病情指导活动
	洗浴要求	□ 卫生整顿：更衣、剃须、剪短指甲 □ 协助更换病号服	□ 协助患者晨、晚间护理 □ 卫生整顿：更衣、剃须、剪短指甲
病情变异记录		□ 无　　□ 有，原因： □ 患者　□ 疾病　□ 医疗 □ 护理　□ 保障　□ 管理	□ 无　　□ 有，原因： □ 患者　□ 疾病　□ 医疗 □ 护理　□ 保障　□ 管理

护士签名	白班	小夜班	大夜班	白班	小夜班	大夜班

医师签名		

时间	入院第10－24天（化疗后骨髓抑制期）	入院第25－35天（恢复出院）
主要诊疗工作	病情评估	□ 出血风险评估 □ 感染风险评估 □ 心理评估 □ 营养评估 □ 深静脉血栓栓塞症风险评估	□ 心理评估 □ 营养评估 □ 上级医师进行治疗效果、预后和出院评估 □ 出院宣教
	制度落实	□ 三级医师查房	□ 三级医师查房

病历书写		☐ 病情稳定患者每三日一个病程记录 ☐ 主管医师每周查房记录 ☐ 主诊医师每周查房记录 ☐ 输血记录 ☐ 满页病历及时打印	☐ 病情稳定患者每三日一个病程记录 ☐ 主管医师每周查房记录 ☐ 主诊医师每周查房记录 ☐ 骨髓穿刺/活检记录 ☐ 腰椎穿刺记录 ☐ 出院当天病程记录（有上级医师指示出院） ☐ 满页病历及时打印 ☐ 出院后 24 小时内完成出院记录 ☐ 出院后 24 小时内完成病案首页
知情同意		☐ 告知患者及家属化疗后注意事项	☐ 告知患者及家属化疗后注意事项 ☐ 告知患者及家属出院后注意事项（包含复诊的时间地点、发生紧急情况时处理、下次化疗时间等）
手术治疗			☐ 骨髓穿刺术 ☐ 腰椎穿刺术
其他			☐ 通知出院 ☐ 开具出院介绍信 ☐ 开具诊断证明书 ☐ 出院带药 ☐ 预约门诊复诊时间 ☐ 预约下次返院化疗时间
重点医嘱	长期医嘱	护理医嘱	☐ 内科护理常规 ☐ 二级护理 ☐ PICC 置管护理
			☐ 内科护理常规 ☐ 二级护理 ☐ PICC 置管护理
		处置医嘱	☐ 静脉输液
			☐ 静脉输液
		膳食医嘱	☐ 普食 ☐ 糖尿病普食 ☐ 低盐、低脂普食 ☐ 低盐、低脂、糖尿病普食
			☐ 普食 ☐ 糖尿病普食 ☐ 低盐、低脂普食 ☐ 低盐、低脂、糖尿病普食
		药物医嘱	☐ 患者既往基础用药 ☐ 并发症的处理
			☐ 患者既往基础用药 ☐ 并发症的处理
	临时医嘱	检查检验	☐ 血常规 ☐ 生化 ☐ 凝血功能 ☐ 尿常规 ☐ 粪常规 ☐ 血培养（双瓶双套）（发热时） ☐ 导管培养（发热时） ☐ G-试验、GM-试验（发热时） ☐ 降钙素原（发热时） ☐ 肺部 CT（发热时）
			☐ 血常规 ☐ 生化 ☐ 凝血功能

（续　表）

	药物医嘱		
	手术医嘱		
	处置医嘱	□ 静脉抽血 □ 输血	□ 静脉抽血 □ 出院
主要护理工作	健康宣教	□ 进行护理安全指导 □ 进行等级护理、活动范围指导 □ 进行饮食指导 □ 进行用药指导 □ 进行化疗后骨髓抑制期相关知识宣教	□ 进行护理安全指导 □ 进行等级护理、活动范围指导 □ 出院宣教（包含饮食、用药指导及注意事项、复查时间等）
	护理处置	□ 配合医师完成各项检查 □ 抽血（根据医嘱） □ 遵医嘱用药 □ 饮食指导 □ 皮肤护理 □ 心理与生活护理 □ 根据评估结果采取相应护理措施 □ 完成护理记录	□ 配合医师完成各项检查 □ 抽血（根据医嘱） □ 遵医嘱用药 □ 完成护理记录 □ 核对患者医疗费用 □ 协助患者办理出院手续 □ 整理床单位
	护理评估	□ 评估有无跌倒、坠床、压疮、导管滑脱、液体外渗的风险 □ 心理评估及疏导 □ 评估皮肤、黏膜有无出血 □ 病情评估	□ 评估有无跌倒、坠床、压疮、导管滑脱、液体外渗的风险 □ 评估皮肤、黏膜有无出血 □ 心理评估及疏导 □ 病情评估
	专科护理	□ 心理护理 □ 饮食指导 □ PICC 护理	□ 心理护理 □ 饮食指导 □ PICC 护理
	饮食指导	□ 家属送餐及患者进餐注意事项	□ 家属送餐及患者进餐注意事项
	活动体位	□ 根据护理等级指导活动	□ 根据护理等级指导活动
	洗浴要求	□ 协助患者晨、晚间护理 □ 保持皮肤清洁，更换病号服、床单位	□ 协助患者晨、晚间护理 □ 保持皮肤清洁，更换病号服、床单位
病情变异记录		□ 无　　□ 有，原因： □ 患者　□ 疾病　□ 医疗 □ 护理　□ 保障　□ 管理	□ 无　　□ 有，原因： □ 患者　□ 疾病　□ 医疗 □ 护理　□ 保障　□ 管理

护士签名	白班	小夜班	大夜班	白班	小夜班	大夜班
医师签名						

成人急性淋巴细胞白血病(泼尼松反应差) 行 VDCLP 方案化疗临床路径

一、成人急性淋巴细胞白血病(泼尼松反应差) 行 VDCLP 方案化疗临床路径标准入院流程

(一)适用对象

第一诊断为急性淋巴细胞白血病(ICD-10:C91.0 伴 Z51.146)泼尼松预治疗 7 日后骨髓 NR 行 VDCLP(泼尼松、柔红霉素、长春地辛、培门冬酶、环磷酰胺)方案化疗(ICD-9-CM-3:99.2501)的患者。

(二)诊断依据

根据《中国成人急性淋巴细胞白血病诊断与治疗专家共识》(2012 年)(中华医学会血液学分会、中国抗癌协会血液肿瘤专业委员会 中华血液学杂志 2012 年 9 月第 33 卷第 9 期),《血液病诊断及疗效标准(第 3 版)》(科学出版社)。

急性淋巴细胞白血病(ALL)的诊断应采用 MICM(形态学、免疫学、细胞遗传学和分子生物学)诊断模式,分型标准参照世界卫生组织(WHO)造血和淋巴组织肿瘤分类标准,同时应参考欧洲白血病免疫学分型协作组(EGIL)诊断标准除外混合表型急性白血病。最低标准应进行细胞形态学、免疫表型检查,以保证诊断的可靠性。骨髓中原始/幼稚淋巴细胞比例不小于 20% 才可以诊断 ALL。免疫分型应采用多参数流式细胞术,最低诊断分型建议参考 EGIL 标准。

(三)选择治疗方案的依据

根据《中国成人急性淋巴细胞白血病诊断与治疗专家共识》(2012 年)(中华医学会血液学分会、中国抗癌协会血液肿瘤专业委员会 中华血液学杂志 2012 年 9 月第 33 卷第 9 期)。

(四)临床路径标准住院日为 31～35 天

(五)进入路径标准

1. 第一诊断必须符合急性淋巴细胞白血病(ICD-10:C91.0 伴 Z51.146)的诊断标准。

2. 当患者同时具有其他疾病诊断时,但在住院期间不需要特殊处理也不影响第一诊断的临床路径流程实施时,ECOG 评分 0～2 分,年龄＜55 岁,可以进入路径。

3. ECOG 评分 3～4 分、年龄≥55 岁、合并其他脏器功能严重异常者、精神异常者(需请专科会诊),不进入路径。

4. 其他特殊情况(如妊娠,请妇产科先行引产),不进入路径。

(六)化疗前准备 1～2 天(工作日)

1. 必需的检查项目

（1）常规化验检查：血尿便常规、血型、生化全项（肝肾功能、电解质、血糖）、感染性疾病筛查（血清四项、乙肝五项、HBV 阳性者需查 HBV-DNA 拷贝数）、凝血功能、血沉、心电图。

（2）影像学：肺部 CT、腹部超声、超声心动和肺功能（老年或既往有相关病史者）。

（3）骨髓穿刺涂片、骨髓活检、免疫分型、染色体检查、基因筛查。

（4）HLA 配型（可能进行异基因造血干细胞移植的患者）。

（5）腰穿及鞘内注射化疗药物。

2. **疼痛评估** 根据《VAS 评分》实施疼痛评估，评分＞7 分者给予处置，必要时请疼痛科医师会诊。

3. **康复评估** 根据《入院患者康复筛查和评估表》为新入院患者入院后 24 小时内进行康复筛查和评估。任何一项结果为"是"，则申请康复科医师会诊。

4. **营养评估** 根据《解放军总医院新入院患者营养风险筛查表（NRS）》为新入院患者进行营养评估，评分≥3 分者给予处置，必要时申请营养科医师会诊。

5. **心理评估** 根据新入院患者情况申请心理科医师会诊。

6. **深静脉血栓栓塞症风险评估** 根据专科《深静脉血栓栓塞症评估量表》在新入院患者入院后 24 小时内进行风险筛查和评估，风险结果为"高危"的，则申请血管外科或介入导管室医师会诊。

(七)化疗方案选择

根据《中国成人急性淋巴细胞白血病诊断与治疗专家共识》(2012 年)(中华医学会血液学分会、中国抗癌协会血液肿瘤专业委员会 中华血液学杂志 2012 年 9 月第 33 卷第 9 期)。

(八)化疗日为入院第 3－25 天

1. **化疗中用药** 化疗药物如水化碱化、镇吐药、保肝药、营养心肌药物的应用。

2. **抗感染治疗** 诊断为细菌性感染者，方有指征应用抗菌药物；尽早查明感染病原，根据病原种类及细菌药物敏感试验结果选用抗菌药物；按照药物的抗菌作用特点及其体内过程特点选择用药；抗菌药物治疗方案应综合患者病情、病原菌种类及抗菌药物特点制订。

3. **并发症处理** 肿瘤溶解综合征、白细胞减少、贫血、血小板减少、药物性肝损害、乙型肝炎暴发、高血糖。

(九)出院标准

1. 一般情况良好。

2. 无Ⅲ级以上血液学毒性及感染或肝、肾功能损害。

3. 第一诊断疗效判定为好转或以上。

4. 没有需要住院处理的并发症和(或)合并症。

(十)有无变异及原因分析

1. 有影响化疗的合并症，需要进行相关的诊断和治疗。

2. 不能耐受化疗的患者，不进入此路径。

二、成人急性淋巴细胞白血病(泼尼松反应差) 行 VDCLP 方案化疗临床路径表单

适用对象	第一诊断为急性淋巴细胞白血病(ICD-10:C91.0 伴 Z51.146) 行 VDCLP(泼尼松、柔红霉素、长春地辛、培门冬酶、环磷酰胺)方案化疗(ICD-9-CM-3:99.2501)的患者	

患者基本信息	姓名:___ 性别:___ 年龄:__ 门诊号:____ 入院号:_____ 过敏史:_____ 入院日期:__年__月__日 出院日期:__年__月__日	标准住院日:25～35 天

时间		入院第1-2天(化疗前评估)	入院第3-25天(化疗第1-23天)
主要诊疗工作	制度落实	□ 入院 2 小时内经治或值班医师完成接诊 □ 入院 24 小时内主管医师查房 □ 入院 48 小时内主诊医师完成检诊 □ 经治医师查房(早晚 2 次) □ 专科会诊(必要时)	□ 三级医师查房
	病情评估	□ 经治医师询问病史及体格检查 □ 心理评估 □ 营养评估 □ 疼痛评估 □ 康复评估 □ 深静脉血栓栓塞症风险评估 □ 出血风险评估	□ 询问病情及体格检查
	病历书写	□ 入院 8 小时内完成首次病程记录 □ 入院 24 小时内完成入院记录 □ 入院 48 小时内完成主管医师查房记录 □ 骨髓穿刺/活检记录 □ 腰椎穿刺记录 □ 满页病历及时打印	□ 诊断依据及化疗方案 □ 病情稳定患者每三日一个病程记录 □ 主管医师每周查房记录 □ 主诊医师每周查房记录 □ 输血记录 □ 满页病历及时打印
	知情同意	□ 告知患者及家属病情及注意事项 □ 患者及家属签署授权委托书 □ 患者或家属入院记录签字 □ 患者或家属签署骨穿知情同意书、输血知情同意书、PICC 置管知情同意书、腰穿知情同意书、化疗知情同意书、自费用品协议书(必要时)	□ 告知患者及家属化疗过程中注意事项
	手术治疗	□ 骨髓穿刺/活检术 □ 腰椎穿刺术	
	其他	□ 及时通知上级医师检诊 □ 经治医师检查整理病历资料	

重点医嘱	长期医嘱	护理医嘱	□ 按内科护理常规 □ 二级护理 □ PICC 置管护理	□ 按内科护理常规 □ 二级护理 □ PICC 置管护理
		处置医嘱	□ 静脉输液	□ 静脉输液
		膳食医嘱	□ 普食 □ 糖尿病普食 □ 低盐、低脂普食 □ 低盐、低脂、糖尿病普食	□ 普食 □ 糖尿病普食 □ 低盐、低脂普食 □ 低盐、低脂、糖尿病普食
		药物医嘱	□ 患者既往基础用药	□ 患者既往基础用药 □ 化疗用药:泼尼松 60mg/(m²·d),第1—14 天,减量到 28 天停药 □ 化疗用药:柔红霉素 50mg/(m²·d),第 1、8、15、22 天 □ 化疗用药:长春地辛 4mg/d,第 1、8、15、22 天 □ 化疗用药:培门冬酶 3750U,第 9、23 天 □ 化疗用药:环磷酰胺 750mg/(m²·d),第 1 天;500mg/m²,每 12 小时,第 15—16 天 □ 化疗辅助用药:水化、碱化、利尿、镇吐、保肝等药物
	临时医嘱	检查检验	□ 血常规 □ 尿常规 □ 粪常规 □ 血型 □ 生化全项(肝肾功能、电解质、血糖) □ 感染性疾病筛查(血清四项、乙肝五项、HBV 阳性者需查 HBV-DNA 拷贝数) □ 血清术前八项 □ HBV-DNA 定量(HBV 表面抗原阳性者) □ 凝血功能 □ 血沉 □ 心电图 □ 肺部 CT □ 腹部超声 □ 骨髓穿刺 □ 腰椎穿刺(必要时) □ 骨髓活检 □ 免疫分型 □ 染色体检查 □ 基因筛查 □ 腰穿及鞘内注射化疗药物腰椎穿刺(必要时)	□ 血常规＋CRP □ 生化 □ 凝血功能 □ 尿常规 □ 粪常规 □ 血培养(双瓶双套)(发热时) □ 导管培养(发热时) □ G-试验、GM-试验(发热时) □ 降钙素原(发热时) □ 肺部 CT(发热时) □ 超声心动(老年人或既往有相关病史者) □ 肺功能(老年人或既往有相关病史者) □ HLA 配型(可能进行异基因造血干细胞移植的患者)

	药物医嘱	□ 视病情给予相应处理	□ 视病情给予相应处理
	手术医嘱		
	处置医嘱	□ 静脉抽血	□ 静脉抽血 □ 输血
主要护理工作	健康宣教	□ 入院宣教：介绍责任护士、病区环境、设施、规章制度、基础护理服务项目 □ 进行护理安全指导 □ 进行等级护理、活动范围指导 □ 进行饮食指导 □ 进行用药指导 □ 进行关于疾病知识的宣教 □ 检查、检验项目的目的和意义	□ 进行护理安全指导 □ 进行等级护理、活动范围指导 □ 进行饮食指导 □ 进行用药指导 □ 进行关于疾病知识的宣教 □ 心理疏导 □ 化疗过程中注意事项
	护理处置	□ 患者身份核对 □ 佩戴腕带 □ 建立入院病历，通知医师 □ 询问病史，填写护理记录单首页 □ 测量基本生命体征 □ 观察病情 □ 抽血、留取标本 □ 心理与生活护理 □ 根据评估结果采取相应护理措施 □ 通知次日检查项目及检查注意事项 □ 建立静脉通道(静脉留置针或 PICC) □ 遵医嘱用药 □ 完成护理记录	□ 测量基本生命体征 □ 观察病情 □ 遵医嘱抽血、留取标本 □ 心理与生活护理 □ 指导并监督患者治疗与活动 □ 遵医嘱用药 □ 根据评估结果采取相应护理措施 □ 完成护理记录
	护理评估	□ 一般评估：生命体征、神志、皮肤、药物过敏史等 □ 专科评估：饮食习惯、生活方式、体重、身高、家族史、既往史 □ 风险评估：评估有无跌倒、坠床、压疮、导管滑脱、液体外渗的风险 □ 心理评估 □ 营养评估 □ 疼痛评估 □ 康复评估 □ 血栓风险评估	□ 风险评估：评估有无跌倒、坠床、压疮、导管滑脱、液体外渗的风险 □ 心理评估 □ 评估皮肤、黏膜有无出血 □ 病情评估
	专科护理	□ 心理护理 □ 饮食指导 □ PICC 护理	□ 心理护理 □ 饮食指导 □ PICC 护理
	饮食指导	□ 根据医嘱通知配餐员准备膳食 □ 指导家属送餐注意事项 □ 协助进餐	□ 根据医嘱通知配餐员准备膳食 □ 指导家属送餐注意事项 □ 协助进餐

（续　表）

活动体位	□ 根据护理等级指导活动 □ 根据病情指导活动	□ 根据护理等级指导活动 □ 根据病情指导活动	
洗浴要求	□ 卫生整顿:更衣、剃须、剪短指甲 □ 协助更换病号服	□ 协助患者晨、晚间护理 □ 卫生整顿:更衣、剃须、剪短指甲	
病情变异记录	□ 无　　□ 有,原因: □ 患者　□ 疾病　□ 医疗 □ 护理　□ 保障　□ 管理	□ 无　　□ 有,原因: □ 患者　□ 疾病　□ 医疗 □ 护理　□ 保障　□ 管理	

护士签名	白班	小夜班	大夜班	白班	小夜班	大夜班

医师签名		

时间	入院第 26－30 天(化疗后骨髓抑制期)	入院第 31－35 天(恢复出院)
主要诊疗工作	病情评估	□ 出血风险评估 □ 感染风险评估 □ 心理评估 □ 营养评估 □ 深静脉血栓栓塞症风险评估	□ 心理评估 □ 营养评估 □ 上级医师进行治疗效果、预后和出院评估 □ 出院宣教
	制度落实	□ 三级医师查房	□ 三级医师查房
	病历书写	□ 病情稳定患者每三日一个病程记录 □ 主管医师每周查房记录 □ 主诊医师每周查房记录 □ 输血记录 □ 满页病历及时打印	□ 病情稳定患者每三日一个病程记录 □ 主管医师每周查房记录 □ 主诊医师每周查房记录 □ 骨髓穿刺/活检记录 □ 腰椎穿刺记录 □ 出院当天病程记录(有上级医师指示出院) □ 满页病历及时打印 □ 出院后 24 小时内完成出院记录 □ 出院后 24 小时内完成病案首页
	知情同意	□ 告知患者及家属化疗后注意事项	□ 告知患者及家属化疗后注意事项 □ 告知患者及家属出院后注意事项(包含复诊的时间地点、发生紧急情况时处理、下次化疗时间等)
	手术治疗		□ 骨髓穿刺术 □ 腰椎穿刺术
	其他		□ 通知出院 □ 开具出院介绍信 □ 开具诊断证明书 □ 出院带药 □ 预约门诊复诊时间 □ 预约下次返院化疗时间

（续　表）

重点医嘱	**长期医嘱**	护理医嘱	□ 内科护理常规 □ 二级护理 □ PICC 置管护理	□ 内科护理常规 □ 二级护理 □ PICC 置管护理
		处置医嘱	□ 静脉输液	□ 静脉输液
		膳食医嘱	□ 普食 □ 糖尿病普食 □ 低盐、低脂普食 □ 低盐、低脂、糖尿病普食	□ 普食 □ 糖尿病普食 □ 低盐、低脂普食 □ 低盐、低脂、糖尿病普食
		药物医嘱	□ 患者既往基础用药 □ 并发症的处理	□ 患者既往基础用药 □ 并发症的处理
	临时医嘱	检查检验	□ 血常规 □ 生化 □ 凝血功能 □ 尿常规 □ 粪常规 □ 血培养（双瓶双套）（发热时） □ 导管培养（发热时） □ G-试验、GM-试验（发热时） □ 降钙素原（发热时） □ 肺部 CT（发热时）	□ 血常规 □ 生化 □ 凝血功能
		药物医嘱		
		手术医嘱		
		处置医嘱	□ 静脉抽血 □ 输血	□ 静脉抽血 □ 出院
主要护理工作		健康宣教	□ 进行护理安全指导 □ 进行等级护理、活动范围指导 □ 进行饮食指导 □ 进行用药指导 □ 进行化疗后骨髓抑制期相关知识宣教	□ 进行护理安全指导 □ 进行等级护理、活动范围指导 □ 出院宣教（包含饮食、用药指导及注意事项、复查时间等）
		护理处置	□ 配合医师完成各项检查 □ 抽血（根据医嘱） □ 遵医嘱用药 □ 饮食指导 □ 皮肤护理 □ 心理与生活护理 □ 根据评估结果采取相应护理措施 □ 完成护理记录	□ 配合医师完成各项检查 □ 抽血（根据医嘱） □ 遵医嘱用药 □ 完成护理记录 □ 核对患者医疗费用 □ 协助患者办理出院手续 □ 整理床单位
		护理评估	□ 评估有无跌倒、坠床、压疮、导管滑脱、液体外渗的风险 □ 心理评估及疏导 □ 评估皮肤、黏膜有无出血 □ 病情评估	□ 评估有无跌倒、坠床、压疮、导管滑脱、液体外渗的风险 □ 评估皮肤、黏膜有无出血 □ 心理评估及疏导 □ 病情评估

专科护理	□ 心理护理 □ 饮食指导 □ PICC 护理	□ 心理护理 □ 饮食指导 □ PICC 护理	
饮食指导	□ 家属送餐及患者进餐注意事项	□ 家属送餐及患者进餐注意事项	
活动体位	□ 根据护理等级指导活动	□ 根据护理等级指导活动	
洗浴要求	□ 协助患者晨、晚间护理 □ 保持皮肤清洁，更换病号服、床单位	□ 协助患者晨、晚间护理 □ 保持皮肤清洁，更换病号服、床单位	
病情变异记录	□ 无　　□ 有,原因： □ 患者　□ 疾病　□ 医疗 □ 护理　□ 保障　□ 管理	□ 无　　□ 有,原因： □ 患者　□ 疾病　□ 医疗 □ 护理　□ 保障　□ 管理	

护士签名	白班	小夜班	大夜班	白班	小夜班	大夜班

医师签名		

成人急性淋巴细胞白血病（泼尼松反应好） 行 VDCLP 方案化疗临床路径

一、成人急性淋巴细胞白血病（泼尼松反应好） 行 VDCLP 方案化疗临床路径标准入院流程

(一)适用对象

第一诊断为急性淋巴细胞白血病（ICD-10：C91.0 伴 Z51.146）泼尼松预治疗 7 日后骨髓达 CR 或 PR 行 VDCLP（泼尼松、柔红霉素、长春地辛、培门冬酶、环磷酰胺）方案化疗（ICD-9-CM-3：99.2501）的患者。

(二)诊断依据

根据《中国成人急性淋巴细胞白血病诊断与治疗专家共识》（2012 年）（中华医学会血液学分会、中国抗癌协会血液肿瘤专业委员会 中华血液学杂志 2012 年 9 月第 33 卷第 9 期），《血液病诊断及疗效标准（第 3 版）》（科学出版社）。

急性淋巴细胞白血病（ALL）的诊断应采用 MICM（形态学、免疫学、细胞遗传学和分子生物学）诊断模式，分型标准参照世界卫生组织（WHO）造血和淋巴组织肿瘤分类标准，同时应参考欧洲白血病免疫学分型协作组（EGIL）诊断标准除外混合表型急性白血病。最低标准应进行细胞形态学、免疫表型检查，以保证诊断的可靠性。骨髓中原始/幼稚淋巴细胞比例不小于 20％才可以诊断 ALL。免疫分型应采用多参数流式细胞术，最低诊断分型建议参考 EGIL 标准。

(三)选择治疗方案的依据

根据《中国成人急性淋巴细胞白血病诊断与治疗专家共识》（2012 年）（中华医学会血液学分会、中国抗癌协会血液肿瘤专业委员会 中华血液学杂志 2012 年 9 月第 33 卷第 9 期）。

(四)临床路径标准住院日为 31～35 天

(五)进入路径标准

1. 第一诊断必须符合急性淋巴细胞白血病（ICD-10：C91.0 伴 Z51.146）的诊断标准。

2. 当患者同时具有其他疾病诊断时，但在住院期间不需要特殊处理也不影响第一诊断的临床路径流程实施时，ECOG 评分 0～2 分，年龄<55 岁，可以进入路径。

3. ECOG 评分 3～4 分、年龄≥55 岁、合并其他脏器功能严重异常者、精神异常者（需请专科会诊），不进入路径。

4. 其他特殊情况（如妊娠，请妇产科先行引产），不进入路径。

(六)化疗前准备 1～2 天（工作日）

1. 必需的检查项目

(1)常规化验检查:血尿便常规、血型、生化全项(肝肾功能、电解质、血糖)、感染性疾病筛查(血清四项、乙肝五项、HBV 阳性者需查 HBV-DNA 拷贝数)、凝血功能、血沉、心电图。

(2)影像学:肺部 CT、腹部超声、超声心动和肺功能(老年或既往有相关病史者)。

(3)骨髓穿刺涂片、骨髓活检、免疫分型、染色体检查、基因筛查。

(4)HLA 配型(可能进行异基因造血干细胞移植的患者)。

(5)腰穿及鞘内注射化疗药物。

2. 营养评估　根据《解放军总医院新入院患者营养风险筛查表(NRS)》为新入院患者进行营养评估,评分≥3 分者给予处置,必要时申请营养科医师会诊。

3. 心理评估　根据新入院患者情况申请心理科医师会诊。

4. 疼痛评估　根据《VAS 评分》实施疼痛评估,评分>7 分者给予处置,必要时请疼痛科医师会诊。

5. 康复评估　根据《入院患者康复筛查和评估表》为新入院患者入院后 24 小时内进行康复筛查和评估。任何一项结果为"是",则申请康复科医师会诊。

6. 深静脉血栓栓塞症风险评估　根据专科《深静脉血栓栓塞症评估量表》在新入院患者入院后 24 小时内进行风险筛查和评估,风险结果为"高危"的,则申请血管外科或介入导管室医师会诊。

(七)化疗方案选择

根据《中国成人急性淋巴细胞白血病诊断与治疗专家共识》(2012 年)(中华医学会血液学分会、中国抗癌协会血液肿瘤专业委员会 中华血液学杂志 2012 年 9 月第 33 卷第 9 期)。

(八)化疗日为入院第 3－25 天

1. 化疗中用药　化疗药物如水化碱化、镇吐药、保肝药、抗酸药、营养心肌药物的应用。

2. 抗感染治疗　诊断为细菌性感染者,方有指征应用抗菌药物;尽早查明感染病原,根据病原种类及细菌药物敏感试验结果选用抗菌药物;按照药物的抗菌作用特点及其体内过程特点选择用药;抗菌药物治疗方案应综合患者病情、病原菌种类及抗菌药物特点制订。

3. 并发症处理　肿瘤溶解综合征、白细胞减少、贫血、血小板减少、药物性肝损害、乙型肝炎暴发、高血糖。

(九)出院标准

1. 一般情况良好。

2. 无Ⅲ级以上血液学毒性及感染或肝、肾功能损害。

3. 第一诊断疗效判定为好转或以上。

4. 没有需要住院处理的并发症和(或)合并症。

(十)有无变异及原因分析

1. 有影响化疗的合并症,需要进行相关的诊断和治疗。

2. 不能耐受化疗的患者,不进入此路径。

二、成人急性淋巴细胞白血病（泼尼松反应好）
行 VDCLP 方案化疗临床路径表单

适用对象	第一诊断为急性淋巴细胞白血病（ICD-10：C91.0 伴 Z51.146）行 VDCLP（泼尼松、柔红霉素、长春地辛、培门冬酶、环磷酰胺）方案化疗（ICD-9-CM-3：99.2501）的患者	
患者基本信息	姓名：____ 性别：____ 年龄：__ 门诊号：____ 入院号：_____ 过敏史：_____ 入院日期：__年__月__日 出院日期：__年__月__日	标准住院日：25～35 天

时间		入院第 1－2 天（化疗前评估）	入院第 3－25 天（化疗第 1－23 天）
主要诊疗工作	制度落实	□ 入院 2 小时内经治或值班医师完成接诊 □ 入院 24 小时内主管医师查房 □ 入院 48 小时内主诊医师完成检诊 □ 经治医师查房（早晚 2 次） □ 专科会诊（必要时）	□ 三级医师查房
	病情评估	□ 经治医师询问病史及体格检查 □ 心理评估 □ 营养评估 □ 疼痛评估 □ 康复评估 □ 深静脉血栓栓塞症风险评估 □ 出血风险评估	□ 询问病情及体格检查
	病历书写	□ 入院 8 小时内完成首次病程记录 □ 入院 24 小时内完成入院记录 □ 入院 48 小时内完成主管医师查房记录 □ 骨髓穿刺/活检记录 □ 腰椎穿刺记录 □ 满页病历及时打印	□ 诊断依据及化疗方案 □ 病情稳定患者每三日一个病程记录 □ 主管医师每周查房记录 □ 主诊医师每周查房记录 □ 输血记录 □ 满页病历及时打印
	知情同意	□ 告知患者及家属病情及注意事项 □ 患者及家属签署授权委托书 □ 患者或家属入院记录签字 □ 患者或家属签署骨穿知情同意书、输血知情同意书、PICC 置管知情同意书、腰穿知情同意书、化疗知情同意书、自费用品协议书（必要时）	□ 告知患者及家属化疗过程中注意事项
	手术治疗	□ 骨髓穿刺/活检术 □ 腰椎穿刺术	
	其他	□ 及时通知上级医师检诊 □ 经治医师检查整理病历资料	

重点医嘱	长期医嘱	护理医嘱	□ 按内科护理常规 □ 二级护理 □ PICC 置管护理	□ 按内科护理常规 □ 二级护理 □ PICC 置管护理
		处置医嘱	□ 静脉输液	静脉输液
		膳食医嘱	□ 普食 □ 糖尿病普食 □ 低盐、低脂普食 □ 低盐、低脂、糖尿病普食	普食 糖尿病普食 低盐、低脂普食 低盐、低脂、糖尿病普食
		药物医嘱	□ 患者既往基础用药	患者既往基础用药 □ 化疗用药:泼尼松 60mg/(m² · d),第1—14 天,后减量到 28 天停药 □ 化疗用药:柔红霉素 50mg/(m² · d),第 1、8、15、22 天 □ 化疗用药:长春地辛 4mg/d,第 1、8、15、22 天 □ 化疗用药:培门冬酶 3750U,第 9、23 天 □ 化疗用药:环磷酰胺 750mg/(m² · d),第 1、15 天 □ 化疗辅助用药:水化、碱化、利尿、镇吐、保肝等药物
	临时医嘱	检查检验	□ 血常规 □ 尿常规 □ 粪常规 □ 血型 □ 生化全项(肝肾功能、电解质、血糖) □ 感染性疾病筛查(血清四项、乙肝五项、HBV 阳性者需查 HBV-DNA 拷贝数) □ 血清术前八项 □ HBV-DNA 定量(HBV 表面抗原阳性者) □ 凝血功能 □ 血沉 □ 心电图 □ 肺部 CT □ 腹部超声 □ 骨髓穿刺 □ 腰椎穿刺(必要时) □ 骨髓活检 □ 免疫分型 □ 染色体检查 □ 基因筛查 □ 腰穿及鞘内注射化疗药物腰椎穿刺(必要时)	□ 血常规+CRP □ 生化 □ 凝血功能 □ 尿常规 □ 粪常规 □ 血培养(双瓶双套)(发热时) □ 导管培养(发热时) □ G-试验、GM-试验(发热时) □ 降钙素原(发热时) □ 肺部 CT(发热时) □ 超声心动(老年人或既往有相关病史者) □ 肺功能(老年人或既往有相关病史者) □ HLA 配型(可能进行异基因造血干细胞移植的患者)

（续　表）

	药物医嘱	□ 视病情给予相应处理	□ 视病情给予相应处理
	手术医嘱		
	处置医嘱	□ 静脉抽血	□ 静脉抽血 □ 输血
主要护理工作	健康宣教	□ 入院宣教：介绍责任护士，病区环境、设施、规章制度、基础护理服务项目 □ 进行护理安全指导 □ 进行等级护理、活动范围指导 □ 进行饮食指导 □ 进行用药指导 □ 进行关于疾病知识的宣教 □ 检查、检验项目的目的和意义	□ 进行护理安全指导 □ 进行等级护理、活动范围指导 □ 进行饮食指导 □ 进行用药指导 □ 进行关于疾病知识的宣教 □ 心理疏导 □ 化疗过程中注意事项
	护理处置	□ 患者身份核对 □ 佩戴腕带 □ 建立入院病历，通知医师 □ 询问病史，填写护理记录单首页 □ 测量基本生命体征 □ 观察病情 □ 抽血、留取标本 □ 心理与生活护理 □ 根据评估结果采取相应护理措施 □ 通知次日检查项目及检查注意事项 □ 建立静脉通道（静脉留置针或 PICC） □ 遵医嘱用药 □ 完成护理记录	□ 测量基本生命体征 □ 观察病情 □ 遵医嘱抽血、留取标本 □ 心理与生活护理 □ 指导并监督患者治疗与活动 □ 遵医嘱用药 □ 根据评估结果采取相应护理措施 □ 完成护理记录
	护理评估	□ 一般评估：生命体征、神志、皮肤、药物过敏史等 □ 专科评估：饮食习惯、生活方式、体重、身高、家族史、既往史 □ 风险评估：评估有无跌倒、坠床、压疮、导管滑脱、液体外渗的风险 □ 心理评估 □ 营养评估 □ 疼痛评估 □ 康复评估 □ 血栓风险评估	□ 风险评估：评估有无跌倒、坠床、压疮、导管滑脱、液体外渗的风险 □ 心理评估 □ 评估皮肤、黏膜有无出血 □ 病情评估
	专科护理	□ 心理护理 □ 饮食指导 □ PICC 护理	□ 心理护理 □ 饮食指导 □ PICC 护理
	饮食指导	□ 根据医嘱通知配餐员准备膳食 □ 指导家属送餐注意事项 □ 协助进餐	□ 根据医嘱通知配餐员准备膳食 □ 指导家属送餐注意事项 □ 协助进餐

（续 表）

	活动体位	□ 根据护理等级指导活动 □ 根据病情指导活动			□ 根据护理等级指导活动 □ 根据病情指导活动		
	洗浴要求	□ 卫生整顿：更衣、剃须、剪短指甲 □ 协助更换病号服			□ 协助患者晨、晚间护理 □ 卫生整顿：更衣、剃须、剪短指甲		
病情变异记录		□ 无　　□ 有，原因： □ 患者　□ 疾病　□ 医疗 □ 护理　□ 保障　□ 管理			□ 无　　□ 有，原因： □ 患者　□ 疾病　□ 医疗 □ 护理　□ 保障　□ 管理		
护士签名		白班	小夜班	大夜班	白班	小夜班	大夜班
医师签名							
时间		入院第 26—30 天(化疗后骨髓抑制期)			入院第 31—35 天(恢复出院)		
主要诊疗工作	病情评估	□ 出血风险评估 □ 感染风险评估 □ 心理评估 □ 营养评估 □ 深静脉血栓栓塞症风险评估			□ 心理评估 □ 营养评估 □ 上级医师进行治疗效果、预后和出院评估 □ 出院宣教		
	制度落实	□ 三级医师查房			□ 三级医师查房		
	病历书写	□ 病情稳定患者每三日一个病程记录 □ 主管医师每周查房记录 □ 主诊医师每周查房记录 □ 输血记录 □ 满页病历及时打印			□ 病情稳定患者每三日一个病程记录 □ 主管医师每周查房记录 □ 主诊医师每周查房记录 □ 骨髓穿刺/活检记录 □ 腰椎穿刺记录 □ 出院当天病程记录(有上级医师指示出院) □ 满页病历及时打印 □ 出院后 24 小时内完成出院记录 □ 出院后 24 小时内完成病案首页		
	知情同意	□ 告知患者及家属化疗后注意事项			□ 告知患者及家属化疗后注意事项 □ 告知患者及家属出院后注意事项(包含复诊的时间地点、发生紧急情况时处理、下次化疗时间等)		
	手术治疗				□ 骨髓穿刺术 □ 腰椎穿刺术		
	其他				□ 通知出院 □ 开具出院介绍信 □ 开具诊断证明书 □ 出院带药 □ 预约门诊复诊时间 □ 预约下次返院化疗时间		

重点医嘱	长期医嘱	护理医嘱	□ 内科护理常规 □ 二级护理 □ PICC 置管护理	□ 内科护理常规 □ 二级护理 □ PICC 置管护理
		处置医嘱	□ 静脉输液	□ 静脉输液
		膳食医嘱	□ 普食 □ 糖尿病普食 □ 低盐、低脂普食 □ 低盐、低脂、糖尿病普食	□ 普食 □ 糖尿病普食 □ 低盐、低脂普食 □ 低盐、低脂、糖尿病普食
		药物医嘱	□ 患者既往基础用药 □ 并发症的处理	□ 患者既往基础用药 □ 并发症的处理
	临时医嘱	检查检验	□ 血常规 □ 生化 □ 凝血功能 □ 尿常规 □ 粪常规 □ 血培养(双瓶双套)(发热时) □ 导管培养(发热时) □ G-试验、GM-试验(发热时) □ 降钙素原(发热时) □ 肺部 CT(发热时)	□ 血常规 □ 生化 □ 凝血功能
		药物医嘱		
		手术医嘱		
		处置医嘱	□ 静脉抽血 □ 输血	□ 静脉抽血 □ 出院
主要护理工作		健康宣教	□ 进行护理安全指导 □ 进行等级护理、活动范围指导 □ 进行饮食指导 □ 进行用药指导 □ 进行化疗后骨髓抑制期相关知识宣教	□ 进行护理安全指导 □ 进行等级护理、活动范围指导 □ 出院宣教(包含饮食、用药指导及注意事项、复查时间等)
		护理处置	□ 配合医师完成各项检查 □ 抽血(根据医嘱) □ 遵医嘱用药 □ 饮食指导 □ 皮肤护理 □ 心理与生活护理 □ 根据评估结果采取相应护理措施 □ 完成护理记录	□ 配合医师完成各项检查 □ 抽血(根据医嘱) □ 遵医嘱用药 □ 完成护理记录 □ 核对患者医疗费用 □ 协助患者办理出院手续 □ 整理床单位
		护理评估	□ 评估有无跌倒、坠床、压疮、导管滑脱、液体外渗的风险 □ 心理评估及疏导 □ 评估皮肤、黏膜有无出血 □ 病情评估	□ 评估有无跌倒、坠床、压疮、导管滑脱、液体外渗的风险 □ 评估皮肤、黏膜有无出血 □ 心理评估及疏导 □ 病情评估

（续　表）

专科护理	□ 心理护理 □ 饮食指导 □ PICC 护理	□ 心理护理 □ 饮食指导 □ PICC 护理	
饮食指导	□ 家属送餐及患者进餐注意事项	□ 家属送餐及患者进餐注意事项	
活动体位	□ 根据护理等级指导活动	□ 根据护理等级指导活动	
洗浴要求	□ 协助患者晨、晚间护理 □ 保持皮肤清洁,更换病号服、床单位	□ 协助患者晨、晚间护理 □ 保持皮肤清洁,更换病号服、床单位	
病情变异记录	□ 无　　□ 有,原因: □ 患者　□ 疾病　□ 医疗 □ 护理　□ 保障　□ 管理	□ 无　　□ 有,原因: □ 患者　□ 疾病　□ 医疗 □ 护理　□ 保障　□ 管理	

护士签名	白班	小夜班	大夜班	白班	小夜班	大夜班

医师签名		

成人急性淋巴细胞白血病行 Hyper CAVD A 方案化疗临床路径

一、成人急性淋巴细胞白血病行 Hyper CAVD A 方案化疗临床路径标准入院流程

(一)适用对象

第一诊断为急性淋巴细胞白血病(ICD-10:C91.0 伴 Z51.146)行 Hyper CAVD A(环磷酰胺、长春地辛、多柔比星脂质体、地塞米松)方案化疗(ICD-9-CM-3:99.2501)的患者。

(二)诊断依据

根据《中国成人急性淋巴细胞白血病诊断与治疗专家共识》(2012 年)(中华医学会血液学分会、中国抗癌协会血液肿瘤专业委员会 中华血液学杂志 2012 年 9 月第 33 卷第 9 期),《血液病诊断及疗效标准(第 3 版)》(科学出版社)。

急性淋巴细胞白血病(ALL)的诊断应采用 MICM(形态学、免疫学、细胞遗传学和分子生物学)诊断模式,分型标准参照世界卫生组织(WHO)造血和淋巴组织肿瘤分类标准,同时应参考欧洲白血病免疫学分型协作组(EGIL)诊断标准除外混合表型急性白血病。最低标准应进行细胞形态学、免疫表型检查,以保证诊断的可靠性。骨髓中原始/幼稚淋巴细胞比例不小于 20% 才可以诊断 ALL。免疫分型应采用多参数流式细胞术,最低诊断分型建议参考 EGIL 标准。

(三)选择治疗方案的依据

根据《中国成人急性淋巴细胞白血病诊断与治疗专家共识》(2012 年)(中华医学会血液学分会、中国抗癌协会血液肿瘤专业委员会 中华血液学杂志 2012 年 9 月第 33 卷第 9 期)。

(四)临床路径标准住院日为 25～35 天

(五)进入路径标准

1. 第一诊断必须符合急性淋巴细胞白血病(ICD-10:C91.0 伴 Z51.146)的诊断标准。

2. 当患者同时具有其他疾病诊断时,但在住院期间不需要特殊处理也不影响第一诊断的临床路径流程实施时,ECOG 评分 0～2 分,年龄<55 岁,可以进入路径。

3. ECOG 评分 3～4 分、年龄≥55 岁、合并其他脏器功能严重异常者、精神异常者(需请专科会诊),不进入路径。

4. 其他特殊情况(如妊娠,请妇产科先行引产),不进入路径。

(六)化疗前准备 1～2 天(工作日)

1. 必需的检查项目

(1)常规化验检查:血尿便常规、血型、生化全项(肝肾功能、电解质、血糖)、感染性疾病筛

查(血清四项、乙肝五项、HBV 阳性者需查 HBV-DNA 拷贝数)、凝血功能、血沉、心电图。

（2）影像学：肺部 CT、腹部超声、超声心动和肺功能（老年或既往有相关病史者）。

（3）骨髓穿刺涂片、骨髓活检、免疫分型、染色体检查、基因筛查。

（4）HLA 配型（可能进行异基因造血干细胞移植的患者）。

（5）腰穿及鞘内注射化疗药物。

2. 疼痛评估　　根据《VAS 评分》实施疼痛评估，评分＞7 分者给予处置，必要时请疼痛科医师会诊。

3. 康复评估　　根据《入院患者康复筛查和评估表》为新入院患者入院后 24 小时内进行康复筛查和评估。任何一项结果为"是"，则申请康复科医师会诊。

4. 营养评估　　根据《解放军总医院新入院患者营养风险筛查表（NRS）》为新入院患者进行营养评估，评分≥3 分者给予处置，必要时申请营养科医师会诊。

5. 心理评估　　根据新入院患者情况申请心理科医师会诊。

6. 深静脉血栓栓塞症风险评估　　根据专科《深静脉血栓栓塞症评估量表》在新入院患者入院后 24 小时内进行风险筛查和评估，风险结果为"高危"的，则申请血管外科或介入导管室医师会诊。

（七）化疗方案选择

根据《中国成人急性淋巴细胞白血病诊断与治疗专家共识》（2012 年）（中华医学会血液学分会、中国抗癌协会血液肿瘤专业委员会　中华血液学杂志 2012 年 9 月第 33 卷第 9 期）。

（八）化疗日为入院第 3－16 天

1. 化疗中用药　　化疗药物如水化碱化、镇吐药、保肝药、营养心肌药物的应用。

2. 抗感染治疗　　诊断为细菌性感染者，方有指征应用抗菌药物；尽早查明感染病原，根据病原种类及细菌药物敏感试验结果选用抗菌药物；按照药物的抗菌作用特点及其体内过程特点选择用药；抗菌药物治疗方案应综合患者病情、病原菌种类及抗菌药物特点制订。

3. 并发症处理　　肿瘤溶解综合征、白细胞减少、贫血、血小板减少、药物性肝损害、乙型肝炎暴发、高血糖。

（九）出院标准

1. 一般情况良好。

2. 无Ⅲ级以上血液学毒性及感染或肝、肾功能损害。

3. 第一诊断疗效判定为好转或以上。

4. 没有需要住院处理的并发症和（或）合并症。

（十）有无变异及原因分析

1. 有影响化疗的合并症，需要进行相关的诊断和治疗。

2. 不能耐受化疗的患者，不进入此路径。

二、成人急性淋巴细胞白血病行 Hyper CAVD A 方案化疗临床路径表单

适用对象	第一诊断为急性淋巴细胞白血病(ICD-10:C91.0 伴 Z51.146) 行 Hyper CAVD A(环磷酰胺、长春地辛、多柔比星脂质体、地塞米松)方案化疗(ICD-9-CM-3:99.2501)的患者	
患者基本信息	姓名:____ 性别:____ 年龄:__ 门诊号:____ 入院号:_____ 过敏史:_____ 入院日期:__年__月__日 出院日期:__年__月__日	标准住院日:25～35 天

时间		入院第1－2天(化疗前评估)	入院第3－16天(化疗第1－14天)
主要诊疗工作	制度落实	□ 入院 2 小时内经治或值班医师完成接诊 □ 入院 24 小时内主管医师查房 □ 入院 48 小时内主诊医师完成检诊 □ 经治医师查房(早晚 2 次) □ 专科会诊(必要时)	□ 三级医师查房
	病情评估	□ 经治医师询问病史及体格检查 □ 心理评估 □ 营养评估 □ 疼痛评估 □ 康复评估 □ 深静脉血栓评估 □ 出血风险评估	□ 询问病情及体格检查
	病历书写	□ 入院 8 小时内完成首次病程记录 □ 入院 24 小时内完成入院记录 □ 入院 48 小时内完成主管医师查房记录 □ 骨髓穿刺/活检记录 □ 腰椎穿刺记录 □ 满页病历及时打印	□ 诊断依据及化疗方案 □ 病情稳定患者每三日一个病程记录 □ 主管医师每周查房记录 □ 主诊医师每周查房记录 □ 输血记录 □ 满页病历及时打印
	知情同意	□ 告知患者及家属病情及注意事项 □ 患者及家属签署授权委托书 □ 患者或家属入院记录签字 □ 患者或家属签署骨穿知情同意书、输血知情同意书、PICC 置管知情同意书、腰穿知情同意书、化疗知情同意书、自费用品协议书(必要时)	□ 告知患者及家属化疗过程中注意事项
	手术治疗	□ 骨髓穿刺/活检术 □ 腰椎穿刺术	
	其他	□ 及时通知上级医师检诊 □ 经治医师检查整理病历资料	

（续　表）

重点医嘱	长期医嘱	护理医嘱	□ 按内科护理常规 □ 二级护理 □ PICC 置管护理	□ 按内科护理常规 □ 二级护理 □ PICC 置管护理
		处置医嘱	□ 静脉输液	□ 静脉输液
		膳食医嘱	□ 普食 □ 糖尿病普食 □ 低盐、低脂普食 □ 低盐、低脂、糖尿病普食	□ 普食 □ 糖尿病普食 □ 低盐、低脂普食 □ 低盐、低脂、糖尿病普食
		药物医嘱	□ 患者既往基础用药	□ 患者既往基础用药 □ 化疗用药：环磷酰胺 300mg/m²，每 12 小时，第 1—3 天 □ 化疗用药：长春地辛 4mg/d，第 4、11 天 □ 化疗用药：多柔比星脂质体 20～30mg/(m²·d)，第 4 天 □ 化疗用药：地塞米松 20mg/(m²·d)，第 1—4 天，第 11—14 天 □ 化疗辅助用药：美司钠 600mg/(m²·d)，环磷酰胺使用前 1 小时开始持续静脉滴注，至第 6 次环磷酰胺结束后 12 小时 □ 化疗辅助用药：水化、碱化、利尿、镇吐、保肝等药物
	临时医嘱	检查检验	□ 血常规 □ 尿常规 □ 粪常规 □ 血型 □ 生化全项（肝肾功能、电解质、血糖） □ 感染性疾病筛查（血清四项、乙肝五项、HBV 阳性者需查 HBV-DNA 拷贝数） □ 血清术前八项 □ HBV-DNA 定量（HBV 表面抗原阳性者） □ 凝血功能 □ 血沉 □ 心电图 □ 肺部 CT □ 腹部超声 □ 骨髓穿刺 □ 腰椎穿刺（必要时） □ 骨髓活检 □ 免疫分型 □ 染色体检查 □ 基因筛查 □ 腰穿及鞘内注射化疗药物腰椎穿刺（必要时）	□ 血常规＋CRP □ 生化 □ 凝血功能 □ 尿常规 □ 粪常规 □ 血培养（双瓶双套）（发热时） □ 导管培养（发热时） □ G-试验、GM-试验（发热时） □ 降钙素原（发热时） □ 肺部 CT（发热时） □ 超声心动（老年人或既往有相关病史者） □ 肺功能（老年人或既往有相关病史者） □ HLA 配型（可能进行异基因造血干细胞移植的患者）

（续　表）

	药物医嘱	☐ 视病情给予相应处理	☐ 视病情给予相应处理
	手术医嘱		
	处置医嘱	☐ 静脉抽血	☐ 静脉抽血 ☐ 输血
主要护理工作	健康宣教	☐ 入院宣教:介绍责任护士,病区环境、设施、规章制度、基础护理服务项目 ☐ 进行护理安全指导 ☐ 进行等级护理、活动范围指导 ☐ 进行饮食指导 ☐ 进行用药指导 ☐ 进行关于疾病知识的宣教 ☐ 检查、检验项目的目的和意义	☐ 进行护理安全指导 ☐ 进行等级护理、活动范围指导 ☐ 进行饮食指导 ☐ 进行用药指导 ☐ 进行关于疾病知识的宣教 ☐ 心理疏导 ☐ 化疗过程中注意事项
	护理处置	☐ 患者身份核对 ☐ 佩戴腕带 ☐ 建立入院病历,通知医师 ☐ 询问病史,填写护理记录单首页 ☐ 测量基本生命体征 ☐ 观察病情 ☐ 抽血、留取标本 ☐ 心理与生活护理 ☐ 根据评估结果采取相应护理措施 ☐ 通知次日检查项目及检查注意事项 ☐ 建立静脉通道(静脉留置针或 PICC) ☐ 遵医嘱用药 ☐ 完成护理记录	☐ 测量基本生命体征 ☐ 观察病情 ☐ 遵医嘱抽血、留取标本 ☐ 心理与生活护理 ☐ 指导并监督患者治疗与活动 ☐ 遵医嘱用药 ☐ 根据评估结果采取相应护理措施 ☐ 完成护理记录
	护理评估	☐ 一般评估:生命体征、神志、皮肤、药物过敏史等 ☐ 专科评估:饮食习惯、生活方式、体重、身高、家族史、既往史 ☐ 风险评估:评估有无跌倒、坠床、压疮、导管滑脱、液体外渗的风险 ☐ 心理评估 ☐ 营养评估 ☐ 疼痛评估 ☐ 康复评估 ☐ 血栓风险评估	☐ 风险评估:评估有无跌倒、坠床、压疮、导管滑脱、液体外渗的风险 ☐ 心理评估 ☐ 评估皮肤、黏膜有无出血 ☐ 病情评估
	专科护理	☐ 心理护理 ☐ 饮食指导 ☐ PICC 护理	☐ 心理护理 ☐ 饮食指导 ☐ PICC 护理
	饮食指导	☐ 根据医嘱通知配餐员准备膳食 ☐ 指导家属送餐注意事项 ☐ 协助进餐	☐ 根据医嘱通知配餐员准备膳食 ☐ 指导家属送餐注意事项 ☐ 协助进餐

（续　表）

活动体位	□ 根据护理等级指导活动 □ 根据病情指导活动	□ 根据护理等级指导活动 □ 根据病情指导活动	
洗浴要求	□ 卫生整顿:更衣、剃须、剪短指甲 □ 协助更换病号服	□ 协助患者晨、晚间护理 □ 卫生整顿:更衣、剃须、剪短指甲	

病情变异记录	□ 无　　□ 有,原因: □ 患者　□ 疾病　□ 医疗 □ 护理　□ 保障　□ 管理	□ 无　　□ 有,原因: □ 患者　□ 疾病　□ 医疗 □ 护理　□ 保障　□ 管理

护士签名	白班	小夜班	大夜班	白班	小夜班	大夜班

医师签名		

时间	入院第 17－24 天(化疗后骨髓抑制期)	入院第 25－35 天(恢复出院)
主要诊疗工作 制度落实	□ 三级医师查房	□ 三级医师查房
病情评估	□ 出血风险评估 □ 感染风险评估 □ 心理评估 □ 营养评估 □ 深静脉血栓栓塞症风险评估	□ 心理评估 □ 营养评估 □ 上级医师进行治疗效果、预后和出院评估 □ 出院宣教
病历书写	□ 病情稳定患者每三日一个病程记录 □ 主管医师每周查房记录 □ 主诊医师每周查房记录 □ 输血记录 □ 满页病历及时打印	□ 病情稳定患者每三日一个病程记录 □ 主管医师每周查房记录 □ 主诊医师每周查房记录 □ 骨髓穿刺/活检记录 □ 腰椎穿刺记录 □ 出院当天病程记录(有上级医师指示出院) □ 满页病历及时打印 □ 出院后 24 小时内完成出院记录 □ 出院后 24 小时内完成病案首页
知情同意	□ 告知患者及家属化疗后注意事项	□ 告知患者及家属化疗后注意事项 □ 告知患者及家属出院后注意事项(包含复诊的时间地点、发生紧急情况时处理、下次化疗时间等)
手术治疗		□ 骨髓穿刺术 □ 腰椎穿刺术
其他		□ 通知出院 □ 开具出院介绍信 □ 开具诊断证明书 □ 出院带药 □ 预约门诊复诊时间 □ 预约下次返院化疗时间

（续　表）

重点医嘱	长期医嘱	护理医嘱	□ 内科护理常规 □ 二级护理 □ PICC 置管护理	□ 内科护理常规 □ 二级护理 □ PICC 置管护理
		处置医嘱	□ 静脉输液	□ 静脉输液
		膳食医嘱	□ 普食 □ 糖尿病普食 □ 低盐、低脂普食 □ 低盐、低脂、糖尿病普食	□ 普食 □ 糖尿病普食 □ 低盐、低脂普食 □ 低盐、低脂、糖尿病普食
		药物医嘱	□ 患者既往基础用药 □ 并发症的处理	□ 患者既往基础用药 □ 并发症的处理
	临时医嘱	检查检验	□ 血常规 □ 生化 □ 凝血功能 □ 尿常规 □ 粪常规 □ 血培养（双瓶双套）（发热时） □ 导管培养（发热时） □ G-试验、GM-试验（发热时） □ 降钙素原（发热时） □ 肺部 CT（发热时）	□ 血常规 □ 生化 □ 凝血功能
		药物医嘱		
		手术医嘱		
		处置医嘱	□ 静脉抽血 □ 输血	□ 静脉抽血 □ 出院
主要护理工作		健康宣教	□ 进行护理安全指导 □ 进行等级护理、活动范围指导 □ 进行饮食指导 □ 进行用药指导 □ 进行化疗后骨髓抑制期相关知识宣教	□ 进行护理安全指导 □ 进行等级护理、活动范围指导 □ 出院宣教（包含饮食、用药指导及注意事项、复查时间等）
		护理处置	□ 配合医师完成各项检查 □ 抽血（根据医嘱） □ 遵医嘱用药 □ 饮食指导 □ 皮肤护理 □ 心理与生活护理 □ 根据评估结果采取相应护理措施 □ 完成护理记录	□ 配合医师完成各项检查 □ 抽血（根据医嘱） □ 遵医嘱用药 □ 完成护理记录 □ 核对患者医疗费用 □ 协助患者办理出院手续 □ 整理床单位
		护理评估	□ 评估有无跌倒、坠床、压疮、导管滑脱、液体外渗的风险 □ 心理评估及疏导 □ 评估皮肤、黏膜有无出血 □ 病情评估	□ 评估有无跌倒、坠床、压疮、导管滑脱、液体外渗的风险 □ 评估皮肤、黏膜有无出血 □ 心理评估及疏导 □ 病情评估

（续　表）

	专科护理	□ 心理护理 □ 饮食指导 □ PICC 护理		□ 心理护理 □ 饮食指导 □ PICC 护理		
	饮食指导	□ 家属送餐及患者进餐注意事项		□ 家属送餐及患者进餐注意事项		
	活动体位	□ 根据护理等级指导活动		□ 根据护理等级指导活动		
	洗浴要求	□ 协助患者晨、晚间护理 □ 保持皮肤清洁,更换病号服、床单位		□ 协助患者晨、晚间护理 □ 保持皮肤清洁,更换病号服、床单位		
病情变异记录		□ 无　　□ 有,原因: □ 患者　□ 疾病　□ 医疗 □ 护理　□ 保障　□ 管理		□ 无　　□ 有,原因: □ 患者　□ 疾病　□ 医疗 □ 护理　□ 保障　□ 管理		
护士签名		白班	小夜班	大夜班	白班	小夜班	大夜班
医师签名						

成人急性淋巴细胞白血病行 Hyper CAVD B 方案化疗临床路径

一、成人急性淋巴细胞白血病行 Hyper CAVD B 方案化疗临床路径标准入院流程

(一)适用对象

第一诊断为急性淋巴细胞白血病(ICD-10:C91.0 伴 Z51.146)行 Hyper CAVD B(甲氨蝶呤、阿糖胞苷)方案化疗(ICD-9-CM-3:99.2501)的患者。

(二)诊断依据

根据《中国成人急性淋巴细胞白血病诊断与治疗专家共识》(2012 年)(中华医学会血液学分会、中国抗癌协会血液肿瘤专业委员会 中华血液学杂志 2012 年 9 月第 33 卷第 9 期),《血液病诊断及疗效标准(第 3 版)》(科学出版社)。

急性淋巴细胞白血病(ALL)的诊断应采用 MICM(形态学、免疫学、细胞遗传学和分子生物学)诊断模式,分型标准参照世界卫生组织(WHO)造血和淋巴组织肿瘤分类标准,同时应参考欧洲白血病免疫学分型协作组(EGIL)诊断标准除外混合表型急性白血病。最低标准应进行细胞形态学、免疫表型检查,以保证诊断的可靠性。骨髓中原始/幼稚淋巴细胞比例不小于 20％才可以诊断 ALL。免疫分型应采用多参数流式细胞术,最低诊断分型建议参考 EGIL 标准。

(三)选择治疗方案的依据

根据《中国成人急性淋巴细胞白血病诊断与治疗专家共识》(2012 年)(中华医学会血液学分会、中国抗癌协会血液肿瘤专业委员会 中华血液学杂志 2012 年 9 月第 33 卷第 9 期)。

(四)临床路径标准住院日为 25～35 天

(五)进入路径标准

1. 第一诊断必须符合急性淋巴细胞白血病(ICD-10:C91.0 伴 Z51.146)的诊断标准。

2. 当患者同时具有其他疾病诊断时,但在住院期间不需要特殊处理也不影响第一诊断的临床路径流程实施时,ECOG 评分 0～2 分,年龄<55 岁,可以进入路径。

3. ECOG 评分 3～4 分、年龄≥55 岁、合并其他脏器功能严重异常者、精神异常者(需请专科会诊),不进入路径。

4. 其他特殊情况(如妊娠,请妇产科先行引产),不进入路径。

(六)化疗前准备 1～2 天(工作日)

1. 必需的检查项目

(1)常规化验检查:血尿便常规、血型、生化全项(肝肾功能、电解质、血糖)、感染性疾病筛

查(血清四项、乙肝五项、HBV 阳性者需查 HBV-DNA 拷贝数)、凝血功能、血沉、心电图。

(2)影像学:肺部 CT、腹部超声、超声心动和肺功能(老年或既往有相关病史者)。

(3)骨髓穿刺涂片、骨髓活检、免疫分型、染色体检查、基因筛查。

(4)HLA 配型(可能进行异基因造血干细胞移植的患者)。

(5)腰穿及鞘内注射化疗药物。

2. 疼痛评估　根据《VAS 评分》实施疼痛评估,评分>7 分者给予处置,必要时请疼痛科医师会诊。

3. 康复评估　根据《入院患者康复筛查和评估表》为新入院患者入院后 24 小时内进行康复筛查和评估。任何一项结果为"是",则申请康复科医师会诊。

4. 营养评估　根据《解放军总医院新入院患者营养风险筛查表(NRS)》为新入院患者进行营养评估,评分≥3 分者给予处置,必要时申请营养科医师会诊。

5. 心理评估　根据新入院患者情况申请心理科医师会诊。

6. 深静脉血栓栓塞症风险评估　根据专科《深静脉血栓栓塞症评估量表》在新入院患者入院后 24 小时内进行风险筛查和评估,风险结果为"高危"的,则申请血管外科或介入导管室医师会诊。

(七)化疗方案选择

根据《中国成人急性淋巴细胞白血病诊断与治疗专家共识》(2012 年)(中华医学会血液学分会、中国抗癌协会血液肿瘤专业委员会 中华血液学杂志 2012 年 9 月第 33 卷第 9 期)。

(八)化疗日为入院第 3－5 天

1. 化疗中用药　化疗药物如水化碱化、镇吐药、保肝药、营养心肌药物的应用。

2. 抗感染治疗　诊断为细菌性感染者,方有指征应用抗菌药物;尽早查明感染病原,根据病原种类及细菌药物敏感试验结果选用抗菌药物;按照药物的抗菌作用特点及其体内过程特点选择用药;抗菌药物治疗方案应综合患者病情、病原菌种类及抗菌药物特点制订。

3. 并发症处理　肿瘤溶解综合征、白细胞减少、贫血、血小板减少、药物性肝损害、乙型肝炎暴发、高血糖。

(九)出院标准

1. 一般情况良好。

2. 无Ⅲ级以上血液学毒性及感染或肝、肾功能损害。

3. 第一诊断疗效判定为好转或以上。

4. 没有需要住院处理的并发症和(或)合并症。

(十)有无变异及原因分析

1. 有影响化疗的合并症,需要进行相关的诊断和治疗。

2. 不能耐受化疗的患者,不进入此路径。

二、成人急性淋巴细胞白血病行 Hyper CAVD B 方案化疗临床路径表单

适用对象	第一诊断为急性淋巴细胞白血病(ICD-10:C91.0 伴 Z51.146) 行 Hyper CAVD B(甲氨蝶呤、阿糖胞苷)方案化疗(ICD-9-CM-3:99.2501)的患者	
患者基本信息	姓名:___ 性别:___ 年龄:__ 门诊号:___ 入院号:_____ 过敏史:_____ 入院日期:__年__月__日 出院日期:__年__月__日	标准住院日:25~35 天

时间		入院第1-2天(化疗前评估)	入院第3-5天(化疗第1-3天)
主要诊疗工作	制度落实	☐ 入院 2 小时内经治或值班医师完成接诊 ☐ 入院 24 小时内主管医师查房 ☐ 入院 48 小时内主诊医师完成检诊 ☐ 经治医师查房(早晚 2 次) ☐ 专科会诊(必要时)	☐ 三级医师查房
	病情评估	☐ 经治医师询问病史及体格检查 ☐ 心理评估 ☐ 营养评估 ☐ 疼痛评估 ☐ 康复评估 ☐ 深静脉血栓评估 ☐ 出血风险评估	☐ 询问病情及体格检查
	病历书写	☐ 入院 8 小时内完成首次病程记录 ☐ 入院 24 小时内完成入院记录 ☐ 入院 48 小时内完成主管医师查房记录 ☐ 骨髓穿刺/活检记录 ☐ 腰椎穿刺记录 ☐ 满页病历及时打印	☐ 诊断依据及化疗方案 ☐ 病情稳定患者每三日一个病程记录 ☐ 主管医师每周查房记录 ☐ 主诊医师每周查房记录 ☐ 输血记录 ☐ 满页病历及时打印
	知情同意	☐ 告知患者及家属病情及注意事项 ☐ 患者及家属签署授权委托书 ☐ 患者或家属入院记录签字 ☐ 患者或家属签署骨穿知情同意书、输血知情同意书、PICC 置管知情同意书、腰穿知情同意书、化疗知情同意书、自费用品协议书(必要时)	☐ 告知患者及家属化疗过程中注意事项
	手术治疗	☐ 骨髓穿刺/活检术 ☐ 腰椎穿刺术	
	其他	☐ 及时通知上级医师检诊 ☐ 经治医师检查整理病历资料	

（续 表）

重点医嘱	长期医嘱	护理医嘱	□ 按内科护理常规 □ 二级护理 □ PICC 置管护理	□ 按内科护理常规 □ 二级护理 □ PICC 置管护理
		处置医嘱	□ 静脉输液	□ 静脉输液
		膳食医嘱	□ 普食 □ 糖尿病普食 □ 低盐、低脂普食 □ 低盐、低脂、糖尿病普食	□ 普食 □ 糖尿病普食 □ 低盐、低脂普食 □ 低盐、低脂、糖尿病普食
		药物医嘱	□ 患者既往基础用药	□ 患者既往基础用药 □ 化疗用药：甲氨蝶呤 $1g/(m^2 \cdot d)$，第 1 天（持续 24 小时） □ 化疗用药：阿糖胞苷 $3g/m^2$，每 12 小时，第 2—3 天 □ 化疗辅助用药：亚叶酸钙 $15mg/m^2$，自甲氨蝶呤开始后 36 小时应用，3 小时 1 次，应用 4 次后改为 6 小时 1 次，直至甲氨蝶呤血药浓度降至 $0.1\mu mol/L$ 以下 □ 化疗辅助用药：水化、碱化、利尿、镇吐、保肝等药物
	临时医嘱	检查检验	□ 血常规 □ 尿常规 □ 粪常规 □ 血型 □ 生化全项（肝肾功能、电解质、血糖） □ 感染性疾病筛查（血清四项、乙肝五项、HBV 阳性者需查 HBV-DNA 拷贝数） □ 血清术前八项 □ HBV-DNA 定量（HBV 表面抗原阳性者） □ 凝血功能 □ 血沉 □ 心电图 □ 肺部 CT □ 腹部超声 □ 骨髓穿刺 □ 腰椎穿刺（必要时） □ 骨髓活检 □ 免疫分型 □ 染色体检查 □ 基因筛查 □ 腰穿及鞘内注射化疗药物腰椎穿刺（必要时）	□ 血常规＋CRP □ 生化 □ 凝血功能 □ 尿常规 □ 粪常规 □ 血培养（双瓶双套）（发热时） □ 导管培养（发热时） □ G-试验、GM-试验（发热时） □ 降钙素原（发热时） □ 肺部 CT（发热时） □ 超声心动（老年人或既往有相关病史者） □ 肺功能（老年人或既往有相关病史者） □ HLA 配型（可能进行异基因造血干细胞移植的患者）

（续　表）

	药物医嘱	□ 视病情给予相应处理	□ 视病情给予相应处理
	手术医嘱		
	处置医嘱	□ 静脉抽血	□ 静脉抽血 □ 输血
主要护理工作	健康宣教	□ 入院宣教：介绍责任护士，病区环境、设施、规章制度、基础护理服务项目 □ 进行护理安全指导 □ 进行等级护理、活动范围指导 □ 进行饮食指导 □ 进行用药指导 □ 进行关于疾病知识的宣教 □ 检查、检验项目的目的和意义	□ 进行护理安全指导 □ 进行等级护理、活动范围指导 □ 进行饮食指导 □ 进行用药指导 □ 进行关于疾病知识的宣教 □ 心理疏导 □ 化疗过程中注意事项
	护理处置	□ 患者身份核对 □ 佩戴腕带 □ 建立入院病历，通知医师 □ 询问病史，填写护理记录单首页 □ 测量基本生命体征 □ 观察病情 □ 抽血、留取标本 □ 心理与生活护理 □ 根据评估结果采取相应护理措施 □ 通知次日检查项目及检查注意事项 □ 建立静脉通道（静脉留置针或 PICC） □ 遵医嘱用药 □ 完成护理记录	□ 测量基本生命体征 □ 观察病情 □ 遵医嘱抽血、留取标本 □ 心理与生活护理 □ 指导并监督患者治疗与活动 □ 遵医嘱用药 □ 根据评估结果采取相应护理措施 □ 完成护理记录
	护理评估	□ 一般评估：生命体征、神志、皮肤、药物过敏史等 □ 专科评估：饮食习惯、生活方式、体重、身高、家族史、既往史 □ 风险评估：评估有无跌倒、坠床、压疮、导管滑脱、液体外渗的风险 □ 心理评估 □ 营养评估 □ 疼痛评估 □ 康复评估	□ 风险评估：评估有无跌倒、坠床、压疮、导管滑脱、液体外渗的风险 □ 心理评估 □ 评估皮肤、黏膜有无出血 □ 病情评估
	专科护理	□ 心理护理 □ 饮食指导 □ PICC 护理	□ 心理护理 □ 饮食指导 □ PICC 护理
	饮食指导	□ 根据医嘱通知配餐员准备膳食 □ 指导家属送餐注意事项 □ 协助进餐	□ 根据医嘱通知配餐员准备膳食 □ 指导家属送餐注意事项 □ 协助进餐

	活动体位	□ 根据护理等级指导活动 □ 根据病情指导活动	□ 根据护理等级指导活动 □ 根据病情指导活动
	洗浴要求	□ 卫生整顿:更衣、剃须、剪短指甲 □ 协助更换病号服	□ 协助患者晨、晚间护理 □ 卫生整顿:更衣、剃须、剪短指甲
病情变异记录		□ 无　　□ 有,原因: □ 患者　□ 疾病　□ 医疗 □ 护理　□ 保障　□ 管理	□ 无　　□ 有,原因: □ 患者　□ 疾病　□ 医疗 □ 护理　□ 保障　□ 管理

护士签名	白班	小夜班	大夜班	白班	小夜班	大夜班

医师签名	

时间	入院第 6—24 天(化疗后骨髓抑制期)	入院第 25—35 天(恢复出院)
主要诊疗工作		
制度落实	□ 三级医师查房	□ 三级医师查房
病情评估	□ 出血风险评估 □ 感染风险评估 □ 心理评估 □ 营养评估 □ 深静脉血栓栓塞症风险评估	□ 心理评估 □ 营养评估 □ 上级医师进行治疗效果、预后和出院评估 □ 出院宣教
病历书写	□ 病情稳定患者每三日一个病程记录 □ 主管医师每周查房记录 □ 主诊医师每周查房记录 □ 输血记录 □ 满页病历及时打印	□ 病情稳定患者每三日一个病程记录 □ 主管医师每周查房记录 □ 主诊医师每周查房记录 □ 骨髓穿刺/活检记录 □ 腰椎穿刺记录 □ 出院当天病程记录(有上级医师指示出院) □ 满页病历及时打印 □ 出院后 24 小时内完成出院记录 □ 出院后 24 小时内完成病案首页
知情同意	□ 告知患者及家属化疗后注意事项	□ 告知患者及家属化疗后注意事项 □ 告知患者及家属出院后注意事项(包含复诊的时间地点、发生紧急情况时处理、下次化疗时间等)
手术治疗		□ 骨髓穿刺术 □ 腰椎穿刺术
其他		□ 通知出院 □ 开具出院介绍信 □ 开具诊断证明书 □ 出院带药 □ 预约门诊复诊时间 □ 预约下次返院化疗时间

（续　表）

重点医嘱	长期医嘱	护理医嘱	□ 内科护理常规 □ 二级护理 □ PICC 置管护理	□ 内科护理常规 □ 二级护理 □ PICC 置管护理
		处置医嘱	□ 静脉输液	静脉输液
		膳食医嘱	□ 普食 □ 糖尿病普食 □ 低盐、低脂普食 □ 低盐、低脂、糖尿病普食	□ 普食 糖尿病普食 □ 低盐、低脂普食 □ 低盐、低脂、糖尿病普食
		药物医嘱	□ 患者既往基础用药 □ 并发症的处理	患者既往基础用药 □ 并发症的处理
	临时医嘱	检查检验	□ 血常规 □ 生化 □ 凝血功能 □ 尿常规 □ 粪常规 □ 血培养（双瓶双套）（发热时） □ 导管培养（发热时） □ G-试验、GM-试验（发热时） □ 降钙素原（发热时） □ 肺部 CT（发热时）	□ 血常规 □ 生化 □ 凝血功能
		药物医嘱		
		手术医嘱		
		处置医嘱	□ 静脉抽血 □ 输血	□ 静脉抽血 □ 出院
主要护理工作		健康宣教	□ 进行护理安全指导 □ 进行等级护理、活动范围指导 □ 进行饮食指导 □ 进行用药指导 □ 进行化疗后骨髓抑制期相关知识宣教	□ 进行护理安全指导 □ 进行等级护理、活动范围指导 □ 出院宣教（包含饮食、用药指导及注意事项、复查时间等）
		护理处置	□ 配合医师完成各项检查 □ 抽血（根据医嘱） □ 遵医嘱用药 □ 饮食指导 □ 皮肤护理 □ 心理与生活护理 □ 根据评估结果采取相应护理措施 □ 完成护理记录	□ 配合医师完成各项检查 □ 抽血（根据医嘱） □ 遵医嘱用药 □ 完成护理记录 □ 核对患者医疗费用 □ 协助患者办理出院手续 □ 整理床单位
		护理评估	□ 评估有无跌倒、坠床、压疮、导管滑脱、液体外渗的风险 □ 心理评估及疏导 □ 评估皮肤、黏膜有无出血 □ 病情评估	□ 评估有无跌倒、坠床、压疮、导管滑脱、液体外渗的风险 □ 评估皮肤、黏膜有无出血 □ 心理评估及疏导 □ 病情评估

（续　表）

专科护理	□ 心理护理 □ 饮食指导 □ PICC 护理	□ 心理护理 □ 饮食指导 □ PICC 护理	
饮食指导	□ 家属送餐及患者进餐注意事项	□ 家属送餐及患者进餐注意事项	
活动体位	□ 根据护理等级指导活动	□ 根据护理等级指导活动	
洗浴要求	□ 协助患者晨、晚间护理 □ 保持皮肤清洁,更换病号服、床单位	□ 协助患者晨、晚间护理 □ 保持皮肤清洁,更换病号服、床单位	
病情变异记录	□ 无　　□ 有,原因: □ 患者　□ 疾病　□ 医疗 □ 护理　□ 保障　□ 管理	□ 无　　□ 有,原因: □ 患者　□ 疾病　□ 医疗 □ 护理　□ 保障　□ 管理	

护士签名	白班	小夜班	大夜班	白班	小夜班	大夜班
医师签名						

Ph＋成人急性淋巴细胞白血病行VP＋伊马替尼方案诱导化疗临床路径

一、Ph＋成人急性淋巴细胞白血病行VP＋伊马替尼方案诱导化疗临床路径标准入院流程

(一)适用对象

第一诊断为急性淋巴细胞白血病(ICD-10:C91.0伴Z51.146)行VP＋伊马替尼(泼尼松、长春地辛、伊马替尼)方案化疗(ICD-9-CM-3:99.2501)的患者。

(二)诊断依据

根据《中国成人急性淋巴细胞白血病诊断与治疗专家共识》(2012年)(中华医学会血液学分会、中国抗癌协会血液肿瘤专业委员会 中华血液学杂志2012年9月第33卷第9期),《血液病诊断及疗效标准(第3版)》(科学出版社)。

急性淋巴细胞白血病(ALL)的诊断应采用MICM(形态学、免疫学、细胞遗传学和分子生物学)诊断模式,分型标准参照世界卫生组织(WHO)造血和淋巴组织肿瘤分类标准,同时应参考欧洲白血病免疫学分型协作组(EGIL)诊断标准除外混合表型急性白血病。最低标准应进行细胞形态学、免疫表型检查,以保证诊断的可靠性。骨髓中原始/幼稚淋巴细胞比例不小于20%才可以诊断ALL。免疫分型应采用多参数流式细胞术,最低诊断分型建议参考EGIL标准。

(三)选择治疗方案的依据

根据《中国成人急性淋巴细胞白血病诊断与治疗专家共识》(2012年)(中华医学会血液学分会、中国抗癌协会血液肿瘤专业委员会 中华血液学杂志2012年9月第33卷第9期)。

(四)临床路径标准住院日为31～35天

(五)进入路径标准

1. 第一诊断必须符合急性淋巴细胞白血病(ICD-10:C91.0伴Z51.146)的诊断标准。

2. 当患者同时具有其他疾病诊断时,但在住院期间不需要特殊处理也不影响第一诊断的临床路径流程实施时,ECOG评分0～2分,年龄＜55岁,可以进入路径。

3. ECOG评分3～4分、年龄≥55岁、合并其他脏器功能严重异常者、精神异常者(需请专科会诊),不进入路径。

4. 其他特殊情况(如妊娠,请妇产科先行引产),不进入路径。

(六)化疗前准备1～2天(工作日)

1. 必需的检查项目

(1)常规化验检查:血尿便常规、血型、生化全项(肝肾功能、电解质、血糖)、感染性疾病筛

查(血清四项、乙肝五项、HBV 阳性者需查 HBV-DNA 拷贝数)、凝血功能、血沉、心电图。

(2)影像学：肺部 CT、腹部超声、超声心动和肺功能(老年或既往有相关病史者)。

(3)骨髓穿刺涂片、骨髓活检、免疫分型、染色体检查、基因筛查。

(4)HLA 配型(可能进行异基因造血干细胞移植的患者)。

(5)腰穿及鞘内注射化疗药物。

2. 营养评估　根据《解放军总医院新入院患者营养风险筛查表(NRS)》为新入院患者进行营养评估,评分≥3 分者给予处置,必要时申请营养科医师会诊。

3. 心理评估　根据新入院患者情况申请心理科医师会诊。

4. 疼痛评估　根据《VAS 评分》实施疼痛评估,评分＞7 分者给予处置,必要时请疼痛科医师会诊。

5. 康复评估　根据《入院患者康复筛查和评估表》为新入院患者入院后 24 小时内进行康复筛查和评估。任何一项结果为"是",则申请康复科医师会诊。

6. 深静脉血栓栓塞症风险评估　根据专科《深静脉血栓栓塞症评估量表》在新入院患者入院后 24 小时内进行风险筛查和评估,风险结果为"高危"的,则申请血管外科或介入导管室医师会诊。

(七)化疗方案选择

根据《中国成人急性淋巴细胞白血病诊断与治疗专家共识》(2012 年)(中华医学会血液学分会、中国抗癌协会血液肿瘤专业委员会 中华血液学杂志 2012 年 9 月第 33 卷第 9 期)。

(八)化疗日为入院第 3－24 天

1. 化疗中用药　化疗药物如水化碱化、镇吐药、保肝药、营养心肌药物的应用。

2. 抗感染治疗　诊断为细菌性感染者,方有指征应用抗菌药物;尽早查明感染病原,根据病原种类及细菌药物敏感试验结果选用抗菌药物;按照药物的抗菌作用特点及其体内过程特点选择用药;抗菌药物治疗方案应综合患者病情、病原菌种类及抗菌药物特点制订。

3. 并发症处理　肿瘤溶解综合征、白细胞减少、贫血、血小板减少、药物性肝损害、乙型肝炎暴发、高血糖。

(九)出院标准

1. 一般情况良好。

2. 无Ⅲ级以上血液学毒性及感染或肝、肾功能损害。

3. 第一诊断疗效判定为好转或以上。

4. 没有需要住院处理的并发症和(或)合并症。

(十)有无变异及原因分析

1. 有影响化疗的合并症,需要进行相关的诊断和治疗。

2. 不能耐受化疗的患者,不进入此路径。

二、Ph＋成人急性淋巴细胞白血病行 VP＋伊马替尼方案诱导化疗临床路径表单

适用对象	第一诊断为急性淋巴细胞白血病(ICD-10：C91.0 伴 Z51.146) 行 VP＋伊马替尼(泼尼松、长春地辛、伊马替尼)方案化疗(ICD-9-CM-3；99.2501)的患者	
患者基本信息	姓名：____ 性别：____ 年龄：__ 门诊号：____ 入院号：_____ 过敏史：_____ 入院日期：__年__月__日 出院日期：__年__月__日	标准住院日：25～35 天

时间		入院第 1－2 天(化疗前评估)	入院第 3－24 天(化疗第 1－22 天)
主要诊疗工作	制度落实	□ 入院 2 小时内经治或值班医师完成接诊 □ 入院 24 小时内主管医师查房 □ 入院 48 小时内主诊医师完成检诊 □ 经治医师查房(早晚 2 次) □ 专科会诊(必要时)	□ 三级医师查房
	病情评估	□ 经治医师询问病史及体格检查 □ 心理评估 □ 营养评估 □ 疼痛评估 □ 康复评估 □ 深静脉血栓栓塞症风险评估 □ 出血风险评估	□ 询问病情及体格检查
	病历书写	□ 入院 8 小时内完成首次病程记录 □ 入院 24 小时内完成入院记录 □ 入院 48 小时内完成主管医师查房记录 □ 骨髓穿刺/活检记录 □ 腰椎穿刺记录 □ 满页病历及时打印	□ 诊断依据及化疗方案 □ 病情稳定患者每三日一个病程记录 □ 主管医师每周查房记录 □ 主诊医师每周查房记录 □ 输血记录 □ 满页病历及时打印
	知情同意	□ 告知患者及家属病情及注意事项 □ 患者及家属签署授权委托书 □ 患者或家属入院记录签字 □ 患者或家属签署骨穿知情同意书、输血知情同意书、PICC 置管知情同意书、腰穿知情同意书、化疗知情同意书、自费用品协议书(必要时)	□ 告知患者及家属化疗过程中注意事项
	手术治疗	□ 骨髓穿刺/活检术 □ 腰椎穿刺术	
	其他	□ 及时通知上级医师检诊 □ 经治医师检查整理病历资料	

（续　表）

重点医嘱	长期医嘱	护理医嘱	□ 按内科护理常规 □ 二级护理 □ PICC 置管护理	□ 按内科护理常规 □ 二级护理 □ PICC 置管护理
		处置医嘱	□ 静脉输液	静脉输液
		膳食医嘱	□ 普食 □ 糖尿病普食 □ 低盐、低脂普食 □ 低盐、低脂、糖尿病普食	普食 糖尿病普食 低盐、低脂普食 低盐、低脂、糖尿病普食
		药物医嘱	□ 患者既往基础用药	患者既往基础用药 □ 化疗用药：泼尼松 40mg/（m²·d），第 1—14 天，随后逐渐减量至 28 天停用 □ 化疗用药：长春地辛 4mg/d，第 1、8、15、22 天 □ 化疗用药：伊马替尼 400～600mg/d，从诊断 Ph＋ALL 时开始应用，直到造血干细胞移植 □ 化疗辅助用药：水化、碱化、利尿、镇吐、保肝等药物
	临时医嘱	检查检验	□ 血常规 □ 尿常规 □ 粪常规 □ 血型 □ 生化全项（肝肾功能、电解质、血糖） □ 感染性疾病筛查（血清四项、乙肝五项、HBV 阳性者需查 HBV-DNA 拷贝数） □ 凝血功能 □ 血沉 □ 心电图 □ 肺部 CT □ 腹部超声	□ 血常规＋CRP □ 生化 □ 凝血功能 □ 尿常规 □ 粪常规 □ 血培养（双瓶双套）（发热时） □ 导管培养（发热时） □ G-试验、GM-试验（发热时） □ 降钙素原（发热时） □ 肺部 CT（发热时）
		药物医嘱	□ 视病情给予相应处理	□ 视病情给予相应处理
		手术医嘱		
		处置医嘱	□ 静脉抽血	□ 静脉抽血 □ 输血
主要护理工作	健康宣教		□ 入院宣教：介绍责任护士，病区环境、设施、规章制度、基础护理服务项目 □ 进行护理安全指导 □ 进行等级护理、活动范围指导 □ 进行饮食指导 □ 进行用药指导 □ 进行关于疾病知识的宣教 □ 检查、检验项目的目的和意义	□ 进行护理安全指导 □ 进行等级护理、活动范围指导 □ 进行饮食指导 □ 进行用药指导 □ 进行关于疾病知识的宣教 □ 心理疏导 □ 化疗过程中注意事项

（续　表）

护理处置	□ 患者身份核对 □ 佩戴腕带 □ 建立入院病历,通知医师 □ 询问病史,填写护理记录单首页 □ 测量基本生命体征 □ 观察病情 □ 抽血、留取标本 □ 心理与生活护理 □ 根据评估结果采取相应护理措施 □ 通知次日检查项目及检查注意事项 □ 建立静脉通道(静脉留置针或 PICC) □ 遵医嘱用药 □ 完成护理记录		□ 测量基本生命体征 □ 观察病情 □ 遵医嘱抽血、留取标本 □ 心理与生活护理 □ 指导并监督患者治疗与活动 □ 遵医嘱用药 □ 根据评估结果采取相应护理措施 □ 完成护理记录
护理评估	□ 一般评估:生命体征、神志、皮肤、药物过敏史等 □ 专科评估:饮食习惯、生活方式、体重、身高、家族史、既往史 □ 风险评估:评估有无跌倒、坠床、压疮、导管滑脱、液体外渗的风险 □ 心理评估 □ 营养评估 □ 疼痛评估 □ 康复评估 □ 血栓风险评估		□ 风险评估:评估有无跌倒、坠床、压疮、导管滑脱、液体外渗的风险 □ 心理评估 □ 评估皮肤、黏膜有无出血 □ 病情评估
专科护理	□ 心理护理 □ 饮食指导 □ PICC 护理		□ 心理护理 □ 饮食指导 □ PICC 护理
饮食指导	□ 根据医嘱通知配餐员准备膳食 □ 指导家属送餐注意事项 □ 协助进餐		□ 根据医嘱通知配餐员准备膳食 □ 指导家属送餐注意事项 □ 协助进餐
活动体位	□ 根据护理等级指导活动 □ 根据病情指导活动		□ 根据护理等级指导活动 □ 根据病情指导活动
洗浴要求	□ 卫生整顿:更衣、剃须、剪短指甲 □ 协助更换病号服		□ 协助患者晨、晚间护理 □ 卫生整顿:更衣、剃须、剪短指甲
病情变异记录	□ 无　　□ 有,原因: □ 患者　□ 疾病　□ 医疗 □ 护理　□ 保障　□ 管理		□ 无　　□ 有,原因: □ 患者　□ 疾病　□ 医疗 □ 护理　□ 保障　□ 管理
护士签名	白班	小夜班	大夜班	白班	小夜班	大夜班
医师签名						

（续　表）

时间			入院第 25—30 天（化疗后骨髓抑制期）	入院第 31—35 天（恢复出院）
主要诊疗工作	制度落实		□ 三级医师查房	□ 三级医师查房
	病情评估		□ 出血风险评估 □ 感染风险评估 □ 心理评估 □ 营养评估 □ 深静脉血栓栓塞症风险评估	□ 心理评估 □ 营养评估 □ 上级医师进行治疗效果、预后和出院评估 □ 出院宣教
	病历书写		□ 病情稳定患者每三日一个病程记录 □ 主管医师每周查房记录 □ 主诊医师每周查房记录 □ 输血记录 □ 满页病历及时打印	□ 病情稳定患者每三日一个病程记录 □ 主管医师每周查房记录 □ 主诊医师每周查房记录 □ 骨髓穿刺/活检记录 □ 腰椎穿刺记录 □ 出院当天病程记录（有上级医师指示出院） □ 满页病历及时打印 □ 出院后 24 小时内完成出院记录 □ 出院后 24 小时内完成病案首页
	知情同意		□ 告知患者及家属化疗后注意事项	□ 告知患者及家属化疗后注意事项 □ 告知患者及家属出院后注意事项（包含复诊的时间地点、发生紧急情况时处理、下次化疗时间等）
	手术治疗			□ 骨髓穿刺术 □ 腰椎穿刺术
	其他			□ 通知出院 □ 开具出院介绍信 □ 开具诊断证明书 □ 出院带药 □ 预约门诊复诊时间 □ 预约下次返院化疗时间
重点医嘱	长期医嘱	护理医嘱	□ 内科护理常规 □ 二级护理 □ PICC 置管护理	□ 内科护理常规 □ 二级护理 □ PICC 置管护理
		处置医嘱	□ 静脉输液	□ 静脉输液
		膳食医嘱	□ 普食 □ 糖尿病普食 □ 低盐、低脂普食 □ 低盐、低脂、糖尿病普食	□ 普食 □ 糖尿病普食 □ 低盐、低脂普食 □ 低盐、低脂、糖尿病普食
		药物医嘱	□ 患者既往基础用药 □ 并发症的处理	□ 患者既往基础用药 □ 并发症的处理

（续　表）

临时医嘱	检查检验	☐ 血常规 ☐ 生化 ☐ 凝血功能 ☐ 尿常规 ☐ 粪常规 ☐ 血培养（双瓶双套）（发热时） ☐ 导管培养（发热时） ☐ G-试验、GM-试验（发热时） ☐ 降钙素原（发热时） ☐ 肺部 CT（发热时）	☐ 血常规 ☐ 生化 ☐ 凝血功能
	药物医嘱		
	手术医嘱		
	处置医嘱	☐ 静脉抽血 ☐ 输血	☐ 静脉抽血 ☐ 出院
主要护理工作	健康宣教	☐ 进行护理安全指导 ☐ 进行等级护理、活动范围指导 ☐ 进行饮食指导 ☐ 进行用药指导 ☐ 进行化疗后骨髓抑制期相关知识宣教	☐ 进行护理安全指导 ☐ 进行等级护理、活动范围指导 ☐ 出院宣教（包含饮食、用药指导及注意事项、复查时间等）
	护理处置	☐ 配合医师完成各项检查 ☐ 抽血（根据医嘱） ☐ 遵医嘱用药 ☐ 饮食指导 ☐ 皮肤护理 ☐ 心理与生活护理 ☐ 根据评估结果采取相应护理措施 ☐ 完成护理记录	☐ 配合医师完成各项检查 ☐ 抽血（根据医嘱） ☐ 遵医嘱用药 ☐ 完成护理记录 ☐ 核对患者医疗费用 ☐ 协助患者办理出院手续 ☐ 整理床单位
	护理评估	☐ 评估有无跌倒、坠床、压疮、导管滑脱、液体外渗的风险 ☐ 心理评估及疏导 ☐ 评估皮肤、黏膜有无出血 ☐ 病情评估	☐ 评估有无跌倒、坠床、压疮、导管滑脱、液体外渗的风险 ☐ 评估皮肤、黏膜有无出血 ☐ 心理评估及疏导 ☐ 病情评估
	专科护理	☐ 心理护理 ☐ 饮食指导 ☐ PICC 护理	☐ 心理护理 ☐ 饮食指导 ☐ PICC 护理
	饮食指导	☐ 家属送餐及患者进餐注意事项	☐ 家属送餐及患者进餐注意事项
	活动体位	☐ 根据护理等级指导活动	☐ 根据护理等级指导活动
	洗浴要求	☐ 协助患者晨、晚间护理 ☐ 保持皮肤清洁，更换病号服、床单位	☐ 协助患者晨、晚间护理 ☐ 保持皮肤清洁，更换病号服、床单位
病情变异记录		☐ 无　　☐ 有，原因： ☐ 患者　☐ 疾病　☐ 医疗 ☐ 护理　☐ 保障　☐ 管理	☐ 无　　☐ 有，原因： ☐ 患者　☐ 疾病　☐ 医疗 ☐ 护理　☐ 保障　☐ 管理

	白班	小夜班	大夜班	白班	小夜班	大夜班
护士签名						
医师签名						

NK/T 细胞淋巴瘤行 COPL 方案化疗临床路径

一、NK/T 细胞淋巴瘤行 COPL 方案化疗临床路径标准入院流程

(一)适用对象

第一诊断为 NK/T 细胞淋巴瘤(ICD-10:C85.702,M97190/3 伴 Z51.146)行 COPL(环磷酰胺、长春新碱、泼尼松或地塞米松、门冬酰胺酶)方案化疗(ICD-9-CM-3:99.2501)的患者。

(二)诊断依据

根据《NCCN 非霍奇金淋巴瘤临床实践指南》(中国版 2015),《血液病诊断及疗效标准(第3版)》(科学出版社)。

1. 常见临床症状　鼻和面部中线的毁损性病变,早期主要发生于鼻腔内,逐渐侵及鼻腔外及附近的鼻窦、上颚、鼻咽部,病变可以很快播散至颈部淋巴结、胃肠道、骨髓、肺、皮肤等;B组症状:不明原因发热>38℃、盗汗、体重减轻>10%。

2. 鼻腔或淋巴结活检病理　NK/T 细胞淋巴瘤,推荐做的免疫组化:CD2、CD56、CD43、CD95、CD45RO、CD3、CD4、EBER-ISH。

3. 骨髓穿刺涂片及活检　检查是否淋巴瘤骨髓受累及。

4. 骨髓融合基因及染色体　检查淋巴瘤相关基因。

5. 骨髓或外周血流式细胞术　CD2、CD56、CD43、CD45、CD3、CD4、CD5、CD7。

6. 影像学检查　超声、CT 或 PET/CT 检查淋巴瘤受累部位。

(三)选择治疗方案的依据

根据《NCCN 非霍奇金淋巴瘤临床实践指南》(中国版 2015)。

(四)临床路径标准住院日为 3～4 天

(五)进入路径标准

1. 第一诊断必须符合 NK/T 细胞淋巴瘤(ICD-10:C85.702,M97190/3 伴 Z51.146)的诊断标准。

2. 当患者同时具有其他疾病诊断时,但在住院期间不需要特殊处理也不影响第一诊断的临床路径流程实施时,可以进入路径。

3. 有 NHL 并发症,如神经系统损害,需特殊处理者,不进入路径。

4. 早期淋巴瘤选择放疗的患者,不进入此路径。

(六)化疗前准备第 1 天(工作日)

1. 必需的检查项目

(1)常规化验:血尿便常规、生化全项(肝肾功能、电解质、血糖)、感染性疾病筛查(血清八

项)、凝血功能、血沉、HBV 阳性者需查 HBV-DNA 拷贝数、心电图、EBV-DNA 拷贝数、EB-VIgM。

(2)疾病相关检验：LDH、CRP＋β_2 微球蛋白＋免疫球蛋白 6 项＋血沉。

(3)影像学：(浅表淋巴结超声＋胸腹盆平扫/增强 CT)或^{18}F-FDG-PET/CT；局部 MRI(必要时)。

(4)骨髓穿刺涂片、骨髓活检、免疫分型、染色体检查、融合基因检查。

(5)淋巴结或受累结外部位活检病理。

(6)腰穿及鞘内注射化疗药物：如有鼻窦、睾丸、硬膜外、骨髓或≥2 个结外部位受累时进行。

(7)超声心动和心肺功能(老年人或既往有相关病史者)。

2. 营养评估　根据《解放军总医院新入院患者营养风险筛查表(NRS)》为新入院患者进行营养评估，评分≥3 分者给予处置，必要时申请营养科医师会诊。

3. 心理评估　根据新入院患者情况申请心理科医师会诊。

4. 疼痛评估　根据《VAS 评分》实施疼痛评估，评分＞7 分者给予处置，必要时请疼痛科医师会诊。

5. 康复评估　根据《入院患者康复筛查和评估表》为新入院患者入院后 24 小时内进行康复筛查和评估。任何一项结果为"是"，则申请康复科医师会诊。

6. 深静脉血栓栓塞症风险评估　根据专科《深静脉血栓栓塞症评估量表》在新入院患者入院后 24 小时内进行风险筛查和评估，风险结果为"高危"的，则申请血管外科或介入导管室医师会诊。

(七)化疗方案选择

1. 化疗剂量　环磷酰胺 750mg/m²，第 1 天；门冬酰胺酶 6000U/m²，第 1－5 天；长春新碱 1.4mg/m²(最大量 2mg)，第 1 天；泼尼松 50mg/m²(最大量 100mg/d)，第 1－5 天。

2. 化疗注意事项　水化碱化、止吐药、保肝药、保护胃黏膜、营养心肌药物的应用。

(八)化疗日为入院第 2－3 天

1. 化疗中用药　化疗药物如止吐药、保肝药、营养心肌药物的应用。

2. 抗生素　诊断为细菌性感染者，方有指征应用抗菌药物；尽早查明感染病原，根据病原种类及细菌药物敏感试验结果选用抗菌药物；按照药物的抗菌作用特点及其体内过程特点选择用药；抗菌药物治疗方案应综合患者病情、病原菌种类及抗菌药物特点制订。

3. 合并症处理　肿瘤溶解综合征、白细胞减少、贫血、血小板减少、药物性肝损害、急性胰腺炎、低纤维蛋白原血症、乙型肝炎暴发、高血糖。

(九)出院标准

1. 一般情况良好。

2. 无Ⅲ级以上血液学毒性及感染或肝功能损害。

3. 没有需要住院处理的并发症和(或)合并症。

(十)有无变异及原因分析

1. 有影响化疗的合并症，需要进行相关的诊断和治疗。

2. 不能耐受化疗的患者，不进入此路径。

二、NK/T 细胞淋巴瘤行 COPL 方案化疗临床路径表单

适用对象	第一诊断为 NK/T 细胞淋巴瘤(ICD-10:C85.702,M97190/3 伴 Z51.146) 行COPL(环磷酰胺、表阿比星、长春新碱、泼尼松或地塞米松、门冬酰胺酶)方案化疗 （ICD-9-CM-3:99.2501)的患者	
患者基本信息	姓名:____ 性别:____ 年龄:__ 门诊号:____ 入院号:_____ 过敏史:_____ 入院日期:__年__月__日 出院日期:__年__月__日	标准住院日:3～4 天

时间		入院第1天(化疗前评估)	入院第2—6天(化疗第1天)
主要诊疗工作	制度落实	□ 入院2小时内经治或值班医师完成接诊 □ 入院24小时内主管医师查房 □ 入院48小时内主诊医师完成检诊 □ 经治医师查房(早晚2次) □ 专科会诊(必要时)	□ 三级医师查房 □ 根据化验、活检、影像学结果确定诊断、分型、分期及预后评估,行化疗前讨论,确定化疗方案
	病情评估	□ 经治医师询问病史及体格检查 □ 心理评估 □ 营养评估 □ 疼痛评估 □ 康复评估 □ 深静脉血栓栓塞症风险评估 □ 出血风险评估	□ 询问病情及体格检查(注意淋巴结及肿块变化情况)
	病历书写	□ 入院8小时内完成首次病程记录 □ 入院24小时内完成入院记录 □ 入院48小时内完成主管医师查房记录 □ 骨髓穿刺/活检记录 □ 腰椎穿刺记录 □ 满页病历及时打印	□ 诊断依据及化疗方案 □ 病情稳定患者每三日一个病程记录 □ 主管医师每周查房记录 □ 主诊医师每周查房记录 □ 输血记录 □ 满页病历及时打印
	知情同意	□ 告知患者及家属病情及注意事项 □ 患者及家属签署授权委托书 □ 患者或家属入院记录签字 □ 患者或家属签署骨穿知情同意书、输血知情同意书、PICC置管知情同意书、腰穿知情同意书、化疗知情同意书	□ 告知患者及家属化疗过程中注意事项
	手术治疗	□ 骨髓穿刺/活检术 □ 腰椎穿刺术	
	其他	□ 及时通知上级医师检诊 □ 经治医师检查整理病历资料	

长期医嘱	护理医嘱	□ 按内科护理常规 □ 二级护理 □ PICC 置管护理	□ 按内科护理常规 □ 二级护理 □ PICC 置管护理
	处置医嘱	□ 静脉输液	□ 静脉输液
	膳食医嘱	□ 普食 □ 糖尿病普食 □ 低盐、低脂普食 □ 低盐、低脂、糖尿病普食	□ 普食 □ 糖尿病普食 □ 低盐、低脂普食 □ 低盐、低脂、糖尿病普食
	药物医嘱	□ 患者既往基础用药	□ 患者既往基础用药 □ 化疗用药：环磷酰胺 750mg/m² ，第 1 天；门冬酰胺酶 6000U/m² ，第 1－5 天；长春新碱 1.4mg/m²（最大量 2mg），第 1 天；泼尼松 50mg/m²（最大量 100mg/d），第 1－5 天 □ 化疗辅助用药：水化、碱化、利尿、镇吐、保肝等药物 □ 并发症处理：例如高细胞溶解综合征：水化、碱化；高血糖：监测血糖及降糖治疗
重点医嘱	临时医嘱　检查检验	□ 血常规 □ 尿常规 □ 粪常规 □ 血型 □ 血生化（含 LDH 及尿酸） □ 免疫球蛋白 6 项＋C 反应蛋白＋β₂ 微球蛋白 □ 血清术前八项 □ HBV-DNA 定量（HBV 表面抗原阳性者） □ EBV-DNA 定量 □ 凝血功能 □ 血沉 □ 心电图 □ 浅表淋巴结超声 □ 腹部超声 □ 胸腹盆增强 CT □ ¹⁸F-FDG-PET/CT □ MRI（必要时） □ 超声心动图（必要时） □ 骨穿＋骨髓活检＋免疫分型＋染色体 □ 淋巴结或受累结外部位活检病理 □ 腰穿及鞘内注射（必要时）	□ 血常规＋CRP □ 生化 □ 凝血功能 □ 尿常规 □ 粪常规 □ 血培养（双瓶双套）（发热时） □ 导管培养（发热时） □ G-试验、GM-试验（发热时） □ 降钙素原（发热时） □ 肺部 CT（发热时）
	药物医嘱	□ 视病情给予相应处理	□ 视病情给予相应处理

（续 表）

	手术医嘱		
	处置医嘱	□ 静脉抽血	□ 静脉抽血 □ 输血
主要护理工作	健康宣教	□ 入院宣教：介绍责任护士，病区环境、设施、规章制度、基础护理服务项目 □ 进行护理安全指导 □ 进行等级护理、活动范围指导 □ 进行饮食指导 □ 进行用药指导 □ 进行关于疾病知识的宣教 □ 检查、检验项目的目的和意义	□ 进行护理安全指导 □ 进行等级护理、活动范围指导 □ 进行饮食指导 □ 进行用药指导 □ 进行关于疾病知识的宣教 □ 心理疏导 □ 化疗过程中注意事项
	护理处置	□ 患者身份核对 □ 佩戴腕带 □ 建立入院病历，通知医师 □ 询问病史，填写护理记录单首页 □ 测量基本生命体征 □ 观察病情 □ 抽血、留取标本 □ 心理与生活护理 □ 根据评估结果采取相应护理措施 □ 通知次日检查项目及检查注意事项 □ 建立静脉通道（静脉留置针或 PICC） □ 遵医嘱用药 □ 完成护理记录	□ 测量基本生命体征 □ 观察病情 □ 遵医嘱抽血、留取标本 □ 心理与生活护理 □ 指导并监督患者治疗与活动 □ 遵医嘱用药 □ 根据评估结果采取相应护理措施 □ 完成护理记录
	护理评估	□ 一般评估：生命体征、神志、皮肤、药物过敏史等 □ 专科评估：饮食习惯、生活方式、体重、身高、家族史、既往史 □ 风险评估：评估有无跌倒、坠床、压疮、导管滑脱、液体外渗的风险 □ 心理评估 □ 营养评估 □ 疼痛评估 □ 康复评估 □ 血栓风险评估	□ 风险评估：评估有无跌倒、坠床、压疮、导管滑脱、液体外渗的风险 □ 心理评估 □ 评估皮肤、黏膜有无出血 □ 病情评估
	专科护理	□ 心理护理 □ 饮食指导 □ PICC 护理	□ 心理护理 □ 饮食指导 □ PICC 护理
	饮食指导	□ 根据医嘱通知配餐员准备膳食 □ 指导家属送餐注意事项 □ 协助进餐	□ 根据医嘱通知配餐员准备膳食 □ 指导家属送餐注意事项 □ 协助进餐
	活动体位	□ 根据护理等级指导活动 □ 根据病情指导活动	□ 根据护理等级指导活动 □ 根据病情指导活动

洗浴要求	□ 卫生整顿:更衣、剃须、剪短指甲 □ 协助更换病号服		□ 协助患者晨、晚间护理 □ 卫生整顿:更衣、剃须、剪短指甲
病情变异记录	□ 无　　□ 有,原因: □ 患者　□ 疾病　□ 医疗 □ 护理　□ 保障　□ 管理		□ 无　　□ 有,原因: □ 患者　□ 疾病　□ 医疗 □ 护理　□ 保障　□ 管理

护士签名	白班	小夜班	大夜班	白班	小夜班	大夜班

医师签名		

时间	入院第 7 天(化疗后)	入院第 8－10 天(恢复出院)
主要诊疗工作 制度落实	□ 三级医师查房	□ 三级医师查房
病情评估	□ 出血风险评估 □ 感染风险评估 □ 心理评估 □ 营养评估 □ 深静脉血栓栓塞症风险评估	□ 心理评估 □ 营养评估 □ 上级医师进行治疗效果、预后和出院评估 □ 出院宣教
病历书写	□ 主管医师查房记录 □ 主诊医师查房记录 □ 输血记录 □ 满页病历及时打印	□ 出院当天病程记录(有上级医师指示出院) □ 满页病历及时打印 □ 出院后 24 小时内完成出院记录 □ 出院后 24 小时内完成病案首页
知情同意	□ 告知患者及家属化疗后注意事项	□ 告知患者及家属化疗后注意事项 □ 告知患者及家属出院后注意事项(包含复诊的时间地点、发生紧急情况时处理、下次化疗时间等)
手术治疗		□ 骨髓穿刺术 □ 腰椎穿刺术
其他		□ 通知出院 □ 开具出院介绍信 □ 开具诊断证明书 □ 出院带药 □ 预约门诊复诊时间 □ 预约下次返院化疗时间
重点医嘱 长期医嘱 护理医嘱	□ 内科护理常规 □ 二级护理 □ PICC 置管护理	□ 内科护理常规 □ 二级护理 □ PICC 置管护理
处置医嘱	□ 静脉输液	□ 静脉输液
膳食医嘱	□ 普食 □ 糖尿病普食 □ 低盐、低脂普食 □ 低盐、低脂、糖尿病普食	□ 普食 □ 糖尿病普食 □ 低盐、低脂普食 □ 低盐、低脂、糖尿病普食

临时医嘱	药物医嘱	☐ 患者既往基础用药 ☐ 并发症的处理	☐ 患者既往基础用药 ☐ 并发症的处理
	检查检验	☐ 血常规 ☐ 生化 ☐ 凝血功能 ☐ 尿常规 ☐ 粪常规 ☐ 血培养(双瓶双套)(发热时) ☐ 导管培养(发热时) ☐ G-试验、GM-试验(发热时) ☐ 降钙素原(发热时) ☐ 肺部 CT(发热时)	☐ 血常规 ☐ 生化 ☐ 凝血功能
	药物医嘱		
	手术医嘱		
	处置医嘱	☐ 静脉抽血 ☐ 输血	☐ 静脉抽血 ☐ 出院
主要护理工作	健康宣教	☐ 进行护理安全指导 ☐ 进行等级护理、活动范围指导 ☐ 进行饮食指导 ☐ 进行用药指导 ☐ 进行化疗后骨髓抑制期相关知识宣教	☐ 进行护理安全指导 ☐ 进行等级护理、活动范围指导 ☐ 出院宣教(包含饮食、用药指导及注意事项、复查时间等)
	护理处置	☐ 配合医师完成各项检查 ☐ 抽血(根据医嘱) ☐ 遵医嘱用药 ☐ 饮食指导 ☐ 皮肤护理 ☐ 心理与生活护理 ☐ 根据评估结果采取相应护理措施 ☐ 完成护理记录	☐ 配合医师完成各项检查 ☐ 抽血(根据医嘱) ☐ 遵医嘱用药 ☐ 完成护理记录 ☐ 核对患者医疗费用 ☐ 协助患者办理出院手续 ☐ 整理床单位
	护理评估	☐ 评估有无跌倒、坠床、压疮、导管滑脱、液体外渗的风险 ☐ 心理评估及疏导 ☐ 评估皮肤、黏膜有无出血 ☐ 病情评估	☐ 评估有无跌倒、坠床、压疮、导管滑脱、液体外渗的风险 ☐ 评估皮肤、黏膜有无出血 ☐ 心理评估及疏导 ☐ 病情评估
	专科护理	☐ 心理护理 ☐ 饮食指导 ☐ PICC 护理	☐ 心理护理 ☐ 饮食指导 ☐ PICC 护理
	饮食指导	☐ 家属送餐及患者进餐注意事项	☐ 家属送餐及患者进餐注意事项
	活动体位	☐ 根据护理等级指导活动	☐ 根据护理等级指导活动
	洗浴要求	☐ 协助患者晨、晚间护理 ☐ 保持皮肤清洁,更换病号服、床单位	☐ 协助患者晨、晚间护理 ☐ 保持皮肤清洁,更换病号服、床单位

病情变异记录	□ 无　　　□ 有,原因: □ 患者　□ 疾病　□ 医疗 □ 护理　□ 保障　□ 管理			□ 无　　　□ 有,原因: □ 患者　□ 疾病　□ 医疗 □ 护理　□ 保障　□ 管理		
护士签名	白班	小夜班	大夜班	白班	小夜班	大夜班
医师签名						

滤泡性淋巴瘤行 R-COP 方案化疗临床路径

一、滤泡性淋巴瘤行 R-COP 方案化疗临床路径标准入院流程

(一)适用对象

第一诊断为滤泡性淋巴瘤(ICD-10:C82,M969/3 伴 Z51.146)行 R-COP 方案(利妥昔单抗、环磷酰胺、长春新碱、泼尼松)化疗(ICD-9-CM-3:99.2501)的患者。

(二)诊断依据

根据《NCCN 非霍奇金淋巴瘤临床实践指南》(中国版 2015)《血液病诊断及疗效标准(第 3 版)》(科学出版社)。

1. 常见临床症状 进行性无痛性淋巴结肿大,可累及任何部位淋巴结或器官,严重者伴随压迫症状(胸闷、气短、呼吸困难、胃不适、腹胀、腹痛、腰痛、头痛、偏瘫、意识障碍);B 族症状:不明原因发热>38℃、盗汗、体重减轻>10%。

2. 淋巴结活检病理 滤泡性淋巴瘤,推荐做的免疫组化:CD10、CD19、CD20、CD79a、CD5、CD3、BCL-2、CD43、BcL-6、cyclinD1、CD23、Ki-67。

3. 骨髓穿刺涂片及活检 检查是否淋巴瘤骨髓受累及。

4. 骨髓融合基因及染色体 检查淋巴瘤相关基因(BCL-2 重排、抗原受体基因重排)及染色体变异 t(14;18)。

5. 骨髓或外周血流式细胞术 CD20、CD23、CD5、CD10、CD19、κ/λ。

6. 影像学检查 超声、CT 或 PET/CT 检查淋巴瘤受累部位。

(三)选择治疗方案的依据

根据《NCCN 非霍奇金淋巴瘤临床实践指南》(中国版 2015)。

(四)临床路径标准住院日为 5～7 天

(五)进入路径标准

1. 第一诊断必须符合滤泡性淋巴瘤(ICD-10:C82,M969/3 伴 Z51.146)的诊断标准。

2. 当患者同时具有其他疾病诊断时,但在住院期间不需要特殊处理也不影响第一诊断的临床路径流程实施时,可以进入路径。

3. 有 NHL 并发症,如神经系统损害,需特殊处理者,不进入路径。

4. 早期选择放疗的患者,不进入此路径。

(六)化疗前准备 1～2 天(工作日)

1. 必需的检查项目

(1)常规化验:血尿便常规、生化全项(肝肾功能、电解质、血糖)、感染性疾病筛查(血清四项)、凝血功能、血沉、HBV 阳性者需查 HBV-DNA 拷贝数、心电图。

(2)疾病相关检验:LDH、CRP＋β_2 微球蛋白＋免疫球蛋白 6 项＋血沉、如果有胃病变检查 C13 呼气试验评定 HP 感染。

(3)影像学:(浅表淋巴结超声＋胸腹盆平扫/增强 CT)或 ^{18}F-FDG-PET/CT;局部 MRI(必要时)。

(4)骨髓穿刺涂片、骨髓活检、免疫分型、染色体检查融合基因筛查。

(5)淋巴结或受累结外部位活检病理。

(6)腰穿及鞘内注射化疗药物:如有鼻窦、睾丸、硬膜外、骨髓或本身为 HIV 淋巴瘤,或≥2 个结外部位受累时进行。

(7)超声心动和肺功能(老年或既往有相关病史者)。

2. 营养评估　根据《解放军总医院新入院患者营养风险筛查表(NRS)》为新入院患者进行营养评估,评分≥3 分者给予处置,必要时申请营养科医师会诊。

3. 心理评估　根据新入院患者情况申请心理科医师会诊。

4. 疼痛评估　根据《VAS 评分》实施疼痛评估,评分＞7 分者给予处置,必要时请疼痛科医师会诊。

5. 康复评估　根据《入院患者康复筛查和评估表》为新入院患者入院后 24 小时内进行康复筛查和评估。任何一项结果为"是",则申请康复科医师会诊。

6. 深静脉血栓栓塞症风险评估　根据专科《深静脉血栓栓塞症评估量表》在新入院患者入院后 24 小时内进行风险筛查和评估,风险结果为"高危"的,则申请血管外科或介入导管室医师会诊。

(七)化疗方案选择

1. 化疗日为入院第 2—7 天。

2. 化疗剂量:利妥昔单抗 375mg/m^2,第 0 天;环磷酰胺 750mg/m^2,第 1 天;长春新碱 1.4mg/m^2(最大量 2mg),第 1 天;泼尼松 50mg/m^2(最大量 100mg/d),第 1—5 天。

3. 化疗注意事项:水化碱化、止吐药、保肝药、保护胃黏膜、营养心肌药物的应用。

4. 并发症处理:美罗华输注的过敏反应、肿瘤溶解综合征、白细胞减少、贫血、血小板减少、药物性肝损害、乙型肝炎暴发、高血糖等。

(八)抗菌药物选择与选用

粒细胞缺乏伴发热的患者或治疗后出现发热患者,应经验性抗感染治疗,同时尽早查明感染病原,根据病原种类及细菌药物敏感试验结果选用抗菌药物;对于按照药物的抗菌作用特点及其体内过程特点选择用药;抗菌药物治疗方案应综合患者病情、病原菌种类及抗菌药物特点制订。对于有真菌感染高危因素或有感染依据的患者,应进行分层给予预防治疗、诊断驱动治疗或目标治疗。

(九)出院标准

1. 一般情况良好。

2. 无Ⅲ级以上血液学毒性及感染或肝功能损害。

3. 第一诊断疗效判定为好转或以上。

4. 没有需要住院处理的并发症和(或)合并症。

(十)有无变异及原因分析

1. 有影响化疗的合并症,需要进行相关的诊断和治疗。

2. 不能耐受化疗的患者,不进入此路径。

二、滤泡性淋巴瘤行 R-COP 方案化疗临床路径表单

适用对象	第一诊断为滤泡性淋巴瘤(ICD-10:C82,M969/3 伴 Z51.146) 行R-COP(利妥昔单抗、环磷酰胺、长春新碱、泼尼松)方案化疗(ICD-9-CM-3:99.2501)的患者		
患者基本信息	姓名:____ 性别:____ 年龄:__ 门诊号:____ 入院号:_____ 过敏史:_____ 入院日期:__年__月__日 出院日期:__年__月__日		标准住院日:5～7 天

时间		入院第 1 天(化疗前评估)	入院第 2－3 天(静脉化疗)
主要诊疗工作	制度落实	□ 入院 2 小时内经治或值班医师完成接诊 □ 入院 24 小时内主管医师查房 □ 入院 48 小时内主诊医师完成检诊 □ 经治医师查房(早晚 2 次) □ 专科会诊(必要时)	□ 三级医师查房 □ 根据化验、活检、影像学结果确定诊断、分型、分期及预后评估,行化疗前讨论,确定化疗方案 □ 诊断依据及化疗方案
	病情评估	□ 经治医师询问病史及体格检查 □ 心理评估 □ 营养评估 □ 疼痛评估 □ 康复评估 □ 深静脉血栓栓塞症风险评估 □ 出血风险评估	□ 询问病情及体格检查(注意淋巴结及肿块变化情况)
	病历书写	□ 入院 8 小时内完成首次病程记录 □ 入院 24 小时内完成入院记录 □ 入院 48 小时内完成主管医师查房记录 □ 骨髓穿刺/活检记录 □ 腰椎穿刺记录 □ 满页病历及时打印	□ 主诊医师查房记录 □ 输血记录 □ 满页病历及时打印
	知情同意	□ 告知患者及家属病情及注意事项 □ 患者及家属签署授权委托书 □ 患者或家属入院记录签字 □ 患者或家属签署骨穿知情同意书、输血知情同意书、PICC 置管知情同意书、腰穿知情同意书、化疗知情同意书	□ 告知患者及家属化疗过程中注意事项
	手术治疗	□ 骨髓穿刺/活检术 □ 腰椎穿刺术	
	其他	□ 及时通知上级医师检诊 □ 经治医师检查整理病历资料	

（续　表）

重点医嘱	长期医嘱	护理医嘱	□ 按内科护理常规 □ 二级护理 □ PICC 置管护理	□ 按内科护理常规 □ 二级护理 □ PICC 置管护理
		处置医嘱	□ 静脉输液	□ 静脉输液
		膳食医嘱	□ 普食 □ 糖尿病普食 □ 低盐、低脂普食 □ 低盐、低脂、糖尿病普食	□ 普食 □ 糖尿病普食 □ 低盐、低脂普食 □ 低盐、低脂、糖尿病普食
		药物医嘱	□ 患者既往基础用药	□ 患者既往基础用药 □ 化疗用药:利妥昔单抗 375mg/m^2,第 0 天;环磷酰胺 750mg/m^2,第 1 天;长春新碱 1.4mg/m^2(最大量 2mg),第 1 天;泼尼松 50mg/m^2(最大量 100mg/d),第 1 天 □ 化疗辅助用药:水化、碱化、利尿、镇吐、保肝等药物,如乙肝核心抗体阳性加用抗乙肝药物 □ 并发症处理:例如高细胞溶解综合征:水化、碱化;高血糖:监测血糖及降糖治疗
	临时医嘱	检查检验	□ 血常规 □ 尿常规 □ 粪常规 □ 血型 □ 血生化(含 LDH 及尿酸) □ 免疫球蛋白 6 项＋C 反应蛋白＋β_2 微球蛋白 □ 血清术前八项 □ HBV-DNA 定量(HBV 表面抗原阳性者) □ 凝血功能 □ 血沉 □ 心电图 □ 浅表淋巴结超声 □ 腹部超声 □ 胸腹盆增强 CT □ ^{18}F-FDG-PET/CT □ MRI(必要时) □ 超声心动图(必要时) □ 骨穿＋骨髓活检＋免疫分型＋染色体 □ 淋巴结或受累结外部位活检病理 □ 腰穿及鞘内注射(必要时)	□ 血常规＋CRP □ 生化 □ 凝血功能 □ 尿常规 □ 粪常规 □ 血培养(双瓶双套)(发热时) □ 导管培养(发热时) □ G-试验、GM-试验(发热时) □ 降钙素原(发热时) □ 肺部 CT(发热时)
		药物医嘱	□ 视病情给予相应处理	□ 视病情给予相应处理

	手术医嘱		
	处置医嘱	☐ 静脉抽血	☐ 静脉抽血 ☐ 输血
主 要 护 理 工 作	健康宣教	☐ 入院宣教：介绍责任护士，病区环境、设施、规章制度、基础护理服务项目 ☐ 进行护理安全指导 ☐ 进行等级护理、活动范围指导 ☐ 进行饮食指导 ☐ 进行用药指导 ☐ 进行关于疾病知识的宣教 ☐ 检查、检验项目的目的和意义	☐ 进行护理安全指导 ☐ 进行等级护理、活动范围指导 ☐ 进行饮食指导 ☐ 进行用药指导 ☐ 进行关于疾病知识的宣教 ☐ 心理疏导 ☐ 化疗过程中注意事项
	护理处置	☐ 患者身份核对 ☐ 佩戴腕带 ☐ 建立入院病历，通知医师 ☐ 询问病史，填写护理记录单首页 ☐ 测量基本生命体征 ☐ 观察病情 ☐ 抽血、留取标本 ☐ 心理与生活护理 ☐ 根据评估结果采取相应护理措施 ☐ 通知次日检查项目及检查注意事项 ☐ 建立静脉通道（静脉留置针或 PICC） ☐ 遵医嘱用药 ☐ 完成护理记录	☐ 测量基本生命体征 ☐ 观察病情 ☐ 遵医嘱抽血、留取标本 ☐ 心理与生活护理 ☐ 指导并监督患者治疗与活动 ☐ 遵医嘱用药 ☐ 根据评估结果采取相应护理措施 ☐ 完成护理记录
	护理评估	☐ 一般评估：生命体征、神志、皮肤、药物过敏史等 ☐ 专科评估：饮食习惯、生活方式、体重、身高、家族史、既往史 ☐ 风险评估：评估有无跌倒、坠床、压疮、导管滑脱、液体外渗的风险 ☐ 心理评估 ☐ 营养评估 ☐ 疼痛评估 ☐ 康复评估 ☐ 血栓风险评估	☐ 风险评估：评估有无跌倒、坠床、压疮、导管滑脱、液体外渗的风险 ☐ 心理评估 ☐ 评估皮肤、黏膜有无出血 ☐ 病情评估
	专科护理	☐ 心理护理 ☐ 饮食指导 ☐ PICC 护理	☐ 心理护理 ☐ 饮食指导 ☐ PICC 护理
	饮食指导	☐ 根据医嘱通知配餐员准备膳食 ☐ 指导家属送餐注意事项 ☐ 协助进餐	☐ 根据医嘱通知配餐员准备膳食 ☐ 指导家属送餐注意事项 ☐ 协助进餐

（续　表）

活动体位	□ 根据护理等级指导活动 □ 根据病情指导活动		□ 根据护理等级指导活动 □ 根据病情指导活动	
洗浴要求	□ 卫生整顿:更衣、剃须、剪短指甲 □ 协助更换病号服		□ 协助患者晨、晚间护理 □ 卫生整顿:更衣、剃须、剪短指甲	
病情变异记录	□ 无　　□ 有,原因: □ 患者　□ 疾病　□ 医疗 □ 护理　□ 保障　□ 管理		□ 无　　□ 有,原因: □ 患者　□ 疾病　□ 医疗 □ 护理　□ 保障　□ 管理	

护士签名	白班	小夜班	大夜班	白班	小夜班	大夜班

医师签名		

时间	入院第 4—5 天(口服化疗)	入院第 5—7 天(恢复出院)
主要诊疗工作	**病情评估** □ 出血风险评估 □ 感染风险评估 □ 心理评估 □ 营养评估 □ 深静脉血栓栓塞症风险评估	**病情评估** □ 心理评估 □ 营养评估 □ 上级医师进行治疗效果、预后和出院评估 □ 出院宣教
	制度落实 □ 三级医师查房	**制度落实** □ 三级医师查房
	病历书写 □ 日常病程记录 □ 主管医师查房记录 □ 主诊医师查房记录 □ 输血记录 □ 满页病历及时打印	**病历书写** □ 骨髓穿刺/活检记录 □ 腰椎穿刺记录 □ 出院当天病程记录(有上级医师指示出院) □ 满页病历及时打印 □ 出院后 24 小时内完成出院记录 □ 出院后 24 小时内完成病案首页
	知情同意 □ 告知患者及家属化疗后注意事项	**知情同意** □ 告知患者及家属化疗后注意事项 □ 告知患者及家属出院后注意事项(包含复诊的时间地点、发生紧急情况时处理、下次化疗时间等)
	手术治疗	**手术治疗** □ 骨髓穿刺术 □ 腰椎穿刺术
	其他	**其他** □ 通知出院 □ 开具出院介绍信 □ 开具诊断证明书 □ 出院带药 □ 预约门诊复诊时间 □ 预约下次返院化疗时间

（续　表）

重点医嘱	长期医嘱	护理医嘱	□ 内科护理常规 □ 二级护理 □ PICC 置管护理	□ 内科护理常规 □ 二级护理 □ PICC 置管护理
		处置医嘱	□ 静脉输液	□ 静脉输液
		膳食医嘱	□ 普食 □ 糖尿病普食 □ 低盐、低脂普食 □ 低盐、低脂、糖尿病普食	□ 普食 □ 糖尿病普食 □ 低盐、低脂普食 □ 低盐、低脂、糖尿病普食
		药物医嘱	□ 患者既往基础用药 □ 并发症的处理 □ 泼尼松 $50mg/m^2$（最大量 $100mg/d$），第 2－3 天	□ 患者既往基础用药 □ 并发症的处理 □ 泼尼松 $50mg/m^2$（最大量 $100mg/d$），第 4－5 天
	临时医嘱	检查检验	□ 血常规 □ 生化 □ 凝血功能 □ 尿常规 □ 粪常规 □ 血培养（双瓶双套）（发热时） □ 导管培养（发热时） □ G-试验、GM-试验（发热时） □ 降钙素原（发热时） □ 肺部 CT（发热时）	□ 血常规 □ 生化 □ 凝血功能
		药物医嘱		
		手术医嘱		
		处置医嘱	□ 静脉抽血 □ 输血	□ 静脉抽血 □ 出院
主要护理工作		健康宣教	□ 进行护理安全指导 □ 进行等级护理、活动范围指导 □ 进行饮食指导 □ 进行用药指导 □ 进行化疗后骨髓抑制期相关知识宣教	□ 进行护理安全指导 □ 进行等级护理、活动范围指导 □ 出院宣教（包含饮食、用药指导及注意事项、复查时间等）
		护理处置	□ 配合医师完成各项检查 □ 抽血（根据医嘱） □ 遵医嘱用药 □ 饮食指导 □ 皮肤护理 □ 心理与生活护理 □ 根据评估结果采取相应护理措施 □ 完成护理记录	□ 配合医师完成各项检查 □ 抽血（根据医嘱） □ 遵医嘱用药 □ 完成护理记录 □ 核对患者医疗费用 □ 协助患者办理出院手续 □ 整理床单位

（续　表）

护理评估	☐ 评估有无跌倒、坠床、压疮、导管滑脱、液体外渗的风险 ☐ 心理评估及疏导 ☐ 评估皮肤、黏膜有无出血 ☐ 病情评估			☐ 评估有无跌倒、坠床、压疮、导管滑脱、液体外渗的风险 ☐ 评估皮肤、黏膜有无出血 ☐ 心理评估及疏导 ☐ 病情评估		
专科护理	☐ 心理护理 ☐ 饮食指导 ☐ PICC 护理			☐ 心理护理 ☐ 饮食指导 ☐ PICC 护理		
饮食指导	☐ 家属送餐及患者进餐注意事项			☐ 家属送餐及患者进餐注意事项		
活动体位	☐ 根据护理等级指导活动			☐ 根据护理等级指导活动		
洗浴要求	☐ 协助患者晨、晚间护理 ☐ 保持皮肤清洁,更换病号服、床单位			☐ 协助患者晨、晚间护理 ☐ 保持皮肤清洁,更换病号服、床单位		
病情变异记录	☐ 无　　☐ 有,原因: ☐ 患者　☐ 疾病　☐ 医疗 ☐ 护理　☐ 保障　☐ 管理			☐ 无　　☐ 有,原因: ☐ 患者　☐ 疾病　☐ 医疗 ☐ 护理　☐ 保障　☐ 管理		
护士签名	白班	小夜班	大夜班	白班	小夜班	大夜班
医师签名						

弥漫大 B 细胞淋巴瘤,非特指型行 R-CHOP(阿霉素)方案化疗临床路径

一、弥漫大 B 细胞淋巴瘤,非特指型行 R-CHOP(阿霉素)方案化疗临床路径标准入院流程

(一)适用对象

第一诊断为弥漫大 B 细胞淋巴瘤,非特指型(ICD-10:C83.302/M96800/3 伴 Z51.146)行 R-CHOP(利妥昔单抗、环磷酰胺、阿霉素、长春新碱、泼尼松)方案化疗(ICD-9-CM-3:99.2501)的患者。

(二)诊断依据

根据《NCCN 非霍奇金淋巴瘤临床实践指南》(中国版 2015)《血液病诊断及疗效标准(第 3 版)》(科学出版社)。

1. 常见临床症状 进行性无痛性淋巴结肿大,可累及任何部位淋巴结或器官,严重者伴随压迫症状(胸闷、气短、呼吸困难、胃不适、腹胀、腹痛、腰痛、头痛、偏瘫、意识障碍);B 组症状:不明原因发热>38℃、盗汗、体重减轻(半年内)>10%。

2. 淋巴结活检病理 弥漫大 B 细胞淋巴瘤,非特指型,生发中心来源或非生发中心来源;推荐做的免疫组化:CD20、CD3、CD5、CD10、CD45、BCL-2、BCL-6、IRF-4/MUM-1、ki-67、MYC、Cyclin D1、CD138、CD30、CD43、EBER-ISH、ALK、HHV-8、κ/λ。

3. 骨髓穿刺涂片及活检 检查是否淋巴瘤骨髓受累及。

4. 骨髓融合基因及染色体 检查淋巴瘤相关基因(BCL-2、BCL-1、MYC 重排、NPM-ALK 融合抗原受体基因重排)及染色体变异[t(14;18),t(3;v),t(8;14),t(8;v)]判断预后。

5. 骨髓或外周血流式细胞术 CD20、CD3、CD5、CD10、CD19、CD45、κ/λ。

6. 影像学检查 超声、CT 或 PET/CT 检查淋巴瘤受累部位。

(三)选择治疗方案的依据

根据《NCCN 非霍奇金淋巴瘤临床实践指南》(中国版 2015)。

(四)临床路径标准住院日为 4~5 天

(五)进入路径标准

1. 第一诊断必须符合弥漫大 B 细胞淋巴瘤,非特指型(ICD-10:C83.302/M96800/3 伴 Z51.146)的诊断标准。

2. 当患者同时具有其他疾病诊断时,但在住院期间不需要特殊处理也不影响第一诊断的临床路径流程实施时,可以进入路径。

3. 有 NHL 并发症,如神经系统损害,需特殊处理者,不进入路径。

4. 合并其他脏器功能严重异常者、精神异常者(需请专科会诊),不进入路径。

5. 其他特殊情况者(如妊娠,请妇产科先行引产),不进入路径。

6. 胃及中枢神经系统的弥漫大 B 细胞淋巴瘤不进入路径。

(六)化疗前准备第 1 天(工作日)

1. 必需的检查项目

(1)常规化验:血尿便常规、生化全项(肝肾功能、电解质、血糖)、感染性疾病筛查(血清四项、乙肝五项、HBV 阳性者需查 HBV-DNA 拷贝数)、凝血功能、血沉、心电图。

(2)疾病相关检验:LDH、CRP+β_2 微球蛋白+免疫球蛋白 6 项+血沉。

(3)影像学:(浅表淋巴结超声+胸腹盆普通/增强 CT)或^{18}F-FDG-PET/CT;局部 MRI (必要时)。

(4)骨髓穿刺涂片、骨髓活检、免疫分型、染色体检查、融合基因检查。

(5)淋巴结或受累结外部位活检病理。

(6)腰穿及鞘内注射化疗药物:如有鼻窦、睾丸、硬膜外、骨髓或≥2 个结外部位受累时进行。

(7)超声心动和心肺功能(老年或既往有相关病史者)。

2. 营养评估 根据《解放军总医院新入院患者营养风险筛查表(NRS)》为新入院患者进行营养评估,评分≥3 分者给予处置,必要时申请营养科医师会诊。

3. 心理评估 根据新入院患者情况申请心理科医师会诊。

4. 疼痛评估 根据《VAS 评分》实施疼痛评估,评分>7 分者给予处置,必要时请疼痛科医师会诊。

5. 康复评估 根据《入院患者康复筛查和评估表》为新入院患者入院后 24 小时内进行康复筛查和评估。任何一项结果为"是",则申请康复科医师会诊。

6. 深静脉血栓栓塞症风险评估 根据专科《深静脉血栓栓塞症评估量表》在新入院患者入院后 24 小时内进行风险筛查和评估,风险结果为"高危"的,则申请血管外科或介入导管室医师会诊。

(七)化疗方案选择

1. 化疗日为入院第 2 天。

2. 化疗剂量:美罗华 375mg/m²,第 0 天;环磷酰胺 750mg/m²,第 1 天;阿霉素 50mg/m²,第 1 天;长春新碱 1.4mg/m²(最大量 2mg),第 1 天;泼尼松 50mg/m²(最大量 100mg/d),第 1—5 天。

3. 化疗注意事项:水化碱化、止吐药、保肝药、保护胃黏膜、营养心肌药物的应用。

4. 并发症处理:美罗华输注的过敏反应、肿瘤溶解综合征、白细胞减少、贫血、血小板减少、药物性肝损害、乙型肝炎暴发、高血糖等。

(八)抗菌药物选择与选用

粒细胞缺乏伴发热的患者或治疗后出现发热患者,应经验性抗感染治疗,同时尽早查明感染病原,根据病原种类及细菌药物敏感试验结果选用抗菌药物;对于按照药物的抗菌作用特点及其体内过程特点选择用药;抗菌药物治疗方案应综合患者病情、病原菌种类及抗菌药物特点制订。对于有真菌感染高危因素或有感染依据的患者,应进行分层给予预防治疗、诊断驱动治疗或目标治疗。

(九)出院标准

1. 一般情况良好。

2. 无Ⅲ级以上血液学毒性及感染或肝功能损害。

3. 没有需要住院处理的并发症和(或)合并症。

(十)有无变异及原因分析

1. 有影响化疗的合并症,需要进行相关的诊断和治疗。

2. 不能耐受化疗的患者,不进入此路径。

二、弥漫大 B 细胞淋巴瘤,非特指型行 R-CHOP(阿霉素) 方案化疗临床路径表单

适用对象	第一诊断为弥漫大 B 细胞淋巴瘤,非特指型(ICD-10:C83.302/M96800/3 伴 Z51.146) 行 R-CHOP(利妥昔单抗、环磷酰胺、阿霉素、长春新碱、泼尼松)方案化疗(ICD-9-CM-3:99.2501)的患者	
患者基本信息	姓名:____ 性别:____ 年龄:__ 门诊号:___ 入院号:_____ 过敏史:_____ 入院日期:__年__月__日 出院日期:__年__月__日	标准住院日:4~5 天

时间		入院第 1 天(化疗前评估)	入院第 2 天(化疗第 1 天)
主要诊疗工作	制度落实	□ 入院 2 小时内经治或值班医师完成接诊 □ 入院 24 小时内主管医师查房 □ 入院 48 小时内主诊医师完成检诊 □ 经治医师查房(早晚 2 次) □ 专科会诊(必要时)	□ 三级医师查房 □ 根据化验、活检、影像学结果确定诊断、分型、分期及预后评估,行化疗前讨论,确定化疗方案
	病情评估	□ 经治医师询问病史及体格检查 □ 心理评估 □ 营养评估 □ 疼痛评估 □ 康复评估 □ 深静脉血栓栓塞症风险评估 □ 出血风险评估	□ 询问病情及体格检查(注意淋巴结及肿块变化情况)
	病历书写	□ 入院 8 小时内完成首次病程记录 □ 入院 24 小时内完成入院记录 □ 入院 48 小时内完成主管医师查房记录 □ 骨髓穿刺/活检记录 □ 腰椎穿刺记录 □ 满页病历及时打印	□ 诊断依据及化疗方案 □ 主诊医师查房记录 □ 输血记录 □ 满页病历及时打印
	知情同意	□ 告知患者及家属病情及注意事项 □ 患者及家属签署授权委托书 □ 患者或家属入院记录签字 □ 患者或家属签署骨穿知情同意书、输血知情同意书、PICC 置管知情同意书、腰穿知情同意书、化疗知情同意书	□ 告知患者及家属化疗过程中注意事项
	手术治疗	□ 骨髓穿刺/活检术 □ 腰椎穿刺术	

(续　表)

	其他		☐ 及时通知上级医师检诊 ☐ 经治医师检查整理病历资料	
长期医嘱		护理医嘱	☐ 按内科护理常规 ☐ 二级护理 ☐ PICC 置管护理	☐ 按内科护理常规 ☐ 二级护理 ☐ PICC 置管护理
		处置医嘱	☐ 静脉输液	☐ 静脉输液
		膳食医嘱	☐ 普食 ☐ 糖尿病普食 ☐ 低盐、低脂普食 ☐ 低盐、低脂、糖尿病普食	☐ 普食 ☐ 糖尿病普食 ☐ 低盐、低脂普食 ☐ 低盐、低脂、糖尿病普食
		药物医嘱	☐ 患者既往基础用药	☐ 患者既往基础用药 ☐ 化疗用药:美罗华 375mg/m², 第 0 天 ☐ 化疗辅助用药:水化、碱化、利尿、镇吐、保肝等药物,如乙肝核心抗体阳性加用抗乙肝药物 ☐ 并发症处理:例如高细胞溶解综合征,水化、碱化;高血糖:监测血糖及降糖治疗
重点医嘱	临时医嘱	检查检验	☐ 血常规 ☐ 尿常规 ☐ 粪常规 ☐ 血型 ☐ 血生化(含 LDH 及尿酸) ☐ 免疫球蛋白 6 项＋C 反应蛋白＋β_2 微球蛋白 ☐ 血清术前八项 ☐ HBV-DNA 定量(HBV 表面抗原阳性者) ☐ 凝血功能 ☐ 血沉 ☐ 心电图 ☐ 浅表淋巴结超声 ☐ 腹部超声 ☐ 胸腹盆增强 CT ☐ ¹⁸F-FDG-PET/CT ☐ MRI(必要时) ☐ 超声心动图(必要时) ☐ 骨穿＋骨髓活检＋免疫分型＋染色体 ☐ 淋巴结或受累结外部位活检病理 ☐ 腰穿及鞘内注射(必要时)	☐ 血常规＋CRP ☐ 生化 ☐ 凝血功能 ☐ 尿常规 ☐ 粪常规 ☐ 血培养(双瓶双套)(发热时) ☐ 导管培养(发热时) ☐ G-试验、GM-试验(发热时) ☐ 降钙素原(发热时) ☐ 肺部 CT(发热时)
		药物医嘱	☐ 视病情给予相应处理	☐ 视病情给予相应处理
		手术医嘱		
		处置医嘱	☐ 静脉抽血	☐ 静脉抽血 ☐ 输血

主要护理工作	健康宣教	□ 入院宣教:介绍责任护士,病区环境、设施、规章制度、基础护理服务项目 □ 进行护理安全指导 □ 进行等级护理、活动范围指导 □ 进行饮食指导 □ 进行用药指导 □ 进行关于疾病知识的宣教 □ 检查、检验项目的目的和意义	□ 进行护理安全指导 □ 进行等级护理、活动范围指导 □ 进行饮食指导 □ 进行用药指导 □ 进行关于疾病知识的宣教 □ 心理疏导 □ 化疗过程中注意事项
	护理处置	□ 患者身份核对 □ 佩戴腕带 □ 建立入院病历,通知医师 □ 询问病史,填写护理记录单首页 □ 测量基本生命体征 □ 观察病情 □ 抽血、留取标本 □ 心理与生活护理 □ 根据评估结果采取相应护理措施 □ 通知次日检查项目及检查注意事项 □ 建立静脉通道(静脉留置针或 PICC) □ 遵医嘱用药 □ 完成护理记录	□ 测量基本生命体征 □ 观察病情 □ 遵医嘱抽血、留取标本 □ 心理与生活护理 □ 指导并监督患者治疗与活动 □ 遵医嘱用药 □ 根据评估结果采取相应护理措施 □ 完成护理记录
	护理评估	□ 一般评估:生命体征、神志、皮肤、药物过敏史等 □ 专科评估:饮食习惯、生活方式、体重、身高、家族史、既往史 □ 风险评估:评估有无跌倒、坠床、压疮、导管滑脱、液体外渗的风险 □ 心理评估 □ 营养评估 □ 疼痛评估 □ 康复评估 □ 血栓风险评估	□ 风险评估:评估有无跌倒、坠床、压疮、导管滑脱、液体外渗的风险 □ 心理评估 □ 评估皮肤、黏膜有无出血 □ 病情评估
	专科护理	□ 心理护理 □ 饮食指导 □ PICC 护理	□ 心理护理 □ 饮食指导 □ PICC 护理
	饮食指导	□ 根据医嘱通知配餐员准备膳食 □ 指导家属送餐注意事项 □ 协助进餐	□ 根据医嘱通知配餐员准备膳食 □ 指导家属送餐注意事项 □ 协助进餐
	活动体位	□ 根据护理等级指导活动 □ 根据病情指导活动	□ 根据护理等级指导活动 □ 根据病情指导活动
	洗浴要求	□ 卫生整顿:更衣、剃须、剪短指甲 □ 协助更换病号服	□ 协助患者晨、晚间护理 □ 卫生整顿:更衣、剃须、剪短指甲

（续　表）

病情变异记录		☐ 无　　☐ 有,原因: ☐ 患者　☐ 疾病　☐ 医疗 ☐ 护理　☐ 保障　☐ 管理			☐ 无　　☐ 有,原因: ☐ 患者　☐ 疾病　☐ 医疗 ☐ 护理　☐ 保障　☐ 管理		
护士签名		白班	小夜班	大夜班	白班	小夜班	大夜班
医师签名							
时间		入院第 3 天(化疗第 2 日)			入院第 4－5 天(恢复出院)		
主要诊疗工作	病情评估	☐ 出血风险评估 ☐ 感染风险评估 ☐ 心理评估 ☐ 营养评估 ☐ 深静脉血栓栓塞症风险评估			☐ 心理评估 ☐ 营养评估 ☐ 上级医师进行治疗效果、预后和出院评估 ☐ 出院宣教		
	制度落实	☐ 三级医师查房			☐ 三级医师查房		
	病历书写	☐ 日常病程记录 ☐ 输血记录 ☐ 满页病历及时打印			☐ 腰椎穿刺记录 ☐ 出院当天病程记录(有上级医师指示出院) ☐ 满页病历及时打印 ☐ 出院后 24 小时内完成出院记录 ☐ 出院后 24 小时内完成病案首页		
	知情同意	☐ 告知患者及家属化疗后注意事项			☐ 告知患者及家属化疗后注意事项 ☐ 告知患者及家属出院后注意事项(包含复诊的时间地点、发生紧急情况时处理、下次化疗时间等)		
	手术治疗				☐ 腰椎穿刺术		
	其他				☐ 通知出院 ☐ 开具出院介绍信 ☐ 开具诊断证明书 ☐ 出院带药 ☐ 预约门诊复诊时间 ☐ 预约下次返院化疗时间		
重点医嘱	长期医嘱 — 护理医嘱	☐ 内科护理常规 ☐ 二级护理 ☐ PICC 置管护理			☐ 内科护理常规 ☐ 二级护理 ☐ PICC 置管护理		
	处置医嘱	☐ 静脉输液			☐ 静脉输液		
	膳食医嘱	☐ 普食 ☐ 糖尿病普食 ☐ 低盐、低脂普食 ☐ 低盐、低脂、糖尿病普食			☐ 普食 ☐ 糖尿病普食 ☐ 低盐、低脂普食 ☐ 低盐、低脂、糖尿病普食		

（续　表）

临时医嘱	药物医嘱	□ 患者既往基础用药 □ 并发症的处理 □ 环磷酰胺 750mg/m²，第 1 天；阿霉素 50mg/m²，第 1 天；长春新碱 1.4mg/m²（最大量 2mg），第 1 天；泼尼松 50mg/m²（最大量 100mg/d），第 1 天	□ 患者既往基础用药 □ 并发症的处理 □ 泼尼松 50mg/m²（最大量 100mg/d），用满 5 日
	检查检验	□ 血常规 □ 生化 □ 凝血功能 □ 尿常规 □ 粪常规 □ 血培养（双瓶双套）（发热时） □ 导管培养（发热时） □ G-试验、GM-试验（发热时） □ 降钙素原（发热时） □ 肺部 CT（发热时）	□ 血常规 □ 生化 □ 凝血功能
	药物医嘱		
	手术医嘱		
	处置医嘱	□ 静脉抽血 □ 输血	□ 静脉抽血 □ 出院
主要护理工作	健康宣教	□ 进行护理安全指导 □ 进行等级护理、活动范围指导 □ 进行饮食指导 □ 进行用药指导 □ 进行化疗后骨髓抑制期相关知识宣教	□ 进行护理安全指导 □ 进行等级护理、活动范围指导 □ 出院宣教（包含饮食、用药指导及注意事项、复查时间等）
	护理处置	□ 配合医师完成各项检查 □ 抽血（根据医嘱） □ 遵医嘱用药 □ 饮食指导 □ 皮肤护理 □ 心理与生活护理 □ 根据评估结果采取相应护理措施 □ 完成护理记录	□ 配合医师完成各项检查 □ 抽血（根据医嘱） □ 遵医嘱用药 □ 完成护理记录 □ 核对患者医疗费用 □ 协助患者办理出院手续 □ 整理床单位
	护理评估	□ 评估有无跌倒、坠床、压疮、导管滑脱、液体外渗的风险 □ 心理评估及疏导 □ 评估皮肤、黏膜有无出血 □ 病情评估	□ 评估有无跌倒、坠床、压疮、导管滑脱、液体外渗的风险 □ 评估皮肤、黏膜有无出血 □ 心理评估及疏导 □ 病情评估
	专科护理	□ 心理护理 □ 饮食指导 □ PICC 护理	□ 心理护理 □ 饮食指导 □ PICC 护理
	饮食指导	□ 家属送餐及患者进餐注意事项	□ 家属送餐及患者进餐注意事项

	活动体位	□ 根据护理等级指导活动			□ 根据护理等级指导活动		
	洗浴要求	□ 协助患者晨、晚间护理 □ 保持皮肤清洁,更换病号服、床单位			□ 协助患者晨、晚间护理 □ 保持皮肤清洁,更换病号服、床单位		
病情变异记录		□ 无　　□ 有,原因: □ 患者　□ 疾病　□ 医疗 □ 护理　□ 保障　□ 管理			□ 无　　□ 有,原因: □ 患者　□ 疾病　□ 医疗 □ 护理　□ 保障　□ 管理		
护士签名		白班	小夜班	大夜班	白班	小夜班	大夜班
医师签名							

弥漫大 B 细胞淋巴瘤,非特指型行 R-CHOP(表柔比星) 方案化疗临床路径

一、弥漫大 B 细胞淋巴瘤,非特指型行 R-CHOP(表柔比星) 方案化疗临床路径标准入院流程

(一)适用对象

第一诊断为弥漫大 B 细胞淋巴瘤,非特指型(ICD-10:C83.302/M96800/3 伴 Z51.146)行 R-CHOP(利妥昔单抗、环磷酰胺、表柔比星、长春新碱、泼尼松)方案化疗(ICD-9-CM-3:99.2501)的患者。

(二)诊断依据

根据《NCCN 非霍奇金淋巴瘤临床实践指南》(中国版 2015)《血液病诊断及疗效标准(第 3 版)》(科学出版社)。

1. 常见临床症状　进行性无痛性淋巴结肿大,可累及任何部位淋巴结或器官,严重者伴随压迫症状(胸闷、气短、呼吸困难、胃不适、腹胀、腹痛、腰痛、头痛、偏瘫、意识障碍);B 组症状:不明原因发热>38℃、盗汗、体重减轻(半年内)>10%。

2. 淋巴结活检病理　弥漫大 B 细胞淋巴瘤,非特指型,生发中心来源或非生发中心来源;推荐做的免疫组化:CD20、CD3、CD5、CD10、CD45、BCL-2、BCL-6、IRF-4/MUM-1、ki-67、MYC、Cyclin D1、CD138、CD30、CD43、EBER-ISH、ALK、HHV-8、κ/λ。

3. 骨髓穿刺涂片及活检　检查是否淋巴瘤骨髓受累及。

4. 骨髓融合基因及染色体　检查淋巴瘤相关基因(BCL-2、BCL-1、MYC 重排、NPM-ALK 融合抗原受体基因重排)及染色体变异[t(14;18),t(3;v),t(8;14),t(8;v)]判断预后。

5. 骨髓或外周血流式细胞术　CD20、CD3、CD5、CD10、CD19、CD45、κ/λ。

6. 影像学检查　超声、CT 或 PET/CT 检查淋巴瘤受累部位。

(三)选择治疗方案的依据

根据《NCCN 非霍奇金淋巴瘤临床实践指南》(中国版 2015)。

(四)临床路径标准住院日为 4～5 天

(五)进入路径标准

1. 第一诊断必须符合弥漫大 B 细胞淋巴瘤,非特指型(ICD-10:C83.302/M96800/3 伴 Z51.146)的诊断标准。

2. 当患者同时具有其他疾病诊断时,但在住院期间不需要特殊处理也不影响第一诊断的临床路径流程实施时,可以进入路径。

3. 有 NHL 并发症,如神经系统损害,需特殊处理者,不进入路径。

4. 合并其他脏器功能严重异常者、精神异常者（需请专科会诊），不进入路径。

5. 其他特殊情况者（如妊娠，请妇产科先行引产），不进入路径。

6. 胃及中枢神经系统的弥漫大 B 细胞淋巴瘤不进入路径。

（六）化疗前准备第 1 天（工作日）

1. 必需的检查项目

（1）常规化验：血尿便常规、生化全项（肝肾功能、电解质、血糖）、感染性疾病筛查（血清四项、乙肝五项、HBV 阳性者需查 HBV-DNA 拷贝数）、凝血功能、血沉、心电图。

（2）疾病相关检验：LDH、CRP＋β_2 微球蛋白＋免疫球蛋白 6 项＋血沉。

（3）影像学：（浅表淋巴结超声＋胸腹盆普通/增强 CT）或^{18}F-FDG-PET/CT；局部 MRI（必要时）。

（4）骨髓穿刺涂片、骨髓活检、免疫分型、染色体检查、融合基因检查。

（5）淋巴结或受累结外部位活检病理。

（6）腰穿及鞘内注射化疗药物：如有鼻窦、睾丸、硬膜外、骨髓或≥2 个结外部位受累时进行。

（7）超声心动和心肺功能（老年人或既往有相关病史者）。

2. 营养评估　根据《解放军总医院新入院患者营养风险筛查表（NRS）》为新入院患者进行营养评估，评分≥3 分者给予处置，必要时申请营养科医师会诊。

3. 心理评估　根据新入院患者情况申请心理科医师会诊。

4. 疼痛评估　根据《VAS 评分》实施疼痛评估，评分＞7 分者给予处置，必要时请疼痛科医师会诊。

5. 康复评估　根据《入院患者康复筛查和评估表》为新入院患者入院后 24 小时内进行康复筛查和评估。任何一项结果为"是"，则申请康复科医师会诊。

6. 深静脉血栓栓塞症风险评估　根据专科《深静脉血栓栓塞症评估量表》在新入院患者入院后 24 小时内进行风险筛查和评估，风险结果为"高危"的，则申请血管外科或介入导管室医师会诊。

（七）化疗方案选择

1. 化疗日为入院第 2～3 天。

2. 化疗剂量：美罗华 375mg/m²，第 0 天；环磷酰胺 750mg/m²，第 1 天；表柔比星 80mg/m²，第 1 天；长春新碱 1.4mg/m²（最大量 2mg），第 1 天；泼尼松 50mg/m²（最大量 100mg/d），第 1－5 天。

3. 化疗注意事项：水化碱化、止吐药、保肝药、保护胃黏膜、营养心肌药物的应用。

4. 并发症处理：美罗华输注的过敏反应、肿瘤溶解综合征、白细胞减少、贫血、血小板减少、药物性肝损害、乙型肝炎暴发、高血糖等。

（八）抗菌药物选择与选用

粒细胞缺乏伴发热的患者或治疗后出现发热患者，应经验性抗感染治疗，同时尽早查明感染病原，根据病原种类及细菌药物敏感试验结果选用抗菌药物；对于按照药物的抗菌作用特点及其体内过程特点选择用药；抗菌药物治疗方案应综合患者病情、病原菌种类及抗菌药物特点制订。对于有真菌感染高危因素或有感染依据的患者，应进行分层给予预防治疗、诊断驱动治疗或目标治疗。

(九)出院标准

1. 一般情况良好。

2. 无Ⅲ级以上血液学毒性及感染或肝功能损害。

3. 没有需要住院处理的并发症和(或)合并症。

(十)有无变异及原因分析

1. 有影响化疗的合并症,需要进行相关的诊断和治疗。

2. 不能耐受化疗的患者,不进入此路径。

二、弥漫大 B 细胞淋巴瘤,非特指型行 R-CHOP(表柔比星)方案化疗临床路径表单

适用对象	第一诊断为弥漫大 B 细胞淋巴瘤,非特指型(ICD-10:C83.302/M96800/3 伴 Z51.146) 行 R-CHOP(利妥昔单抗、环磷酰胺、表柔比星、长春新碱、泼尼松)方案化疗(ICD-9-CM-3:99.2501)的患者	
患者基本信息	姓名:____ 性别:____ 年龄:__ 门诊号:____ 入院号:_____ 过敏史:_____ 入院日期:__年__月__日 出院日期:__年__月__日	标准住院日:4~5 天

时间		入院第 1 天(化疗前评估)	入院第 2 天(化疗第 1 天)
主要诊疗工作	制度落实	□ 入院 2 小时内经治或值班医师完成接诊 □ 入院 24 小时内主管医师查房 □ 入院 48 小时内主诊医师完成检诊 □ 经治医师查房(早晚 2 次) □ 专科会诊(必要时)	□ 三级医师查房 □ 根据化验、活检、影像学结果确定诊断、分型、分期及预后评估,行化疗前讨论,确定化疗方案
	病情评估	□ 经治医师询问病史及体格检查 □ 心理评估 □ 营养评估 □ 疼痛评估 □ 康复评估 □ 深静脉血栓栓塞症风险评估 □ 出血风险评估	□ 询问病情及体格检查(注意淋巴结及肿块变化情况)
	病历书写	□ 入院 8 小时内完成首次病程记录 □ 入院 24 小时内完成入院记录 □ 入院 48 小时内完成主管医师查房记录 □ 骨髓穿刺/活检记录 □ 腰椎穿刺记录 □ 满页病历及时打印	□ 诊断依据及化疗方案 □ 主诊医师查房记录 □ 输血记录 □ 满页病历及时打印
	知情同意	□ 告知患者及家属病情及注意事项 □ 患者及家属签署授权委托书 □ 患者或家属入院记录签字 □ 患者或家属签署骨穿知情同意书、输血知情同意书、PICC 置管知情同意书、腰穿知情同意书、化疗知情同意书	□ 告知患者及家属化疗过程中注意事项

(续　表)

	手术治疗		☐ 骨髓穿刺/活检术 ☐ 腰椎穿刺术	
	其他		☐ 及时通知上级医师检诊 ☐ 经治医师检查整理病历资料	
长期医嘱		护理医嘱	☐ 按内科护理常规 ☐ 二级护理 ☐ PICC 置管护理	☐ 按内科护理常规 ☐ 二级护理 ☐ PICC 置管护理
		处置医嘱	☐ 静脉输液	☐ 静脉输液
		膳食医嘱	☐ 普食 ☐ 糖尿病普食 ☐ 低盐、低脂普食 ☐ 低盐、低脂、糖尿病普食	☐ 普食 ☐ 糖尿病普食 ☐ 低盐、低脂普食 ☐ 低盐、低脂、糖尿病普食
		药物医嘱	☐ 患者既往基础用药	☐ 患者既往基础用药 ☐ 化疗用药：美罗华 375mg/m², 第 1 天 ☐ 化疗辅助用药：水化、碱化、利尿、镇吐、保肝等药物，如乙肝核心抗体阳性加用抗乙肝药物 ☐ 并发症处理：例如高细胞溶解综合征，水化、碱化；高血糖：监测血糖及降糖治疗
重点医嘱	临时医嘱	检查检验	☐ 血常规 ☐ 尿常规 ☐ 粪常规 ☐ 血型 ☐ 血生化(含 LDH 及尿酸) ☐ 免疫球蛋白 6 项＋C 反应蛋白＋β₂ 微球蛋白 ☐ 血清术前八项 ☐ HBV-DNA 定量(HBV 表面抗原阳性者) ☐ 凝血功能 ☐ 血沉 ☐ 心电图 ☐ 浅表淋巴结超声 ☐ 腹部超声 ☐ 胸腹盆增强 CT ☐ ¹⁸F-FDG-PET/CT ☐ MRI(必要时) ☐ 超声心动图(必要时) ☐ 骨穿＋骨髓活检＋免疫分型＋染色体 ☐ 淋巴结或受累结外部位活检病理 ☐ 腰穿及鞘内注射(必要时)	☐ 血常规＋CRP ☐ 生化 ☐ 凝血功能 ☐ 尿常规 ☐ 粪常规 ☐ 血培养(双瓶双套)(发热时) ☐ 导管培养(发热时) ☐ G-试验、GM-试验(发热时) ☐ 降钙素原(发热时) ☐ 肺部 CT(发热时)
		药物医嘱	☐ 视病情给予相应处理	☐ 视病情给予相应处理

（续　表）

	手术医嘱		
	处置医嘱	□ 静脉抽血	□ 静脉抽血 □ 输血
主要护理工作	健康宣教	□ 入院宣教:介绍责任护士,病区环境、设施、规章制度、基础护理服务项目 □ 进行护理安全指导 □ 进行等级护理、活动范围指导 □ 进行饮食指导 □ 进行用药指导 □ 进行关于疾病知识的宣教 □ 检查、检验项目的目的和意义	□ 进行护理安全指导 □ 进行等级护理、活动范围指导 □ 进行饮食指导 □ 进行用药指导 □ 进行关于疾病知识的宣教 □ 心理疏导 □ 化疗过程中注意事项
	护理处置	□ 患者身份核对 □ 佩戴腕带 □ 建立入院病历,通知医师 □ 询问病史,填写护理记录单首页 □ 测量基本生命体征 □ 观察病情 □ 抽血、留取标本 □ 心理与生活护理 □ 根据评估结果采取相应护理措施 □ 通知次日检查项目及检查注意事项 □ 建立静脉通道(静脉留置针或 PICC) □ 遵医嘱用药 □ 完成护理记录	□ 测量基本生命体征 □ 观察病情 □ 遵医嘱抽血、留取标本 □ 心理与生活护理 □ 指导并监督患者治疗与活动 □ 遵医嘱用药 □ 根据评估结果采取相应护理措施 □ 完成护理记录
	护理评估	□ 一般评估:生命体征、神志、皮肤、药物过敏史等 □ 专科评估:饮食习惯、生活方式、体重、身高、家族史、既往史 □ 风险评估:评估有无跌倒、坠床、压疮、导管滑脱、液体外渗的风险 □ 心理评估 □ 营养评估 □ 疼痛评估 □ 康复评估 □ 血栓风险评估	□ 风险评估:评估有无跌倒、坠床、压疮、导管滑脱、液体外渗的风险 □ 心理评估 □ 评估皮肤、黏膜有无出血 □ 病情评估
	专科护理	□ 心理护理 □ 饮食指导 □ PICC 护理	□ 心理护理 □ 饮食指导 □ PICC 护理
	饮食指导	□ 根据医嘱通知配餐员准备膳食 □ 指导家属送餐注意事项 □ 协助进餐	□ 根据医嘱通知配餐员准备膳食 □ 指导家属送餐注意事项 □ 协助进餐
	活动体位	□ 根据护理等级指导活动 □ 根据病情指导活动	□ 根据护理等级指导活动 □ 根据病情指导活动

(续　表)

洗浴要求	☐ 卫生整顿:更衣、剃须、剪短指甲 ☐ 协助更换病号服			☐ 协助患者晨、晚间护理 ☐ 卫生整顿:更衣、剃须、剪短指甲		
病情变异记录	☐ 无　　☐ 有,原因: ☐ 患者　☐ 疾病　☐ 医疗 ☐ 护理　☐ 保障　☐ 管理			☐ 无　　☐ 有,原因: ☐ 患者　☐ 疾病　☐ 医疗 ☐ 护理　☐ 保障　☐ 管理		
护士签名	白班	小夜班	大夜班	白班	小夜班	大夜班
医师签名						

时间			入院第 3 天(化疗第 2 日)	入院第 4—5 天(恢复出院)
主要诊疗工作		病情评估	☐ 出血风险评估 ☐ 感染风险评估 ☐ 心理评估 ☐ 营养评估 ☐ 深静脉血栓栓塞症风险评估	☐ 心理评估 ☐ 营养评估 ☐ 上级医师进行治疗效果、预后和出院评估 ☐ 出院宣教
		制度落实	☐ 三级医师查房	☐ 三级医师查房
		病历书写	☐ 日常病程记录 ☐ 输血记录 ☐ 满页病历及时打印	☐ 腰椎穿刺记录 ☐ 出院当天病程记录(有上级医师指示出院) ☐ 满页病历及时打印 ☐ 出院后 24 小时内完成出院记录 ☐ 出院后 24 小时内完成病案首页
		知情同意	☐ 告知患者及家属化疗后注意事项	☐ 告知患者及家属化疗后注意事项 ☐ 告知患者及家属出院后注意事项(包含复诊的时间地点、发生紧急情况时处理、下次化疗时间等)
		手术治疗		☐ 腰椎穿刺术
		其他		☐ 通知出院 ☐ 开具出院介绍信 ☐ 开具诊断证明书 ☐ 出院带药 ☐ 预约门诊复诊时间 ☐ 预约下次返院化疗时间
重点医嘱	长期医嘱	护理医嘱	☐ 内科护理常规 ☐ 二级护理 ☐ PICC 置管护理	☐ 内科护理常规 ☐ 二级护理 ☐ PICC 置管护理
		处置医嘱	☐ 静脉输液	☐ 静脉输液
		膳食医嘱	☐ 普食 ☐ 糖尿病普食 ☐ 低盐、低脂普食 ☐ 低盐、低脂、糖尿病普食	☐ 普食 ☐ 糖尿病普食 ☐ 低盐、低脂普食 ☐ 低盐、低脂、糖尿病普食

（续　表）

临时医嘱	药物医嘱	□ 患者既往基础用药 □ 并发症的处理 □ 环磷酰胺 750mg/m² ，第 1 天；表柔比星 60mg/m² ，第 1 天；长春新碱 1.4mg/m²（最大量 2mg），第 1 天；泼尼松 50mg/m²（最大量 100mg/d），第 1 天	□ 患者既往基础用药 □ 并发症的处理 □ 泼尼松 50mg/m²（最大量 100mg/d），用满 5 日
	检查检验	□ 血常规 □ 生化 □ 凝血功能 □ 尿常规 □ 粪常规 □ 血培养（双瓶双套）（发热时） □ 导管培养（发热时） □ G-试验、GM-试验（发热时） □ 降钙素原（发热时） □ 肺部 CT（发热时）	□ 血常规 □ 生化 □ 凝血功能
	药物医嘱		
	手术医嘱		
	处置医嘱	□ 静脉抽血 □ 输血	□ 静脉抽血 □ 出院
主要护理工作	健康宣教	□ 进行护理安全指导 □ 进行等级护理、活动范围指导 □ 进行饮食指导 □ 进行用药指导 □ 进行化疗后骨髓抑制期相关知识宣教	□ 进行护理安全指导 □ 进行等级护理、活动范围指导 □ 出院宣教（包含饮食、用药指导及注意事项、复查时间等）
	护理处置	□ 配合医师完成各项检查 □ 抽血（根据医嘱） □ 遵医嘱用药 □ 饮食指导 □ 皮肤护理 □ 心理与生活护理 □ 根据评估结果采取相应护理措施 □ 完成护理记录	□ 配合医师完成各项检查 □ 抽血（根据医嘱） □ 遵医嘱用药 □ 完成护理记录 □ 核对患者医疗费用 □ 协助患者办理出院手续 □ 整理床单位
	护理评估	□ 评估有无跌倒、坠床、压疮、导管滑脱、液体外渗的风险 □ 心理评估及疏导 □ 评估皮肤、黏膜有无出血 □ 病情评估	□ 评估有无跌倒、坠床、压疮、导管滑脱、液体外渗的风险 □ 评估皮肤、黏膜有无出血 □ 心理评估及疏导 □ 病情评估
	专科护理	□ 心理护理 □ 饮食指导 □ PICC 护理	□ 心理护理 □ 饮食指导 □ PICC 护理
	饮食指导	□ 家属送餐及患者进餐注意事项	□ 家属送餐及患者进餐注意事项

（续　表）

活动体位	□ 根据护理等级指导活动			□ 根据护理等级指导活动		
洗浴要求	□ 协助患者晨、晚间护理 □ 保持皮肤清洁,更换病号服、床单位			□ 协助患者晨、晚间护理 □ 保持皮肤清洁,更换病号服、床单位		
病情变异记录	□ 无　　□ 有,原因: □ 患者　□ 疾病　□ 医疗 □ 护理　□ 保障　□ 管理			□ 无　　□ 有,原因: □ 患者　□ 疾病　□ 医疗 □ 护理　□ 保障　□ 管理		
护士签名	白班	小夜班	大夜班	白班	小夜班	大夜班
医师签名						

弥漫大 B 细胞淋巴瘤,非特指型行 R-CDOP (脂质体阿霉素)方案化疗临床路径

一、弥漫大 B 细胞淋巴瘤,非特指型行 R-CDOP(脂质体阿霉素) 方案化疗临床路径标准入院流程

(一)适用对象

第一诊断为弥漫大 B 细胞淋巴瘤,非特指型(ICD-10:C83.302/M96800/3 伴 Z51.146)行 R-CDOP(利妥昔单抗、环磷酰胺、脂质体阿霉素、长春新碱、泼尼松)方案化疗(ICD-9-CM-3: 99.2501)的患者。

(二)诊断依据

根据《NCCN 非霍奇金淋巴瘤临床实践指南》(中国版 2015),《血液病诊断及疗效标准(第 3 版)》(科学出版社)。

1. 常见临床症状 进行性无痛性淋巴结肿大,可累及任何部位淋巴结或器官,严重者伴随压迫症状(胸闷、气短、呼吸困难、胃不适、腹胀、腹痛、腰痛、头痛、偏瘫、意识障碍);B 组症状:不明原因发热>38℃、盗汗、体重减轻(半年内)>10%。

2. 淋巴结活检病理 弥漫大 B 细胞淋巴瘤,非特指型,生发中心来源或非生发中心来源;推荐做的免疫组化:CD20、CD3、CD5、CD10、CD45、BCL-2、BCL-6、IRF-4/MUM-1、ki-67、MYC、Cyclin D1、CD138、CD30、CD43、EBER-ISH、ALK、HHV-8、κ/λ。

3. 骨髓穿刺涂片及活检 检查是否淋巴瘤骨髓受累及。

4. 骨髓融合基因及染色体 检查淋巴瘤相关基因(BCL-2、BCL-1、MYC 重排、NPM-ALK 融合抗原受体基因重排)及染色体变异[t(14;18),t(3;v),t(8;14),t(8;v)]判断预后。

5. 骨髓或外周血流式细胞术 CD20、CD3、CD5、CD10、CD19、CD45、κ/λ。

6. 影像学检查 超声、CT 或 PET/CT 检查淋巴瘤受累部位。

(三)选择治疗方案的依据

根据《NCCN 非霍奇金淋巴瘤临床实践指南》(中国版 2015)。

(四)临床路径标准住院日为 4~5 天

(五)进入路径标准

1. 第一诊断必须符合弥漫大 B 细胞淋巴瘤,非特指型(ICD-10:C83.302/M96800/3 伴 Z51.146)的诊断标准。

2. 当患者同时具有其他疾病诊断时,但在住院期间不需要特殊处理也不影响第一诊断的临床路径流程实施时,可以进入路径。

3. 有 NHL 并发症,如神经系统损害,需特殊处理者,不进入路径。

4. 合并其他脏器功能严重异常者、精神异常者(需请专科会诊)，不进入路径。

5. 其他特殊情况者(如妊娠，请妇产科先行引产)，不进入路径。

6. 胃及中枢神经系统的弥漫大 B 细胞淋巴瘤不进入路径。

(六)化疗前准备 1 天(工作日)

1. 必需的检查项目

(1)常规化验：血尿便常规、生化全项(肝肾功能、电解质、血糖)、感染性疾病筛查(血清四项、乙肝五项、HBV 阳性者需查 HBV-DNA 拷贝数)、凝血功能、血沉、心电图。

(2)疾病相关检验：LDH、CRP＋β_2 微球蛋白＋免疫球蛋白 6 项＋血沉。

(3)影像学：(浅表淋巴结超声＋胸腹盆平扫/增强 CT)或^{18}F-FDG-PET/CT；局部 MRI(必要时)。

(4)骨髓穿刺涂片、骨髓活检、免疫分型、染色体检查、融合基因检查。

(5)淋巴结或受累结外部位活检病理。

(6)腰穿及鞘内注射化疗药物：如有鼻窦、睾丸、硬膜外、骨髓或≥2 个结外部位受累时进行。

(7)超声心动和心肺功能(老年或既往有相关病史者)。

2. 营养评估　根据《解放军总医院新入院患者营养风险筛查表(NRS)》为新入院患者进行营养评估，评分≥3 分者给予处置，必要时申请营养科医师会诊。

3. 心理评估　根据新入院患者情况申请心理科医师会诊。

4. 疼痛评估　根据《VAS 评分》实施疼痛评估，评分＞7 分者给予处置，必要时请疼痛科医师会诊。

5. 康复评估　根据《入院患者康复筛查和评估表》为新入院患者入院后 24 小时内进行康复筛查和评估。任何一项结果为"是"，则申请康复科医师会诊。

6. 深静脉血栓栓塞症风险评估　根据专科《深静脉血栓栓塞症评估量表》在新入院患者入院后 24 小时内进行风险筛查和评估，风险结果为"高危"的，则申请血管外科或介入导管室医师会诊。

(七)化疗方案选择

1. 化疗日　为入院第 2—5 天。

2. 化疗剂量　利妥昔单抗 375mg/m²，第 0 天；环磷酰胺 750mg/m²，第 1 天；脂质体阿霉素 30mg/m²，第 1 天；长春新碱 1.4mg/m²(最大量 2mg)，第 1 天；泼尼松 50mg/m²(最大量 100mg/d)，第 1—5 天。

3. 化疗注意事项　水化碱化、止吐药、保肝药、保护胃黏膜、营养心肌药物的应用。

4. 并发症处理　美罗华输注的过敏反应、肿瘤溶解综合征、白细胞减少、贫血、血小板减少、药物性肝损害、乙型肝炎暴发、高血糖等。

(八)抗菌药物选择与选用

粒细胞缺乏伴发热的患者或治疗后出现发热患者，应经验性抗感染治疗，同时尽早查明感染病原，根据病原种类及细菌药物敏感试验结果选用抗菌药物；对于按照药物的抗菌作用特点及其体内过程特点选择用药；抗菌药物治疗方案应综合患者病情、病原菌种类及抗菌药物特点制订。对于有真菌感染高危因素或有感染依据患者，应进行分层给予预防治疗、诊断驱动治疗或目标治疗。

(九)出院标准

1. 一般情况良好。

2. 无Ⅲ级以上血液学毒性及感染或肝功能损害。

3. 没有需要住院处理的并发症和(或)合并症。

(十)有无变异及原因分析

1. 有影响化疗的合并症,需要进行相关的诊断和治疗。

2. 不能耐受化疗的患者,不进入此路径。

二、弥漫大B细胞淋巴瘤,非特指型行R-CDOP(脂质体阿霉素)方案化疗临床路径表单

适用对象	第一诊断为弥漫大 B 细胞淋巴瘤,非特指型(ICD-10:C83.302/M96800/3 伴 Z51.146) 行 R-CDOP(利妥昔单抗、环磷酰胺、脂质体阿霉素、长春新碱、泼尼松)方案化疗(ICD-9-CM-3:99.2501)的患者	
患者基本信息	姓名:____ 性别:____ 年龄:__ 门诊号:____ 入院号:_____ 过敏史:_____ 入院日期:__年__月__日 出院日期:__年__月__日	标准住院日:4~5 天
时间	入院第 1 天(化疗前评估)	入院第 2 天(化疗第 1 天)

		入院第 1 天(化疗前评估)	入院第 2 天(化疗第 1 天)
主要诊疗工作	制度落实	□ 入院 2 小时内经治或值班医师完成接诊 □ 入院 24 小时内主管医师查房 □ 入院 48 小时内主诊医师完成检诊 □ 经治医师查房(早晚 2 次) □ 专科会诊(必要时)	□ 三级医师查房 □ 根据化验、活检、影像学结果确定诊断、分型、分期及预后评估,行化疗前讨论,确定化疗方案
	病情评估	□ 经治医师询问病史及体格检查 □ 心理评估 □ 营养评估 □ 疼痛评估 □ 康复评估 □ 深静脉血栓栓塞症风险评估 □ 出血风险评估	□ 询问病情及体格检查(注意淋巴结及肿块变化情况)
	病历书写	□ 入院 8 小时内完成首次病程记录 □ 入院 24 小时内完成入院记录 □ 骨髓穿刺/活检记录 □ 腰椎穿刺记录 □ 满页病历及时打印	□ 诊断依据及化疗方案 □ 病情稳定患者每三日一个病程记录 □ 入院 48 小时内完成主管医师查房记录 □ 输血记录 □ 满页病历及时打印
	知情同意	□ 告知患者及家属病情及注意事项 □ 患者及家属签署授权委托书 □ 患者或家属入院记录签字 □ 患者或家属签署骨穿知情同意书、输血知情同意书、PICC 置管知情同意书、腰穿知情同意书、化疗知情同意书	□ 告知患者及家属化疗过程中注意事项

(续　表)

手术治疗		□ 骨髓穿刺/活检术 □ 腰椎穿刺术		
其他		□ 及时通知上级医师检诊 □ 经治医师检查整理病历资料		
长期医嘱	护理医嘱	□ 按内科护理常规 □ 二级护理 □ PICC 置管护理	□ 按内科护理常规 □ 二级护理 □ PICC 置管护理	
	处置医嘱	□ 静脉输液	□ 静脉输液	
	膳食医嘱	□ 普食 □ 糖尿病普食 □ 低盐、低脂普食 □ 低盐、低脂、糖尿病普食	□ 普食 □ 糖尿病普食 □ 低盐、低脂普食 □ 低盐、低脂、糖尿病普食	
	药物医嘱	□ 患者既往基础用药	□ 患者既往基础用药 □ 化疗用药：利妥昔单抗 375mg/m²，第 0 天 □ 化疗辅助用药：水化、碱化、利尿、镇吐、保肝等药物，如乙肝核心抗体阳性加用抗乙肝药物 □ 并发症处理：例如高细胞溶解综合征：水化、碱化；高血糖：监测血糖及降糖治疗	
重点医嘱　临时医嘱	检查检验	□ 血常规 □ 尿常规 □ 粪常规 □ 血型 □ 血生化(含 LDH 及尿酸) □ 免疫球蛋白 6 项＋C 反应蛋白＋β₂ 微球蛋白 □ 血清术前八项 □ HBV-DNA 定量(HBV 表面抗原阳性者) □ 凝血功能 □ 血沉 □ 心电图 □ 浅表淋巴结超声 □ 腹部超声 □ 胸腹盆增强 CT □ ¹⁸F-FDG-PET/CT □ MRI(必要时) □ 超声心动图(必要时) □ 骨穿＋骨髓活检＋免疫分型＋染色体 □ 淋巴结或受累结外部位活检病理 □ 腰穿及鞘内注射(必要时)	□ 血常规＋CRP □ 生化 □ 凝血功能 □ 尿常规 □ 粪常规 □ 血培养(双瓶双套)(发热时) □ 导管培养(发热时) □ G-试验、GM-试验(发热时) □ 降钙素原(发热时) □ 肺部 CT(发热时)	
	药物医嘱	□ 视病情给予相应处理	□ 视病情给予相应处理	

	手术医嘱		
	处置医嘱	□ 静脉抽血	□ 静脉抽血 □ 输血
主要护理工作	健康宣教	□ 入院宣教:介绍责任护士,病区环境、设施、规章制度、基础护理服务项目 □ 进行护理安全指导 □ 进行等级护理、活动范围指导 □ 进行饮食指导 □ 进行用药指导 □ 进行关于疾病知识的宣教 □ 检查、检验项目的目的和意义	□ 进行护理安全指导 □ 进行等级护理、活动范围指导 □ 进行饮食指导 □ 进行用药指导 □ 进行关于疾病知识的宣教 □ 心理疏导 □ 化疗过程中注意事项
	护理处置	□ 患者身份核对 □ 佩戴腕带 □ 建立入院病历,通知医师 □ 询问病史,填写护理记录单首页 □ 测量基本生命体征 □ 观察病情 □ 抽血、留取标本 □ 心理与生活护理 □ 根据评估结果采取相应护理措施 □ 通知次日检查项目及检查注意事项 □ 建立静脉通道(静脉留置针或 PICC) □ 遵医嘱用药 □ 完成护理记录	□ 测量基本生命体征 □ 观察病情 □ 遵医嘱抽血、留取标本 □ 心理与生活护理 □ 指导并监督患者治疗与活动 □ 遵医嘱用药 □ 根据评估结果采取相应护理措施 □ 完成护理记录
	护理评估	□ 一般评估:生命体征、神志、皮肤、药物过敏史等 □ 专科评估:饮食习惯、生活方式、体重、身高、家族史、既往史 □ 风险评估:评估有无跌倒、坠床、压疮、导管滑脱、液体外渗的风险 □ 心理评估 □ 营养评估 □ 疼痛评估 □ 康复评估 □ 血栓风险评估	□ 风险评估:评估有无跌倒、坠床、压疮、导管滑脱、液体外渗的风险 □ 心理评估 □ 评估皮肤、黏膜有无出血 □ 病情评估
	专科护理	□ 心理护理 □ 饮食指导 □ PICC 护理	□ 心理护理 □ 饮食指导 □ PICC 护理
	饮食指导	□ 根据医嘱通知配餐员准备膳食 □ 指导家属送餐注意事项 □ 协助进餐	□ 根据医嘱通知配餐员准备膳食 □ 指导家属送餐注意事项 □ 协助进餐
	活动体位	□ 根据护理等级指导活动 □ 根据病情指导活动	□ 根据护理等级指导活动 □ 根据病情指导活动

(续 表)

洗浴要求	□ 卫生整顿:更衣、剃须、剪短指甲 □ 协助更换病号服		□ 协助患者晨、晚间护理 □ 卫生整顿:更衣、剃须、剪短指甲	
病情变异记录	□ 无　　□ 有,原因: □ 患者　□ 疾病　□ 医疗 □ 护理　□ 保障　□ 管理		□ 无　　□ 有,原因: □ 患者　□ 疾病　□ 医疗 □ 护理　□ 保障　□ 管理	

护士签名	白班	小夜班	大夜班	白班	小夜班	大夜班

医师签名	

时间	入院第 3 天(化疗第 2 日)	入院第 4—5 天(恢复出院)
主要诊疗工作 制度落实	□ 三级医师查房	□ 三级医师查房
病情评估	□ 出血风险评估 □ 感染风险评估 □ 心理评估 □ 营养评估 □ 深静脉血栓栓塞症风险评估	□ 心理评估 □ 营养评估 □ 上级医师进行治疗效果、预后和出院评估 □ 出院宣教
病历书写	□ 主诊医师查房记录 □ 输血记录 □ 满页病历及时打印	□ 腰椎穿刺记录 □ 出院当天病程记录(有上级医师指示出院) □ 满页病历及时打印 □ 出院后 24 小时内完成出院记录 □ 出院后 24 小时内完成病案首页
知情同意	□ 告知患者及家属化疗后注意事项	□ 告知患者及家属化疗后注意事项 □ 告知患者及家属出院后注意事项(包含复诊的时间地点、发生紧急情况时处理、下次化疗时间等)
手术治疗		□ 腰椎穿刺术
其他		□ 通知出院 □ 开具出院介绍信 □ 开具诊断证明书 □ 出院带药 □ 预约门诊复诊时间 □ 预约下次返院化疗时间
重点医嘱 **长期医嘱** 护理医嘱	□ 内科护理常规 □ 二级护理 □ PICC 置管护理	□ 内科护理常规 □ 二级护理 □ PICC 置管护理
处置医嘱	□ 静脉输液	□ 静脉输液
膳食医嘱	□ 普食 □ 糖尿病普食 □ 低盐、低脂普食 □ 低盐、低脂、糖尿病普食	□ 普食 □ 糖尿病普食 □ 低盐、低脂普食 □ 低盐、低脂、糖尿病普食

临时医嘱	药物医嘱	□ 患者既往基础用药 □ 并发症的处理 □ 环磷酰胺 750mg/m²，第 1 天；脂质体阿霉素 30mg/m²，第 1 天；长春新碱 1.4mg/m²（最大量 2mg），第 1 天；泼尼松 50mg/m²（最大量 100mg/d），第 1 天	□ 患者既往基础用药 □ 并发症的处理 □ 泼尼松 50mg/m²（最大量每天 100mg）（用满 5 日）
	检查检验	□ 血常规 □ 生化 □ 凝血功能 □ 尿常规 □ 粪常规 □ 血培养（双瓶双套）（发热时） □ 导管培养（发热时） □ G-试验、GM-试验（发热时） □ 降钙素原（发热时） □ 肺部 CT（发热时）	□ 血常规 □ 生化 □ 凝血功能
	药物医嘱		
	手术医嘱		
	处置医嘱	□ 静脉抽血 □ 输血	□ 静脉抽血 □ 出院
主要护理工作	健康宣教	□ 进行护理安全指导 □ 进行等级护理、活动范围指导 □ 进行饮食指导 □ 进行用药指导 □ 进行化疗后骨髓抑制期相关知识宣教	□ 进行护理安全指导 □ 进行等级护理、活动范围指导 □ 出院宣教（包含饮食、用药指导及注意事项、复查时间等）
	护理处置	□ 配合医师完成各项检查 □ 抽血（根据医嘱） □ 遵医嘱用药 □ 饮食指导 □ 皮肤护理 □ 心理与生活护理 □ 根据评估结果采取相应护理措施 □ 完成护理记录	□ 配合医师完成各项检查 □ 抽血（根据医嘱） □ 遵医嘱用药 □ 完成护理记录 □ 核对患者医疗费用 □ 协助患者办理出院手续 □ 整理床单位
	护理评估	□ 评估有无跌倒、坠床、压疮、导管滑脱、液体外渗的风险 □ 心理评估及疏导 □ 评估皮肤、黏膜有无出血 □ 病情评估	□ 评估有无跌倒、坠床、压疮、导管滑脱、液体外渗的风险 □ 评估皮肤、黏膜有无出血 □ 心理评估及疏导 □ 病情评估
	专科护理	□ 心理护理 □ 饮食指导 □ PICC 护理	□ 心理护理 □ 饮食指导 □ PICC 护理
	饮食指导	□ 家属送餐及患者进餐注意事项	□ 家属送餐及患者进餐注意事项

（续　表）

	活动体位	□ 根据护理等级指导活动			□ 根据护理等级指导活动		
	洗浴要求	□ 协助患者晨、晚间护理 □ 保持皮肤清洁,更换病号服、床单位			□ 协助患者晨、晚间护理 □ 保持皮肤清洁,更换病号服、床单位		
病情变异记录		□ 无　　□ 有,原因: □ 患者　□ 疾病　□ 医疗 □ 护理　□ 保障　□ 管理			□ 无　　□ 有,原因: □ 患者　□ 疾病　□ 医疗 □ 护理　□ 保障　□ 管理		
护士签名		白班	小夜班	大夜班	白班	小夜班	大夜班
医师签名							

霍奇金淋巴瘤行 ABVD 方案化疗临床路径

一、霍奇金淋巴瘤行 ABVD 方案化疗临床路径标准入院流程

(一)适用对象

第一诊断为霍奇金淋巴瘤(ICD-10:C81)行 ABVD 方案化疗(ICD-9-CM-3:99.2501)的患者。

(二)诊断依据

根据《NCCN 霍奇金淋巴瘤临床实践指南》(中国版 2015),《血液病诊断及疗效标准(第 3 版)》(科学出版社)。

1. 常见临床症状

(1)淋巴结肿大是霍奇金淋巴瘤最常见的临床表现,90%患者以淋巴结肿大就诊,约 70% 表现为颈部淋巴结肿大,50%具有纵隔淋巴结肿大。淋巴结肿大常呈无痛性、进行性肿大。淋巴结肿大可以压迫邻近器官组织造成功能障碍和相应临床表现。如一侧肢体水肿、胸腔积液、腹水、少尿等。

(2)淋巴结外器官受累的临床表现:霍奇金淋巴瘤原发淋巴结外器官或组织的少见(< 10%),原发结外或病变晚期累及淋巴结外器官可造成相应器官的解剖和功能障碍,引起多种多样的临床表现。常见部位是小肠、胃和咽淋巴环。可累及神经系统造成截瘫、累及骨骼出现病理性骨折,可侵犯骨髓、乳腺、甲状腺等。

(3)全身症状在 55%患者初诊时可以出现,20%～30%患者表现发热、盗汗、消瘦。发热可为低热,1/6 的患者出现周期性发热(Pel-Ebstein 热),特点为数日内体温逐渐升高,达到 38～40℃,持续数天后逐渐下降,经过 10 天或更长时间的间歇期,体温又复上升,周而复始,并且逐渐缩短间歇期。此外可有瘙痒、乏力、饮酒后淋巴结疼痛等。

2. 淋巴结活检病理　霍奇金淋巴瘤。

3. 骨髓穿刺涂片及活检　检查是否淋巴瘤骨髓受累及。

4. 骨髓融合基因及染色体　检查淋巴瘤相关基因及染色体变异判断预后。

5. 骨髓或外周血流式细胞术

6. 影像学检查　超声、CT 或 PET/CT 判断淋巴瘤受累部位。

(三)选择治疗方案的依据

根据《NCCN 霍奇金淋巴瘤临床实践指南》(中国版 2015)。

(四)临床路径复诊患者标准住院日为 3～4 天

(五)进入路径标准

1. 第一诊断必须符合霍奇金淋巴瘤(ICD-10:C81)的诊断标准。

2. 当患者同时具有其他疾病诊断时,但在住院期间不需要特殊处理也不影响第一诊断的

临床路径流程实施时,可以进入路径。

3. 有 HL 并发症,如神经系统损害,需特殊处理者,不进入路径。

(六)化疗前准备 1 天(工作日)

1. 必需的检查项目

(1)常规化验:血尿便常规、生化全项(肝肾功能、电解质、血糖)、感染性疾病筛查(血清四项)、凝血功能、血沉、HBV 阳性者需查 HBV-DNA 拷贝数、心电图。

(2)疾病相关检验:LDH、CRP+β_2 微球蛋白+免疫球蛋白 6 项+血清蛋白电泳、如果有胃病变检查 C13 呼气试验评定 HP 感染。

(3)影像学:(浅表淋巴结超声+胸腹盆增强 CT)或 ^{18}F-FDG-PET/CT;局部 MRI(必要时)。

(4)骨髓穿刺涂片、骨髓活检、免疫分型、染色体检查。

(5)淋巴结或受累结外部位活检病理。

(6)腰穿及鞘内注射化疗药物:如有鼻窦、睾丸、硬膜外、骨髓或本身为 HIV 淋巴瘤,或≥2个结外部位受累时进行。

(7)超声心动和肺功能(老年或既往有相关病史者)。

2. 营养评估 根据《解放军总医院新入院患者营养风险筛查表(NRS)》为新入院患者进行营养评估,评分≥3 分者给予处置,必要时申请营养科医师会诊。

3. 心理评估 根据新入院患者情况申请心理科医师会诊。

4. 疼痛评估 根据《VAS 评分》实施疼痛评估,评分>7 分者给予处置,必要时请疼痛科医师会诊。

5. 康复评估 根据《入院患者康复筛查和评估表》为新入院患者入院后 24 小时内进行康复筛查和评估。任何一项结果为"是",则申请康复科医师会诊。

6. 深静脉血栓栓塞症风险评估 根据专科《深静脉血栓栓塞症评估量表》在新入院患者入院后 24 小时内进行风险筛查和评估,风险结果为"高危"的,则申请血管外科或介入导管室医师会诊。

(七)化疗方案选择

1. 化疗日为入院第 2 天。

2. 化疗剂量:阿霉素 25mg/m²,第 1 天(第 15 天);博来霉素 10mg/m²,第 1 天(第 15 天);达卡巴嗪 375mg/m²,第 1 天(第 15 天);长春花碱 6mg/m²,第 1 天(第 15 天)。

3. 化疗注意事项:水化碱化、止吐药、保肝药、保护胃黏膜、营养心肌药物的应用。

4. 并发症处理:肿瘤溶解综合征、白细胞减少、贫血、血小板减少、药物性肝损害、高血糖等。

(八)抗菌药物选择与选用

粒细胞缺乏伴发热的患者或治疗后出现发热患者,应经验性抗感染治疗,同时尽早查明感染病原,根据病原种类及细菌药物敏感试验结果选用抗菌药物;对于按照药物的抗菌作用特点及其体内过程特点选择用药;抗菌药物治疗方案应综合患者病情、病原菌种类及抗菌药物特点制订。对于有真菌感染高危因素或有感染依据患者,应进行分层给予预防治疗、诊断驱动治疗或目标治疗。

(九)出院标准

1. 一般情况良好。

2. 无Ⅲ级以上血液学毒性及感染或肝功能损害。

3. 第一诊断疗效判定为好转或以上。

4. 没有需要住院处理的并发症和(或)合并症。

(十)有无变异及原因分析

1. 有影响化疗的合并症,需要进行相关的诊断和治疗。

2. 不能耐受化疗的患者,不进入此路径。

二、霍奇金淋巴瘤行 ABVD 方案化疗临床路径表单

适用对象	第一诊断为霍奇金淋巴瘤(ICD-10:C81) 行 ABVD 方案化疗(ICD-9-CM-3:99.2501)的患者[阿霉素 25mg/m²,第 1 天,第 15 天;博来霉素 10mg/m²,第 1 天,第 15 天;达卡巴嗪 375mg/(m²·L),第 1 天,第 15 天;长春花碱 6mg/m²,第 1 天,第 15 天]	
患者基本信息	姓名:____ 性别:____ 年龄:__ 门诊号:____ 入院号:_____ 过敏史:_____ 入院日期:__年__月__日 出院日期:__年__月__日	标准住院日:3~4 天

时间		入院第 1 天(化疗前评估)	入院第 2 天(化疗第 1 天)
主要诊疗工作	制度落实	□ 入院 2 小时内经治或值班医师完成接诊 □ 入院 24 小时内主管医师查房 □ 入院 48 小时内主诊医师完成检诊 □ 经治医师查房(早晚 2 次) □ 专科会诊(必要时)	□ 三级医师查房 □ 根据化验、活检、影像学结果确定诊断、分型、分期及预后评估,行化疗前讨论,确定化疗方案
	病情评估	□ 经治医师询问病史及体格检查 □ 心理评估 □ 营养评估 □ 疼痛评估 □ 康复评估 □ 深静脉血栓栓塞症风险评估 □ 出血风险评估	□ 询问病情及体格检查(注意淋巴结及肿块变化情况)
	病历书写	□ 入院 8 小时内完成首次病程记录 □ 入院 24 小时内完成入院记录 □ 入院 48 小时内完成主管医师查房记录 □ 骨髓穿刺/活检记录 □ 腰椎穿刺记录 □ 满页病历及时打印	□ 诊断依据及化疗方案 □ 主诊医师查房记录 □ 输血记录 □ 满页病历及时打印
	知情同意	□ 告知患者及家属病情及注意事项 □ 患者及家属签署授权委托书 □ 患者或家属入院记录签字 □ 患者或家属签署骨穿知情同意书、输血知情同意书、PICC 置管知情同意书、腰穿知情同意书、化疗知情同意书	□ 告知患者及家属化疗过程中注意事项
	手术治疗	□ 骨髓穿刺/活检术 □ 腰椎穿刺术	

		其他	☐ 及时通知上级医师检诊 ☐ 经治医师检查整理病历资料	
重点医嘱	长期医嘱	护理医嘱	☐ 按内科护理常规 ☐ 二级护理 ☐ PICC 置管护理	☐ 按内科护理常规 ☐ 二级护理 ☐ PICC 置管护理
		处置医嘱	☐ 静脉输液	☐ 静脉输液
		膳食医嘱	☐ 普食 ☐ 糖尿病普食 ☐ 低盐、低脂普食 ☐ 低盐、低脂、糖尿病普食	☐ 普食 ☐ 糖尿病普食 ☐ 低盐、低脂普食 ☐ 低盐、低脂、糖尿病普食
		药物医嘱	☐ 患者既往基础用药	☐ 患者既往基础用药 ☐ 化疗用药：阿霉素 25mg/m²，第 1 天（第 15 天）；博来霉素 10mg/m²，第 1 天（第 15 天）；达卡巴嗪 375mg/m²，第 1 天（第 15 天）；长春花碱 6mg/m²，第 1 天（第 15 天） ☐ 化疗辅助用药：水化、碱化、利尿、镇吐、保肝等药物 ☐ 并发症处理：例如高细胞溶解综合征：水化、碱化；高血糖：监测血糖及降糖治疗
	临时医嘱	检查检验	☐ 血常规 ☐ 尿常规 ☐ 粪常规 ☐ 血型 ☐ 血生化（含 LDH 及尿酸） ☐ 免疫球蛋白 6 项＋C 反应蛋白＋β_2 微球蛋白 ☐ 血清术前八项 ☐ HBV-DNA 定量（HBV 表面抗原阳性者） ☐ 凝血功能 ☐ 血沉 ☐ 心电图 ☐ 浅表淋巴结超声 ☐ 腹部超声 ☐ 胸腹盆增强 CT ☐ ^{18}F-FDG-PET/CT ☐ MRI（必要时） ☐ 超声心动图（必要时） ☐ 骨穿＋骨髓活检＋免疫分型＋染色体 ☐ 淋巴结或受累结外部位活检病理 ☐ 腰穿及鞘内注射（必要时）	☐ 血常规＋CRP ☐ 生化 ☐ 凝血功能 ☐ 尿常规 ☐ 粪常规 ☐ 血培养（双瓶双套）（发热时） ☐ 导管培养（发热时） ☐ G-试验、GM-试验（发热时） ☐ 降钙素原（发热时） ☐ 肺部 CT（发热时）
		药物医嘱	☐ 视病情给予相应处理	☐ 视病情给予相应处理

（续　表）

	手术医嘱		
	处置医嘱	□ 静脉抽血	□ 静脉抽血 □ 输血
主要护理工作	健康宣教	□ 入院宣教:介绍责任护士,病区环境、设施、规章制度、基础护理服务项目 □ 进行护理安全指导 □ 进行等级护理、活动范围指导 □ 进行饮食指导 □ 进行用药指导 □ 进行关于疾病知识的宣教 □ 检查、检验项目的目的和意义	□ 进行护理安全指导 □ 进行等级护理、活动范围指导 □ 进行饮食指导 □ 进行用药指导 □ 进行关于疾病知识的宣教 □ 心理疏导 □ 化疗过程中注意事项
	护理处置	□ 患者身份核对 □ 佩戴腕带 □ 建立入院病历,通知医师 □ 询问病史,填写护理记录单首页 □ 测量基本生命体征 □ 观察病情 □ 抽血、留取标本 □ 心理与生活护理 □ 根据评估结果采取相应护理措施 □ 通知次日检查项目及检查注意事项 □ 建立静脉通道(静脉留置针或 PICC) □ 遵医嘱用药 □ 完成护理记录	□ 测量基本生命体征 □ 观察病情 □ 遵医嘱抽血、留取标本 □ 心理与生活护理 □ 指导并监督患者治疗与活动 □ 遵医嘱用药 □ 根据评估结果采取相应护理措施 □ 完成护理记录
	护理评估	□ 一般评估:生命体征、神志、皮肤、药物过敏史等 □ 专科评估:饮食习惯、生活方式、体重、身高、家族史、既往史 □ 风险评估:评估有无跌倒、坠床、压疮、导管滑脱、液体外渗的风险 □ 心理评估 □ 营养评估 □ 疼痛评估 □ 康复评估 □ 血栓风险评估	□ 风险评估:评估有无跌倒、坠床、压疮、导管滑脱、液体外渗的风险 □ 心理评估 □ 评估皮肤、黏膜有无出血 □ 病情评估
	专科护理	□ 心理护理 □ 饮食指导 □ PICC 护理	□ 心理护理 □ 饮食指导 □ PICC 护理
	饮食指导	□ 根据医嘱通知配餐员准备膳食 □ 指导家属送餐注意事项 □ 协助进餐	□ 根据医嘱通知配餐员准备膳食 □ 指导家属送餐注意事项 □ 协助进餐
	活动体位	□ 根据护理等级指导活动 □ 根据病情指导活动	□ 根据护理等级指导活动 □ 根据病情指导活动

（续 表）

	洗浴要求	□ 卫生整顿:更衣、剃须、剪短指甲 □ 协助更换病号服		□ 协助患者晨、晚间护理 □ 卫生整顿:更衣、剃须、剪短指甲		
病情变异记录		□ 无　　□ 有,原因: □ 患者　□ 疾病　□ 医疗 □ 护理　□ 保障　□ 管理		□ 无　　□ 有,原因: □ 患者　□ 疾病　□ 医疗 □ 护理　□ 保障　□ 管理		
护士签名		白班	小夜班	大夜班	白班	小夜班	大夜班
医师签名						
时间		入院第 3 天(化疗后)		入院第 3—4 天(恢复出院)		

主要诊疗工作	病情评估	□ 出血风险评估 □ 感染风险评估 □ 心理评估 □ 营养评估 □ 深静脉血栓栓塞症风险评估	□ 心理评估 □ 营养评估 □ 上级医师进行治疗效果、预后和出院评估 □ 出院宣教
	制度落实	□ 三级医师查房	□ 三级医师查房
	病历书写	□ 日常病程记录 □ 输血记录 □ 满页病历及时打印	□ 日常病程记录 □ 骨髓穿刺/活检记录 □ 腰椎穿刺记录 □ 出院当天病程记录(有上级医师指示出院) □ 满页病历及时打印 □ 出院后 24 小时内完成出院记录 □ 出院后 24 小时内完成病案首页
	知情同意	□ 告知患者及家属化疗后注意事项	□ 告知患者及家属化疗后注意事项 □ 告知患者及家属出院后注意事项(包含复诊的时间地点、发生紧急情况时处理、下次化疗时间等)
	手术治疗		□ 骨髓穿刺术 □ 腰椎穿刺术
	其他		□ 通知出院 □ 开具出院介绍信 □ 开具诊断证明书 □ 出院带药 □ 预约门诊复诊时间 □ 预约下次返院化疗时间

（续　表）

重点医嘱	长期医嘱	护理医嘱	☐ 内科护理常规 ☐ 二级护理 ☐ PICC 置管护理	☐ 内科护理常规 ☐ 二级护理 ☐ PICC 置管护理
		处置医嘱	☐ 静脉输液	☐ 静脉输液
		膳食医嘱	☐ 普食 ☐ 糖尿病普食 ☐ 低盐、低脂普食 ☐ 低盐、低脂、糖尿病普食	☐ 普食 ☐ 糖尿病普食 ☐ 低盐、低脂普食 ☐ 低盐、低脂、糖尿病普食
		药物医嘱	☐ 患者既往基础用药 ☐ 并发症的处理	☐ 患者既往基础用药 ☐ 并发症的处理
	临时医嘱	检查检验	☐ 血常规 ☐ 生化 ☐ 凝血功能 ☐ 尿常规 ☐ 粪常规 ☐ 血培养（双瓶双套）（发热时） ☐ 导管培养（发热时） ☐ G-试验、GM-试验（发热时） ☐ 降钙素原（发热时） ☐ 肺部 CT（发热时）	☐ 血常规 ☐ 生化 ☐ 凝血功能
		药物医嘱		
		手术医嘱		
		处置医嘱	☐ 静脉抽血 ☐ 输血	☐ 静脉抽血 ☐ 出院
主要护理工作		健康宣教	☐ 进行护理安全指导 ☐ 进行等级护理、活动范围指导 ☐ 进行饮食指导 ☐ 进行用药指导 ☐ 进行化疗后骨髓抑制期相关知识宣教	☐ 进行护理安全指导 ☐ 进行等级护理、活动范围指导 ☐ 出院宣教（包含饮食、用药指导及注意事项、复查时间等）
		护理处置	☐ 配合医师完成各项检查 ☐ 抽血（根据医嘱） ☐ 遵医嘱用药 ☐ 饮食指导 ☐ 皮肤护理 ☐ 心理与生活护理 ☐ 根据评估结果采取相应护理措施 ☐ 完成护理记录	☐ 配合医师完成各项检查 ☐ 抽血（根据医嘱） ☐ 遵医嘱用药 ☐ 完成护理记录 ☐ 核对患者医疗费用 ☐ 协助患者办理出院手续 ☐ 整理床单位
		护理评估	☐ 评估有无跌倒、坠床、压疮、导管滑脱、液体外渗的风险 ☐ 心理评估及疏导 ☐ 评估皮肤、黏膜有无出血 ☐ 病情评估	☐ 评估有无跌倒、坠床、压疮、导管滑脱、液体外渗的风险 ☐ 评估皮肤、黏膜有无出血 ☐ 心理评估及疏导 ☐ 病情评估

（续　表）

专科护理	□ 心理护理 □ 饮食指导 □ PICC 护理			□ 心理护理 □ 饮食指导 □ PICC 护理		
饮食指导	□ 家属送餐及患者进餐注意事项			□ 家属送餐及患者进餐注意事项		
活动体位	□ 根据护理等级指导活动			□ 根据护理等级指导活动		
洗浴要求	□ 协助患者晨、晚间护理 □ 保持皮肤清洁,更换病号服、床单位			□ 协助患者晨、晚间护理 □ 保持皮肤清洁,更换病号服、床单位		
病情变异记录	□ 无　　□ 有,原因: □ 患者　□ 疾病　□ 医疗 □ 护理　□ 保障　□ 管理			□ 无　　□ 有,原因: □ 患者　□ 疾病　□ 医疗 □ 护理　□ 保障　□ 管理		
护士签名	白班	小夜班	大夜班	白班	小夜班	大夜班
医师签名						

成人多发性骨髓瘤行美法仑方案预处理自体造血干细胞移植临床路径

一、成人多发性骨髓瘤行美法仑方案预处理自体造血干细胞移植临床路径标准入院流程

(一)适用对象

第一诊断为多发性骨髓瘤(ICD-10:C90.001,M97321/3)行美法仑方案预处理自体造血干细胞移植(ICD-9-CM-3:41.0401/41.0701)的患者。

(二)诊断依据

根据《中国多发性骨髓瘤诊治指南》(2011年修订)(中华医学会血液学分会 中华内科杂志2011年10月第50卷第10期),《血液病诊断及疗效标准(第3版)》(科学出版社)。

1. 病史采集及重要体征

(1)年龄。

(2)常见临床症状:如贫血、骨痛、肾脏损害等。

(3)有无合并淀粉样变表现(舌体肥大、腮腺肿大、肝脾大)。

(4)有无严重感染。

2. 实验室检查

(1)血常规、血生化、凝血。

(2)血免疫固定电泳、免疫球蛋白定量、血清游离轻链。

(3)尿常规、尿免疫固定电泳、24小时尿蛋白定量、尿轻链。

(4)骨髓细胞形态学(细胞形态学、细胞化学、组织病理学)、免疫分型、骨髓病相关基因筛查、FISH检查[1q12、13q、17p、t(4,14)、t(14,20)]。

(5)X线检查(头颅、骨盆、肋骨)、MRI(脊柱)PET/CT。

(6)心电图、心脏超声、肺部CT、肺功能、腹部超声。

3. 诊断、分类

(1)血或尿M蛋白(无血、尿M蛋白量的限制,大多数病例IgG>30g/L或IgA>20g/L或24小时尿轻链>1g,但有些有症状MM患者低于此水平)。

(2)骨髓单克隆浆细胞或浆细胞瘤(单克隆浆细胞通常>0.10,但未设定最低阈值)。

(3)出现骨髓瘤ROTI(CRAB:高钙血症、肾功能不全、贫血、骨损害)。

①分型:依照增多的异常免疫球蛋白类型可以分为以下8型:IgG型、IgA型、IgD型、IgM型、IgE型、轻链型、双克隆型及不分泌型。

②分期:DS分期和ISS分期。

Durie-Salmon 分期体系

分期	Durie-Salmon 分期
Ⅰ	Hb＞100g/L,血清钙≤3.0mmol/L(12mg/dl);骨骼 X 线:骨骼结构正常或孤立性浆细胞瘤;血清骨髓瘤蛋白产生率低:IgG＜50g/L,IgA＜30g/L,本周蛋白＜4g/24h,瘤细胞数＜$0.6×10^{12}/m^2$ 体表面积
Ⅱ	不符合Ⅰ期和Ⅲ期的所有患者,瘤细胞数(0.6～1.2)×$10^{12}/m^2$ 体表面积
Ⅲ	Hb＜85g/L,血清钙＞3.0mmol/L(12mg/dl);血清或尿骨髓瘤蛋白产生率非常高:IgG＞70g/L,IgA＞50g/L,本周蛋白＞12g/24h;骨骼检查中溶骨病损大于 3 处,瘤细胞数＞$1.2×10^{12}/m^2$ 体表面积
亚型 A	肾功能正常:血清肌酐水平＜176.8μmol/L(2mg/dl)
亚型 B	肾功能异常:血清肌酐水平≥176.8μmol/L(2mg/dl)

国际分期体系(ISS)

分期	ISS 分期标准	中位生存期(月)
Ⅰ期	β_2 微球蛋白＜3.5mg/L,白蛋白≥35g/L	62
Ⅱ期	不符合Ⅰ期和Ⅲ期的所有患者	44
Ⅲ期	β_2 微球蛋白≥5.5mg/L	29

(三)选择治疗方案的依据

根据《中国多发性骨髓瘤诊治指南》(2011 年修订)(中华医学会血液学分会 中华内科杂志 2011 年 10 月第 50 卷第 10 期)。

(四)临床路径标准住院日为 30～60 天

(五)进入路径标准

1. 第一诊断必须符合多发性骨髓瘤(ICD-10:C90.001,M97321/3)的诊断标准。

2. 当患者同时具有其他疾病诊断时,但在住院期间不需要特殊处理也不影响第一诊断的临床路径流程实施时,ECOG 评分 0～2 分,年龄＜55 岁,可以进入路径。

3. ECOG 评分 3～4 分、年龄≥55 岁、合并其他脏器功能严重异常、精神异常者(需请专科会诊),不进入路径。

4. 有 MM 并发症,如肾损害、心肌淀粉样变等,需特殊处理者,不进入路径。

(六)移植前准备 1～2 天(工作日)

1. 必需的检查项目

(1)血尿便常规、血型、生化全项(肝肾功能、电解质、血糖)。

(2)感染性疾病筛查(血清四项、乙肝五项、HBV-DNA、HCV-RNA)、凝血功能、血沉。

2. 营养评估 根据《解放军总医院新入院患者营养风险筛查表(NRS)》为新入院患者进行营养评估,评分≥3 分者给予处置,必要时申请营养科医师会诊。

3. 心理评估 根据新入院患者情况申请心理科医师会诊。

4. 疼痛评估 根据《VAS 评分》实施疼痛评估,评分＞7 分者给予处置,必要时请疼痛科医师会诊。

5. 康复评估 根据《入院患者康复筛查和评估表》为新入院患者入院后 24 小时内进行康

复筛查和评估。任何一项结果为"是",则申请康复科医师会诊。

6. 深静脉血栓栓塞症风险评估 根据专科《深静脉血栓栓塞症评估量表》在新入院患者入院后 24 小时内进行风险筛查和评估,风险结果为"高危"的,则申请血管外科或介入导管室医师会诊。

(七)化疗方案选择

《中国多发性骨髓瘤诊治指南》(2011 年修订)(中华医学会血液学分会 中华内科杂志 2011 年 10 月第 50 卷第 10 期)。

(八)化疗日为入院第 6 天

1. 化疗中用药 化疗药物,水化碱化、止吐药、保肝药的应用。

2. 抗感染治疗 诊断为细菌性感染者,方有指征应用抗菌药物;尽早查明感染病原,根据病原种类及细菌药物敏感试验结果选用抗菌药物;按照药物的抗菌作用特点及其体内过程特点选择用药;抗菌药物治疗方案应综合患者病情、病原菌种类及抗菌药物特点制订。根据患者既往是否有肺部真菌感染,决定真菌二级预防药物。

3. 并发症处理 药物性肝损害、肾功能损害、高血压、高血糖。

(九)出院标准

1. 粒系及血小板植入。

2. 一般情况良好。

3. 无尚未控制的感染。

4. 没有其他需要住院处理的并发症和(或)合并症。

(十)有无变异及原因分析

1. 有影响化疗的合并症,需要进行相关的诊断和治疗。

2. 不能耐受自体造血干细胞移植的患者,不进入此路径。

二、成人多发性骨髓瘤行美法仑方案预处理自体造血干细胞移植临床路径表单

适用对象	第一诊断为多发性骨髓瘤(ICD-10:C90.001,M97321/3) 行美法仑方案自体造血干细胞移植(ICD-9-CM-3:41.0401/41.0701)	
患者基本信息	姓名:____ 性别:____ 年龄:__ 门诊号:____ 入院号:_____ 过敏史:_____ 入院日期:__年__月__日 出院日期:__年__月__日	标准住院日:30～60 天
时间		入院第 1－5 天(评估及预处理前治疗)	入院第 6 天(预处理)
主要诊疗工作	制度落实	□ 入院 2 小时内经治或值班医师完成接诊 □ 入院 24 小时内主管医师查房 □ 入院 48 小时内主诊医师完成检诊 □ 经治医师查房(早晚 2 次) □ 专科会诊(必要时)	□ 三级医师查房
	病情评估	□ 经治医师询问病史及体格检查 □ 心理评估 □ 营养评估	□ 询问病情及体格检查

（续　表）

		□ 疼痛评估 □ 康复评估 □ 深静脉血栓栓塞症风险评估 □ 出血风险评估		
		病历书写	□ 入院 8 小时内完成首次病程记录 □ 入院 24 小时内完成入院记录 □ 入院 48 小时内完成主管医师查房记录 □ 骨髓穿刺记录 □ 满页病历及时打印	□ 诊断依据及化疗方案 □ 病情稳定患者每三日一个病程记录 □ 主管医师每周查房记录 □ 主诊医师每周查房记录 □ 输血记录 □ 满页病历及时打印
		知情同意	□ 告知患者及家属病情及注意事项 □ 移植前家属谈话 □ 患者及家属签署授权委托书 □ 患者或家属入院记录签字 □ 患者或家属签署自体造血干细胞移植同意书 □ 患者或家属签署骨穿同意书、输血知情同意书、PICC 置管知情同意书、自费用品协议书（必要时）	□ 告知患者及家属预处理过程中注意事项
		手术治疗	□ 骨髓穿刺/活检术 □ 腰椎穿刺术	
		其他	□ 及时通知上级医师检诊 □ 经治医师检查整理病历资料	
重点医嘱	长期医嘱	护理医嘱	□ 按层流室护理常规 □ 一级护理 □ 按 PICC 置管后护理	□ 按内科护理常规 □ 一级护理 □ 按 PICC 置管后护理
		处置医嘱	□ 静脉输液 □ PICC 置管 □ 开机 □ 会阴冲洗 □ 保护性隔离 □ 无菌饮食 □ 更换一次性中单 □ 测血压 □ 血氧饱和度监测	□ 静脉输液
		膳食医嘱	□ 普食 □ 糖尿病普食 □ 低盐、低脂普食 □ 低盐、低脂、糖尿病普食	□ 普食 □ 糖尿病普食 □ 低盐、低脂普食 □ 低盐、低脂、糖尿病普食

临时医嘱	药物医嘱	□ 患者既往基础用药 □ 阿昔洛韦片 0.4g，每日 2 次，口服 □ 氟康唑 150mg，每日 1 次，口服（或患者既往有效抗真菌药物） □ 左氧氟沙星 0.5g，每日 1 次，口服 □ 复方新诺明 0.96g，每日 2 次，口服 □ 前列地尔 10μg，每日 2 次，静脉滴注 □ 碳酸氢钠注射液 125ml，每日 2 次	□ 患者既往基础用药 □ 美法仑 200mg/m² □ 阿昔洛韦片 0.4g，每日 2 次，口服 □ 氟康唑 150mg，每日 1 次，口服（或患者既往有效抗真菌药物） □ 左氧氟沙星 0.5g，每日 1 次，口服 □ 复方新诺明 0.96g，每日 2 次，口服 □ 前列地尔 10μg，每日 2 次，静脉滴注 □ 碳酸氢钠注射液 125ml，每日 2 次	
	检查检验	□ 血常规 □ 尿常规 □ 粪常规 □ 血型 □ 生化全项（肝肾功能、电解质、血糖） □ 感染性疾病筛查（血清四项、乙肝五项、HBV 阳性者需查 HBV-DNA 拷贝数） □ 凝血功能 □ 血沉 □ 床旁 X 线胸片	□ 血常规＋CRP □ 生化 □ 凝血功能 □ 尿常规 □ 粪常规 □ 血培养（双瓶双套）（发热时） □ 导管培养（发热时） □ G-试验、GM-试验（发热时） □ 降钙素原（发热时） □ 床旁 X 线胸片	
	药物医嘱	□ 视病情给予相应处理	□ 视病情给予相应处理	
	手术医嘱			
	处置医嘱	□ 静脉抽血	□ 静脉抽血 □ 输血	
主要护理工作	健康宣教	□ 入院宣教：介绍责任护士，病区环境、设施、规章制度、基础护理服务项目 □ 进行护理安全指导 □ 进行等级护理、活动范围指导 □ 进行饮食指导 □ 进行用药指导 □ 进行关于疾病知识的宣教 □ 检查、检验项目的目的和意义	□ 进行护理安全指导 □ 进行等级护理、活动范围指导 □ 进行饮食指导 □ 进行用药指导 □ 进行关于疾病知识的宣教 □ 心理疏导 □ 化疗过程中注意事项	
	护理处置	□ 患者身份核对 □ 佩戴腕带 □ 建立入院病历，通知医师 □ 询问病史，填写护理记录单首页 □ 测量基本生命体征 □ 观察病情 □ 抽血、留取标本 □ 心理与生活护理 □ 根据评估结果采取相应护理措施 □ 通知次日检查项目及检查注意事项 □ 建立静脉通道（PICC）	□ 测量基本生命体征 □ 观察病情 □ 遵医嘱抽血、留取标本 □ 心理与生活护理 □ 指导并监督患者治疗与活动 □ 遵医嘱用药 □ 根据评估结果采取相应护理措施 □ 完成护理记录	

		□ 遵医嘱用药 □ 完成护理记录	
	护理评估	□ 一般评估:生命体征、神志、皮肤、药物过敏史等 □ 专科评估:饮食习惯、生活方式、体重、身高、家族史、既往史 □ 风险评估:评估有无跌倒、坠床、压疮、导管滑脱、液体外渗的风险 □ 心理评估 □ 营养评估 □ 疼痛评估 □ 康复评估 □ 血栓风险评估	□ 风险评估:评估有无跌倒、坠床、压疮、导管滑脱、液体外渗的风险 □ 心理评估 □ 评估皮肤、黏膜有无出血 □ 病情评估
	专科护理	□ 心理护理 □ 饮食指导 □ PICC 护理	□ 心理护理 □ 饮食指导 □ PICC 护理
	饮食指导	□ 根据医嘱通知配餐员准备膳食 □ 指导家属送餐注意事项 □ 协助进餐	□ 根据医嘱通知配餐员准备膳食 □ 指导家属送餐注意事项 □ 协助进餐
	活动体位	□ 根据护理等级指导活动 □ 根据病情指导活动	□ 根据护理等级指导活动 □ 根据病情指导活动
	洗浴要求	□ 卫生整顿:更衣、剃须、剪短指甲 □ 协助更换病号服	□ 协助患者晨、晚间护理 □ 卫生整顿:更衣、剃须、剪短指甲
病情变异记录		□ 无　　□ 有,原因: □ 患者　□ 疾病　□ 医疗 □ 护理　□ 保障　□ 管理	□ 无　　□ 有,原因: □ 患者　□ 疾病　□ 医疗 □ 护理　□ 保障　□ 管理

护士签名	白班	小夜班	大夜班	白班	小夜班	大夜班

医师签名						

时间		入院第 7－20 天(回输干细胞、骨髓抑制期)	入院第 20－40 天(粒细胞、血小板植入)
主要诊疗工作	制度落实	□ 三级医师查房	□ 三级医师查房
	病情评估	□ 出血风险评估 □ 感染风险评估 □ 心理评估 □ 营养评估 □ 深静脉血栓栓塞症风险评估	□ 心理评估 □ 营养评估 □ 上级医师进行治疗效果、预后和出院评估 □ 出院宣教
	病历书写	□ 病情稳定患者每三日一个病程记录 □ 主管医师每周查房记录 □ 主诊医师每周查房记录 □ 输血记录 □ 满页病历及时打印	□ 病情稳定患者每三日一个病程记录 □ 交接班记录 □ 主管医师每周查房记录 □ 主诊医师每周查房记录 □ 骨髓穿刺/活检记录 □ 满页病历及时打印

（续　表）

	知情同意		□ 告知患者及家属骨髓抑制期注意事项	□ 告知患者及家属自体移植后注意事项
	手术治疗			□ 骨髓穿刺术
	其他			
重点医嘱	长期医嘱	护理医嘱	□ 内科护理常规 □ 一级护理 □ PICC 置管护理	□ 内科护理常规 □ 一级护理 □ PICC 置管护理
		处置医嘱	□ 静脉输液 □ 回输自体外周血造血干细胞	□ 静脉输液 □ 骨髓穿刺术
		膳食医嘱	□ 普食 □ 糖尿病普食 □ 低盐、低脂普食 □ 低盐、低脂、糖尿病普食	□ 普食 □ 糖尿病普食 □ 低盐、低脂普食 □ 低盐、低脂、糖尿病普食
		药物医嘱	□ 患者既往基础用药 □ 并发症的处理 □ G-CSF 5μg/kg	□ 患者既往基础用药 □ 并发症的处理
	临时医嘱	检查检验	□ 血常规 □ 生化 □ 凝血功能 □ 尿常规 □ 粪常规 □ 血培养（双瓶双套）（发热时） □ 导管培养（发热时） □ G-试验、GM-试验（发热时） □ 降钙素原（发热时） □ 床旁 X 线胸片（发热时）	□ 血常规 □ 生化 □ 凝血功能
		药物医嘱		
		手术医嘱		
		处置医嘱	□ 静脉抽血 □ 输血	□ 静脉抽血 □ 输血
主要护理工作	健康宣教		□ 进行护理安全指导 □ 进行等级护理、活动范围指导 □ 进行饮食指导 □ 进行用药指导 □ 进行化疗后骨髓抑制期相关知识宣教	□ 进行护理安全指导 □ 进行等级护理、活动范围指导
	护理处置		□ 配合医师完成各项检查 □ 抽血（根据医嘱） □ 遵医嘱用药 □ 饮食指导 □ 皮肤护理 □ 心理与生活护理 □ 根据评估结果采取相应护理措施 □ 完成护理记录	□ 配合医师完成各项检查 □ 抽血（根据医嘱） □ 遵医嘱用药 □ 饮食指导 □ 皮肤护理 □ 心理与生活护理 □ 根据评估结果采取相应护理措施 □ 完成护理记录

（续　表）

护理评估	□ 评估有无跌倒、坠床、压疮、导管滑脱、液体外渗的风险 □ 心理评估及疏导 □ 评估皮肤、黏膜有无出血 □ 病情评估	□ 评估有无跌倒、坠床、压疮、导管滑脱、液体外渗的风险 □ 评估皮肤、黏膜有无出血 □ 心理评估及疏导 □ 病情评估	
专科护理	□ 心理护理 □ 饮食指导 □ PICC 护理	□ 心理护理 □ 饮食指导 □ PICC 护理	
饮食指导	□ 家属送餐及患者进餐注意事项	□ 家属送餐及患者进餐注意事项	
活动体位	□ 根据护理等级指导活动	□ 根据护理等级指导活动	
洗浴要求	□ 协助患者晨、晚间护理 □ 保持皮肤清洁,更换病号服、床单位	□ 协助患者晨、晚间护理 □ 保持皮肤清洁,更换病号服、床单位	

病情变异记录	□ 无　　□ 有,原因: □ 患者　□ 疾病　□ 医疗 □ 护理　□ 保障　□ 管理	□ 无　　□ 有,原因: □ 患者　□ 疾病　□ 医疗 □ 护理　□ 保障　□ 管理

护士签名	白班	小夜班	大夜班	白班	小夜班	大夜班

医师签名	

时间	入院第 40－60 天(恢复出院)

主要诊疗工作	制度落实	□ 三级医师查房
	病情评估	□ 心理评估 □ 营养评估 □ 上级医师进行治疗效果、预后和出院评估 □ 出院宣教
	病历书写	□ 病情稳定患者每三日一个病程记录 □ 主管医师每周查房记录 □ 主诊医师每周查房记录 □ 骨髓穿刺/活检记录 □ 腰椎穿刺记录 □ 出院当天病程记录(有上级医师指示出院) □ 满页病历及时打印 □ 出院后 24 小时内完成出院记录 □ 出院后 24 小时内完成病案首页
	知情同意	□ 告知患者及家属自体移植后注意事项 □ 告知患者及家属出院后注意事项(包含复诊的时间地点、发生紧急情况时处理、下次化疗时间等)
	手术治疗	□ 骨髓穿刺术

重点医嘱	长期医嘱	其他	☐ 通知出院 ☐ 开具出院介绍信 ☐ 开具诊断证明书 ☐ 出院带药 ☐ 预约门诊复诊时间
		护理医嘱	☐ 内科护理常规 ☐ 一级护理 ☐ PICC 置管护理
		处置医嘱	☐ 静脉输液 ☐ 骨髓穿刺术
		膳食医嘱	☐ 普食 ☐ 糖尿病普食 ☐ 低盐、低脂普食 ☐ 低盐、低脂、糖尿病普食
		药物医嘱	☐ 患者既往基础用药 ☐ 并发症的处理
	临时医嘱	检查检验	☐ 血常规 ☐ 生化 ☐ 凝血功能 ☐ 尿常规 ☐ 粪常规 ☐ 血培养（双瓶双套）（发热时） ☐ 导管培养（发热时） ☐ G-试验、GM-试验（发热时） ☐ 降钙素原（发热时） ☐ 床旁 X 线胸片（发热时）
		药物医嘱	
		手术医嘱	
		处置医嘱	☐ 静脉抽血 ☐ 出院
主要护理工作		健康宣教	☐ 进行护理安全指导 ☐ 进行等级护理、活动范围指导 ☐ 出院宣教（包含饮食、用药指导及注意事项、复查时间等）
		护理处置	☐ 配合医师完成各项检查 ☐ 抽血（根据医嘱） ☐ 遵医嘱用药 ☐ 完成护理记录 ☐ 核对患者医疗费用 ☐ 协助患者办理出院手续 ☐ 整理床单位

护理评估	□ 评估有无跌倒、坠床、压疮、导管滑脱、液体外渗的风险 □ 评估皮肤、黏膜有无出血 □ 心理评估及疏导 □ 病情评估	
专科护理	□ 心理护理 □ 饮食指导 □ PICC 护理	
饮食指导	□ 家属送餐及患者进餐注意事项	
活动体位	□ 根据护理等级指导活动	
洗浴要求	□ 协助患者晨、晚间护理 □ 保持皮肤清洁，更换病号服、床单位	

病情变异记录	□ 无　　　□ 有，原因： □ 患者　□ 疾病　□ 医疗　□ 护理　□ 保障　□ 管理		
护士签名	白班	小夜班	大夜班
医师签名			

造血干细胞移植供者行外周血干细胞分离术临床路径

一、造血干细胞移植供者行外周血干细胞分离术
临床路径标准入院流程

(一)适用对象

第一诊断骨髓移植供者(ICD-10:Z52.3)行外周血干细胞分离术(采集干细胞)(ICD-9-CM-3:99.7901)的患者。

(二)诊断依据

根据 HLA 配型确定为造血干细胞移植供者。

1. 病史采集及重要体征

(1)年龄,性别。

(2)有无慢性咳嗽、咳痰、胸闷等心肺疾病症状。

(3)既往史,个人史,月经婚育史。

2. 实验室检查

(1)血尿便常规、血生化、凝血、血型、血清术前八项。

(2)血沉、HBV-DNA、HCV-DNA。

(3)抗 CMV-IgM、IgG,抗 EBV-IgM、IgG。

(4)血清抗 A(B)-IgG 抗体(供受者血型不合者)。

(5)心电图、X 线胸片。

3. 诊断、分类　根据 HLA 配型确定为造血干细胞移植供者,查体符合供者要求。

(三)选择治疗方案的依据

1. 动员　重组人粒细胞刺激因子 $8\mu g/(kg \cdot d)$ 动员,每日复查血常规。

2. 采集　动员第 5 天及第 6 天进行造血干细胞采集术。

(四)标准入院日为 7 天

(五)进入路径标准

根据 HLA 配型确定为造血干细胞移植供者(ICD-10:Z52.3),查体符合供者要求。

(六)动员准备前(2 天)

1. 评估血常规、血生化、凝血功能等,如供者与患者 ABO 血型不合,需行血清抗 A(B) IgG 免疫效价。

2. 术前准备

(1)术前谈话:术者应在入院当天与供者及其亲属谈话,告知采集计划、相关风险、手术费用,并履行书面知情同意手续。

（2）护士做心理护理，交代注意事项。

3. 日常护理工作

（1）护士对患者进行身份核对、佩戴腕带、建立入院病历，通知医师，询问病史，并填写护理记录单首页。

（2）对患者进行入院宣教：主要包括介绍责任护士、病区环境、设施、规章制度、基础护理服务项目。

（3）对患者进行入院指导：进行护理安全、等级护理、活动范围、饮食指导、用药指导，进行关于疾病知识的宣教。

（4）对患者进行各项评估：包括一般情况评估、专科评估、风险（评估有无跌倒、坠床、压疮、导管滑脱的风险）、心理、营养及疼痛评估。

（5）测量基本生命体征，观察病情，遵医嘱抽血、输液、协助患者留取标本、通知营养科配餐员准备膳食，告知家属送餐注意事项。通知患者次日检查项目及检查注意事项。指导并监督患者治疗与活动，对患者进行心理与生活护理，妥善固定各种管道，保护肘静脉。根据评估结果采取相应护理措施，如对有坠床风险患者使用床档。

（6）术前对患者做心理护理，进行皮肤准备以及物品准备，交代干细胞采集注意事项。完成护理记录。

4. 营养评估：根据《解放军总医院新入院患者营养风险筛查表（NRS）》为新入院患者进行营养评估，评分≥3分者给予处置，必要时申请营养科医师会诊。

5. 心理评估：根据新入院患者情况申请心理科医师会诊。

6. 疼痛评估：根据《VAS评分》实施疼痛评估，评分＞7分者给予处置，必要时请疼痛科医师会诊。

7. 康复评估：根据《入院患者康复筛查和评估表》为新入院患者入院后24小时内进行康复筛查和评估。任何一项结果为"是"，则申请康复科医师会诊。

8. 深静脉血栓栓塞症风险评估：根据专科《深静脉血栓栓塞症评估量表》在新入院患者入院后24小时内进行风险筛查和评估，风险结果为"高危"的，则申请血管外科或介入导管室医师会诊。

（七）动员（4天）

1. 重组人粒细胞刺激因子 $8\mu g/(kg \cdot d)$ 动员，每日复查血常规。

2. 碳酸钙D3片每日600mg。

（八）采集（2天）

1. 行造血干细胞采集术。

2. 术中根据病人情况给予葡萄糖酸钙。

3. 术后进行单个核细胞及CD34＋红细胞计数，根据计数情况回输或冻存造血干细胞。

4. 采集骨髓的护理工作

（1）采髓前一天晚患者进流食，保证充足睡眠。备齐用物，准备手术间，备齐用物，分血室房间紫外线消毒1小时。备好自体血，以备输注。

（2）采髓当日晨，术前30分钟用药，于肘静脉留置套管针，建立两条静脉通路接通管路，设定好机器参数，根据情况留置导尿管。协助摆体位，取俯卧位，暴露术野，负责打开手术包。负责采髓处、过滤处及检验细胞记录处的联系，及时传递骨髓及标本。严格无菌操作，配制术中不同浓度的肝素药液置各小碗内。

(3)采集中密切观察管路通畅情况及患者的反应,出现症状对症处理。

(4)采集结束拔除留置针,穿刺处做好包扎、固定、按压10分钟以上,防止出血。严密监测体温、脉搏、呼吸、血压等生命体征变化,协助饮水,异常情况及时对症处理。

(5)采髓结束后行健康宣教。

(九)出院标准

1. 造血干细胞计数达到标准:CD34+大于 $2 \times 10^6/kg$。

2. 生命体征平稳。

3. 无其他需要继续入院的并发症。

4. 护理工作:评估患者对疾病、预防、保健方面的能力,进行出院健康指导,核对患者入院费用,指导患者出院带药及结账,取消患者入院信息,整理床单位。

(十)变异及原因分析

1. 经外周血造血干细胞采集后 CD34+低于 $2 \times 10^6/kg$,需行骨髓造血干细胞采集术。

2. 出现并发症。

二、造血干细胞移植供者行外周血干细胞分离术临床路径表单

适用对象	第一诊断为骨髓抑制供者(ICD-10:Z52.3) 行外周血干细胞分离术(ICD-9-CM-3:99.7901)	
患者基本信息	姓名:____ 性别:____ 年龄:__ 门诊号:____ 入院号:_____ 过敏史:_____ 入院日期:__年__月__日 出院日期:__年__月__日	标准住院日:7天
时间		入院第1天	入院第2—5天(动员第1—4天)
---	---	---	---
主要诊疗工作	制度落实	□ 入院2小时内经治或值班医师完成接诊 □ 入院24小时内主管医师查房	□ 经治医师查房(早晚2次) □ 主管医师查房 □ 入院48小时内主诊医师完成检诊 □ 三级医师查房
	病情评估	□ 经治医师询问病史及体格检查 □ 营养评估 □ 康复评估 □ 疼痛评估 □ 心理评估 □ 深静脉血栓栓塞症风险评估	
	病历书写	□ 入院8小时内完成首次病程记录 □ 入院24小时内完成入院记录	□ 入院48小时内完成主管医师查房记录
	知情同意	□ 病情告知 □ 患者及家属签署授权委托书 □ 患者或家属入院记录签字 □ 患者或家属签署干细胞采集知情同意书	□ 日常病程记录
	手术治疗		
	其他	□ 及时通知上级医师检诊	

重点医嘱	长期医嘱	护理医嘱	☐ 按内科护理常规 ☐ 三级护理	☐ 按内科护理常规 ☐ 三级护理
		处置医嘱	☐ 肘静脉保护	☐ 肘静脉保护
		膳食医嘱	☐ 普食(非糖尿病患者) ☐ 糖尿病普食(糖尿病患者)	☐ 普食(非糖尿病患者) ☐ 糖尿病普食(糖尿病患者)
		药物医嘱	☐ 碳酸钙 D3 片	☐ 碳酸钙 D3 片 ☐ 重组人粒细胞刺激因子
	临时医嘱	检查检验	☐ 血常规 ☐ 血清抗 A(B)IgG 免疫效价 ☐ 普通生化 ☐ 凝血功能	☐ 血常规
		药物医嘱		
		手术医嘱		
		处置医嘱	☐ 静脉抽血	☐ 静脉抽血
主要护理工作		健康宣教	☐ 入院宣教:介绍责任护士,病区环境、设施、规章制度、基础护理服务项目 ☐ 进行护理安全指导 ☐ 进行等级护理、活动范围指导 ☐ 进行饮食指导 ☐ 进行用药指导 ☐ 进行关于疾病知识的宣教	☐ 进行护理安全指导 ☐ 进行等级护理、活动范围指导 ☐ 进行饮食指导 ☐ 进行用药指导 ☐ 进行关于动员相关知识的宣教 ☐ 进行关于干细胞采集知识的宣教
		护理处置	☐ 患者身份核对 ☐ 佩戴腕带 ☐ 建立入院病历,通知医师 ☐ 询问病史,填写护理记录单首页 ☐ 测量基本生命体征 ☐ 观察病情 ☐ 抽血(根据医嘱) ☐ 心理与生活护理 ☐ 根据评估结果采取相应护理措施 ☐ 通知次日检查项目及检查注意事项	☐ 测量基本生命体征 ☐ 观察病情 ☐ 抽血(根据医嘱) ☐ 心理、生活、饮食、皮肤护理 ☐ 指导并监督患者治疗与活动 ☐ 遵医嘱用药 ☐ 遵医嘱留取标本 ☐ 根据评估结果采取相应护理措施 ☐ 配合医师完成各项检查 ☐ 穿刺部位预防感染护理 ☐ 保护肘静脉 ☐ 完成护理记录
		护理评估	☐ 一般评估:生命体征、神志、皮肤、药物过敏史等 ☐ 专科评估:饮食习惯、生活方式、体重、身高、家族史、既往史 ☐ 风险评估:评估有无跌倒、坠床、压疮、导管滑脱、液体外渗的风险 ☐ 心理、营养、疼痛、康复评估	☐ 风险评估:评估有无跌倒、坠床、压疮、导管滑脱、液体外渗的风险 ☐ 心理评估 ☐ 评估皮肤、黏膜有无出血 ☐ 病情评估

（续　表）

		入院第6天（动员第5天，采集第1天）	入院第7天（采集第2天）
专科护理		□ 心电监护（病情危重或不稳定） □ 吸氧（必要时） □ 肘静脉保护 □ 心理护理 □ 饮食指导	□ 心电监护（病情危重或不稳定） □ 吸氧（必要时） □ 肘静脉保护 □ 心理护理、饮食指导 □ 进行疼痛评分，如有异常及时通知医师 □ 观察生命体征
饮食指导		□ 根据医嘱通知配餐员准备膳食 □ 指导家属送餐注意事项	□ 根据医嘱通知配餐员准备膳食 □ 指导家属送餐注意事项
活动体位		□ 根据护理等级指导活动 □ 根据病情指导活动	□ 根据护理等级指导活动 □ 根据病情指导活动
洗浴要求		□ 卫生整顿:更衣、剃须、剪短指甲 □ 协助更换病号服	□ 协助患者晨、晚间护理 □ 卫生整顿:更衣、剃须、剪短指甲
病情变异记录		□ 无　　□ 有,原因: □ 患者　□ 疾病　□ 医疗 □ 护理　□ 保障　□ 管理	□ 无　　□ 有,原因: □ 患者　□ 疾病　□ 医疗 □ 护理　□ 保障　□ 管理

护士签名	白班	小夜班	大夜班	白班	小夜班	大夜班

医师签名		

时间	入院第6天（动员第5天,采集第1天）	入院第7天（采集第2天）

主要诊疗工作	制度落实	□ 三级医师查房 □ 进行造血干细胞采集术	□ 三级医师查房 □ 进行造血干细胞采集术
	病情评估		□ 出院宣教
	病历书写	□ 造血干细胞采集记录	□ 造血干细胞采集记录 □ 出院前一天有上级医师指示出院的病程记录 □ 出院后24小时内完成出院记录 □ 出院后24小时内完成病案首页
	知情同意		
	手术治疗	□ 造血干细胞采集	□ 造血干细胞采集
	其他	□ 密切观察病情变化 □ 检查入院押金 □ 通知患者及其家属出院	□ 预约门诊复诊时间 □ 完成出院小结 □ 开具出院介绍信 □ 开具诊断证明书

（续　表）

重点医嘱	长期医嘱	护理医嘱	☐ 按内科护理常规 ☐ 三级护理	☐ 按内科护理常规 ☐ 三级护理
		处置医嘱	☐ 肘静脉保护	☐ 肘静脉保护
		膳食医嘱	☐ 普食（非糖尿病患者） ☐ 糖尿病普食（糖尿病患者）	☐ 普食（非糖尿病患者） ☐ 糖尿病普食（糖尿病患者）
		药物医嘱	☐ 重组人粒细胞刺激因子 ☐ 碳酸钙 D3 片	☐ 重组人粒细胞刺激因子 ☐ 碳酸钙 D3 片 ☐ 停所有长期医嘱
	临时医嘱	检查检验	☐ 血常规	☐ 血常规
		药物医嘱		
		手术医嘱		
		处置医嘱	☐ 静脉抽血 ☐ 造血干细胞采集术	☐ 静脉抽血 ☐ 造血干细胞采集术 ☐ 出院
主要护理工作	健康宣教		☐ 干细胞采集宣教 ☐ 出院准备指导	☐ 干细胞采集宣教 ☐ 出院健康指导
	护理处置		☐ 心理与生活护理 ☐ 肘部建立静脉通路,保持管路通畅 ☐ 穿刺部位护理 ☐ 指导患者术中配合 ☐ 遵医嘱用药 ☐ 术中病情观察 ☐ 术后饮食指导与生活护理 ☐ 穿刺部位预防感染护理 ☐ 皮肤护理	☐ 心理与生活护理 ☐ 在肘部建立静脉通路,保持管路通畅 ☐ 穿刺部位预防感染护理 ☐ 指导患者术中配合 ☐ 遵医嘱用药 ☐ 术中病情观察 ☐ 核对患者医疗费用 ☐ 指导患者结账 ☐ 指导患者出院带药 ☐ 取消患者入院信息 ☐ 整理床单位
	护理评估		☐ 评估穿刺处有无渗血、感染的风险 ☐ 评估有无跌倒、坠床、压疮、导管滑脱、液体外渗的风险 ☐ 心理评估 ☐ 疼痛评估 ☐ 评估患者应对疾病、预防、保健方面的能力	☐ 评估患者应对疾病、预防、保健方面的能力
	专科护理		☐ 心电监护 ☐ 吸氧 ☐ 严密观察生命体征 ☐ 严密观察患者病情变化,异常时立即报告医师处理 ☐ 心理护理	
	饮食指导		☐ 家属送餐及患者进餐注意事项	
	活动体位		☐ 根据护理等级指导活动	

洗浴要求	□ 协助更换病号服 □ 协助晨晚间护理	
病情变异记录	□ 无　　□ 有,原因: □ 患者　□ 疾病　□ 医疗 □ 护理　□ 保障　□ 管理 □ 经 1 次造血干细胞采集后 CD34＋低于 $2\times10^6/kg$,需行骨髓造血干细胞采集 □ 出现并发症	□ 无　　□ 有,原因: □ 患者　□ 疾病　□ 医疗 □ 护理　□ 保障　□ 管理 □ 经 2 次造血干细胞采集后 CD34＋低于 $2\times10^6/kg$,需行骨髓造血干细胞采集术 □ 出现并发症
护士签名	白班　　　小夜班　　　大夜班	白班　　　小夜班　　　大夜班
医师签名		

多发性骨髓瘤行 MPV 方案化疗临床路径

一、多发性骨髓瘤行 MPV 方案化疗临床路径标准入院流程

(一)适用对象

第一诊断为多发性骨髓瘤(ICD-10:C90.001,M97321/3 伴 Z51.146)行 MPV 方案化疗(ICD-9-CM-3:99.2501)。

(二)诊断依据

根据《中国多发性骨髓瘤诊治指南》(中国多发性骨髓瘤工作组,中华内科杂志),《血液病诊断及疗效标准(第 3 版)》(科学出版社),《World Health Organization Classification of Tumors. Pathology and Genetic of Tumors of Haematopoietic and Lymphoid Tissue》。

1. 常见临床症状:如贫血、出血、血栓、感染、骨痛、肢端麻木及髓外浸润等相关症状,出现时间,严重程度及相关治疗。

2. 血尿单克隆免疫球蛋白升高。

3. 病理:骨髓穿刺或组织活检。

4. 影像学检查。

5. 既往史:过敏史,肿瘤病史,乙肝、结核等传染病病史;询问其他重要脏器疾病史。

6. 个人史:药物、化学毒物、放射线接触史等。

7. 家族史:注意肿瘤家族史。

(三)选择治疗方案的依据

根据《中国多发性骨髓瘤诊治指南》(中国多发性骨髓瘤工作组,中华内科杂志)。

(四)临床路径标准住院日为 17 天

(五)进入路径标准

1. 第一诊断必须符合多发性骨髓瘤(ICD-10:C90.001,M97321/3 伴 Z51.146)的诊断标准。

2. 当患者同时具有其他疾病诊断时,但在住院期间不需要特殊处理也不影响第一诊断的临床路径流程实施时,可以进入路径。

3. 有 MM 并发症,如肾损害,需特殊处理者,不进入路径。

(六)化疗前准备 2 天(工作日)所必需的检查项目

1. 常规化验　血常规＋网织红细胞、尿常规、便常规＋隐血、血型、血清八项(HBV-DNA,HCV-RNA 必要时)、凝血常规＋D 二聚体、血沉。肝功能(GPT、GOT、A/G、TB、DB)、肾功能(BUN、Cr、尿酸)、血糖、血电解质(K、Na、Cl、Ca、P、Mg)、碱性磷酸酶(AKP)、LDH。

2. 疾病相关检验　C 反应蛋白、β_2 微球蛋白、免疫球蛋白全套、蛋白电泳、免疫电泳、血清游离轻链。尿轻链、24 小时尿蛋白及尿轻链定量(记录 24 小时尿量)。初治病例必须做血清

及尿免疫固定电泳。必要时行全身 PET/CT 扫描。

3. 影像学　胸部 CT(主要评估肺部有无感染)、心电图、腹部 B 超,超声心动图。X 线:头颅正侧位、腰椎正侧位、骨盆正位。骨痛部位摄片。磁共振扫描:颈椎、胸椎、腰椎、骶椎。

4. 骨髓穿刺,涂片(细胞形态)+活检　送临检科骨髓细胞染色体常规、FISH 检查(我科检验项目:骨髓瘤 FISH 全套):del17P,t(4;14),t(14;16);骨髓细胞免疫分型,多发性骨髓瘤基因全套。

5. 超声心动和肺功能　老年人或既往有相关病史者。

6. 诊断标准　克隆性骨髓浆细胞≥10%或活检证实骨性或髓外浆细胞瘤以及符合以下骨髓瘤定义事件的一项或多项。

(1)骨髓瘤定义事件:归因于潜在浆细胞增殖性疾病的终末器官损害的证据,尤其是:①高钙血症:血清钙高于正常上限超过 0.25mmol/L(>1mg/dl),或血清钙>2.75mmol/L(>11mg/dl);②肾功能损害:肌酐清除率<40ml/min 或血清肌酐>177μmol/L(>2mg/dl);③贫血:血红蛋白值低于正常上限 20g/L,或血红蛋白值<100g/L;④骨质病变:骨骼放射检查、CT 或 PET/CT 显示一处或多处溶骨性病变。

(2)满足以下恶性肿瘤生物标志物的一项或多项:①克隆性骨髓浆细胞百分比≥60%;②单克隆/非单克隆的血清游离轻链比≥100;③MRI 研究显示>1 处局灶性病变。

分期:

分期	Durie-salmon 分期	ISS 分期	R-ISS 分期
I 期	符合下列各项 血红蛋白>100g/L 血钙正常或≤12mg/dl 骨结构正常或仅有一处溶骨性病变 M 蛋白合成率低 • IgG<50g/L • IgA<30g/L • 尿单克隆轻链<4.0g/24 小时	β_2 微球蛋白<3.5mg/L 白蛋白≥35g/L 中位生存时间:62 个月	ISS-I 期 且 iFISH 标准染色体异常 且血清 LDH<正常上限
II 期	介于 I 期和 III 期之间	介于 I 期和 III 期之间 中位生存时间:45 个月	介于 I 期和 III 期之间
III 期	符合下列至少任何一项 血红蛋白<85g/L 血钙>12mg/dl 溶骨性病变多于 3 处 M 蛋白合成率高 • IgG>70g/L • IgA>50g/L • 尿本周蛋白>12g/24 小时	β_2 微球蛋白≥5.5mg/L 中位生存时间:29 个月	ISS-III 期 且 iFISH 高危染色体异常 或 LDH>正常上限
亚型标准 A:肾功能正常,血肌酐<176.8μmol/L(2.0mg/dl) B:肾功能异常,血肌酐≥176.8μmol/L(2.0mg/dl)			标准染色体异常:无染色体异常 高危染色体异常:存在 del17P,和(或)t(4;14),和(或)t(14;16)

7. 营养评估　根据《解放军总医院新入院患者营养风险筛查表(NRS)》为患者在进行营养评估,评分≥3分者给予处置,必要时申请营养科医师会诊。

8. 心理评估　根据新入院患者情况申请心理科医师会诊。

9. 疼痛评估　根据《VAS评分》实施疼痛评估,评分>7分者给予处置,必要时请疼痛科医师会诊。

10. 康复评估　根据《入院患者康复筛查和评估表》为新入院患者入院后24小时内进行康复筛查和评估。任何一项结果为"是",则申请康复科医师会诊。

11. 深静脉血栓栓塞症风险评估　根据专科《深静脉血栓栓塞症评估量表》在新入院患者入院后24小时内进行风险筛查和评估,风险结果为"高危"者,则申请血管外科或介入导管室医师会诊。

(七)化疗方案选择

根据是否行自体造血干细胞移植(AHSCT)的意向(主要根据年龄),选择治疗方案。

可选择方案:VAD(长春新碱、阿霉素、地塞米松)、MP(美法仑、泼尼松)、TD(沙利度胺、地塞米松)、BD(硼替佐米、地塞米松)、PAD(硼替佐米、阿霉素、地塞米松)、PCD(硼替佐米、环磷酰胺、地塞米松)和CTD(环磷酰胺、沙利度胺、地塞米松)等。

(八)化疗日及相关辅助治疗为入院第 3－13 天

1. 骨病的治疗

(1)双磷酸盐(帕米磷酸二钠及唑来磷酸):适合所有有症状(包括骨质疏松)的患者;在临床试验中可考虑给冒烟型骨髓瘤或Ⅰ期骨髓瘤应用双磷酸盐。这些患者应每年进行相应的骨检查;应用双磷酸盐时需监测肾功能;监测下颌骨坏死。

(2)放疗:低剂量放疗(10～30Gy)可作为控制疼痛、预防病理性骨折或者脊髓压迫的姑息性治疗手段;应将放疗范围限制在受累野,以减少对干细胞采集或后续治疗的影响。

(3)对于可能出现或已经出现的长骨骨折或脊髓压迫或脊柱不稳定,应请矫形科会诊。

(4)对于有症状的脊椎压缩性骨折应考虑椎体成形术或后凸成形术。

2. 高钙血症　水化/呋塞米利尿;双磷酸盐;皮质激素和(或)降钙素。

3. 高黏滞血症　有症状的高黏滞血症应考虑血浆置换。

4. 贫血　输红细胞、EPO。

5. 感染　当反复出现危及生命的严重感染可考虑静脉输注丙种球蛋白;如果应用大剂量地塞米松(≥320mg/疗程)治疗时应进行疱疹及真菌的预防性治疗;应用硼替佐米治疗的患者应同时进行带状疱疹病毒的预防;接受以沙利度胺为基础的治疗或接受RD为基础的治疗,同时应进行预防性抗凝治疗;在长期接受雷利度胺治疗前应考虑采集外周血干细胞;硼替佐米联合脂质体阿霉素优于硼替佐米单药。

6. 肾功能不全　持续水化避免肾衰竭,避免应用非甾体消炎药,静脉造影,血浆置换。肾功能不全并不是移植的禁忌证。长期应用双磷酸盐需监测肾功能。

7. 高黏/血栓形成　接受以沙利度胺为基础联合地塞米松治疗的应预防性抗凝。既往无血栓病史,推荐:阿司匹林每天75mg,口服。既往有血栓病史,推荐:低分子量肝素(目标INR=2～3)至少4个月后,可以改用阿司匹林每天75mg,口服。

(九)出院标准(围绕一般情况、血象、第一诊断转归)

1. 一般情况良好。

2. 没有需要住院处理的并发症和(或)合并症。

(十)有无变异及原因分析

1. 有影响化疗的合并症,需要进行相关的诊断和治疗。

2. 不能耐受化疗的患者,不进入此路径。

二、多发性骨髓瘤行 MPV 方案化疗临床路径表单

适用对象	第一诊断为多发性骨髓瘤(ICD-10:C90.001,M97321/3 伴 Z51.146) 行 MPV 方案化疗(ICD-9-CM-3:99.2501)的患者	
患者基本信息	姓名:____ 性别:____ 年龄:__ 门诊号:____ 入院号:_____ 过敏史:_____ 入院日期:__年__月__日 出院日期:__年__月__日	标准住院日:17 天

时间		入院第 1—2 天(化疗前评估)	入院第 3—13 天(化疗第 1—11 天)
主要诊疗工作	制度落实	□ 入院 2 小时内经治或值班医师完成接诊 □ 入院 24 小时内主管医师查房 □ 入院 48 小时内主诊医师完成检诊 □ 经治医师查房(早晚 2 次) □ 专科会诊(必要时)	□ 三级医师查房
	病情评估	□ 经治医师询问病史及体格检查 □ 心理评估 □ 营养评估 □ 疼痛评估 □ 深静脉血栓栓塞症风险评估 □ 出血风险评估	□ 询问病情及体格检查
	病历书写	□ 入院 8 小时内完成首次病程记录 □ 入院 24 小时内完成入院记录 □ 入院 48 小时内完成主管医师查房记录 □ 骨髓穿刺/活检记录 □ 腰椎穿刺记录 □ 满页病历及时打印	□ 诊断依据及化疗方案 □ 病情稳定患者每三日一个病程记录 □ 主管医师每周查房记录 □ 主诊医师每周查房记录 □ 输血记录 □ 满页病历及时打印
	知情同意	□ 告知患者及家属病情及注意事项 □ 患者及家属签署授权委托书 □ 患者或家属入院记录签字 □ 患者或家属签署骨穿知情同意书、输血知情同意书、PICC 置管知情同意书、化疗知情同意书、自费用品协议书(必要时)	□ 告知患者及家属化疗过程中注意事项
	手术治疗	□ 骨髓穿刺/活检术	
	其他	□ 及时通知上级医师检诊 □ 经治医师检查整理病历资料	

长期医嘱	护理医嘱	□ 按内科护理常规 □ 二级护理 □ PICC 置管护理	□ 按内科护理常规 □ 二级护理 □ PICC 置管护理
	处置医嘱	□ 静脉输液	□ 静脉输液
	膳食医嘱	□ 普食 □ 糖尿病普食 □ 低盐、低脂普食 □ 低盐、低脂、糖尿病普食	□ 普食 □ 糖尿病普食 □ 低盐、低脂普食 □ 低盐、低脂、糖尿病普食
	药物医嘱	□ 患者既往基础用药	□ 患者既往基础用药 □ 化疗用药：MPV 每 4～6 周 1 个疗程 　　美法仑 4mg/m², 第 1－7 天 　　泼尼松 40mg/m², 第 1－7 天 　　硼替佐米 1.3mg/m², 第 1、4、8、11 天 □ 化疗辅助用药：水化、碱化、利尿、镇吐、保肝、治疗骨病等药物
重点医嘱	临时医嘱	检查检验	□ 血、尿、便常规 □ 血型 □ 生化全项（肝肾功能、电解质、血糖） □ 血清术前八项 □ HBV-DNA 定量（HBV 表面抗原阳性者） □ 凝血功能 □ 血沉 □ 血尿免疫固定电泳、免疫球蛋白、CRP、β₂ 微球蛋白、血尿轻链定量、24 小时尿蛋白定量、血清游离轻链 □ 心电图 □ 肺部 CT □ 腹部超声 □ 骨髓穿刺 □ 头颅、肩胛骨、脊柱、骨盆、股骨 X 线片或 MRI（PET/CT）	□ 血常规＋CRP □ 生化 □ 凝血功能 □ 尿常规 □ 粪常规 □ 血培养（双瓶双套）（发热时） □ 导管培养（发热时） □ G-试验、GM-试验（发热时） □ 降钙素原（发热时） □ 肺部 CT（发热时）
		药物医嘱	□ 视病情给予相应处理	□ 视病情给予相应处理
		手术医嘱		
		处置医嘱	□ 静脉抽血	□ 静脉抽血 □ 输血

（续　表）

主要护理工作	健康宣教	□ 入院宣教:介绍责任护士,病区环境、设施、规章制度、基础护理服务项目 □ 进行护理安全指导 □ 进行等级护理、活动范围指导 □ 进行饮食指导 □ 进行用药指导 □ 进行关于疾病知识的宣教 □ 检查、检验项目的目的和意义	□ 进行护理安全指导 □ 进行等级护理、活动范围指导 □ 进行饮食指导 □ 进行用药指导 □ 进行关于疾病知识的宣教 □ 心理疏导 □ 化疗过程中注意事项
	护理处置	□ 患者身份核对 □ 佩戴腕带 □ 建立入院病历,通知医师 □ 询问病史,填写护理记录单首页 □ 测量基本生命体征 □ 观察病情 □ 抽血、留取标本 □ 心理与生活护理 □ 根据评估结果采取相应护理措施 □ 通知次日检查项目及检查注意事项 □ 建立静脉通道(静脉留置针或 PICC) □ 遵医嘱用药 □ 完成护理记录	□ 测量基本生命体征 □ 观察病情 □ 遵医嘱抽血、留取标本 □ 心理与生活护理 □ 指导并监督患者治疗与活动 □ 遵医嘱用药 □ 根据评估结果采取相应护理措施 □ 完成护理记录
	护理评估	□ 一般评估:生命体征、神志、皮肤、药物过敏史等 □ 专科评估:饮食习惯、生活方式、体重、身高、家族史、既往史 □ 风险评估:评估有无跌倒、坠床、压疮、导管滑脱、液体外渗的风险 □ 心理评估 □ 营养评估 □ 疼痛评估 □ 康复评估 □ 血栓风险评估	□ 风险评估:评估有无跌倒、坠床、压疮、导管滑脱、液体外渗的风险 □ 心理评估 □ 评估皮肤、黏膜有无出血 □ 病情评估
	专科护理	□ 心理护理 □ 饮食指导 □ PICC 护理	□ 心理护理 □ 饮食指导 □ PICC 护理
	饮食指导	□ 根据医嘱通知配餐员准备膳食 □ 指导家属送餐注意事项 □ 协助进餐	□ 根据医嘱通知配餐员准备膳食 □ 指导家属送餐注意事项 □ 协助进餐
	活动体位	□ 根据护理等级指导活动 □ 根据病情指导活动	□ 根据护理等级指导活动 □ 根据病情指导活动
	洗浴要求	□ 卫生整顿:更衣、剃须、剪短指甲 □ 协助更换病号服	□ 协助患者晨、晚间护理 □ 卫生整顿:更衣、剃须、剪短指甲

（续 表）

病情变异记录			☐ 无　　☐ 有,原因: ☐ 患者　☐ 疾病　☐ 医疗 ☐ 护理　☐ 保障　☐ 管理			☐ 无　　☐ 有,原因: ☐ 患者　☐ 疾病　☐ 医疗 ☐ 护理　☐ 保障　☐ 管理		
护士签名			白班	小夜班	大夜班	白班	小夜班	大夜班
医师签名								
时间			住院第 14～16 天(化疗后)			住院第 17 天(恢复出院)		
主要诊疗工作	病情评估		☐ 出血风险评估 ☐ 感染风险评估 ☐ 心理评估 ☐ 营养评估 ☐ 深静脉血栓栓塞症风险评估			☐ 心理评估 ☐ 营养评估 ☐ 上级医师进行治疗效果、预后和出院评估 ☐ 出院宣教		
	制度落实		☐ 三级医师查房			☐ 三级医师查房		
	病历书写		☐ 病情稳定患者每三日一个病程记录 ☐ 主管医师每周查房记录 ☐ 主诊医师每周查房记录 ☐ 输血记录 ☐ 满页病历及时打印			☐ 病情稳定患者每三日一个病程记录 ☐ 主管医师每周查房记录 ☐ 主诊医师每周查房记录 ☐ 出院当天病程记录(有上级医师指示出院) ☐ 满页病历及时打印 ☐ 出院后 24 小时内完成出院记录 ☐ 出院后 24 小时内完成病案首页		
	知情同意		☐ 告知患者及家属化疗后注意事项			☐ 告知患者及家属化疗后注意事项 ☐ 告知患者及家属出院后注意事项(包含复诊的时间地点、发生紧急情况时处理、下次化疗时间等)		
	手术治疗							
	其他					☐ 通知出院 ☐ 开具出院介绍信 ☐ 开具诊断证明书 ☐ 出院带药 ☐ 预约门诊复诊时间 ☐ 预约下次返院化疗时间		
重点医嘱	长期医嘱	护理医嘱	☐ 内科护理常规 ☐ 二级护理 ☐ PICC 置管护理			☐ 内科护理常规 ☐ 二级护理 ☐ PICC 置管护理		
		处置医嘱	☐ 静脉输液			☐ 静脉输液		
		膳食医嘱	☐ 普食 ☐ 糖尿病普食 ☐ 低盐、低脂普食 ☐ 低盐、低脂、糖尿病普食			☐ 普食 ☐ 糖尿病普食 ☐ 低盐、低脂普食 ☐ 低盐、低脂、糖尿病普食		

临时医嘱	药物医嘱	□ 患者既往基础用药 □ 并发症的处理	□ 患者既往基础用药 □ 并发症的处理
	检查检验	□ 血常规 □ 生化 □ 凝血功能 □ 尿常规 □ 粪常规 □ 血培养（双瓶双套）（发热时） □ 导管培养（发热时） □ G-试验、GM-试验（发热时） □ 降钙素原（发热时） □ 肺部 CT（发热时）	□ 血常规 □ 生化 □ 凝血功能
	药物医嘱		
	手术医嘱		
	处置医嘱	□ 静脉抽血 □ 输血	□ 静脉抽血 □ 出院
主要护理工作	健康宣教	□ 进行护理安全指导 □ 进行等级护理、活动范围指导 □ 进行饮食指导 □ 进行用药指导 □ 进行化疗后骨髓抑制期相关知识宣教	□ 进行护理安全指导 □ 进行等级护理、活动范围指导 □ 出院宣教（包含饮食、用药指导及注意事项、复查时间等）
	护理处置	□ 配合医师完成各项检查 □ 抽血（根据医嘱） □ 遵医嘱用药 □ 饮食指导 □ 皮肤护理 □ 心理与生活护理 □ 根据评估结果采取相应护理措施 □ 完成护理记录	□ 配合医师完成各项检查 □ 抽血（根据医嘱） □ 遵医嘱用药 □ 完成护理记录 □ 核对患者医疗费用 □ 协助患者办理出院手续 □ 整理床单位
	护理评估	□ 评估有无跌倒、坠床、压疮、导管滑脱、液体外渗的风险 □ 心理评估及疏导 □ 评估皮肤、黏膜有无出血 □ 病情评估	□ 评估有无跌倒、坠床、压疮、导管滑脱、液体外渗的风险 □ 评估皮肤、黏膜有无出血 □ 心理评估及疏导 □ 病情评估
	专科护理	□ 心理护理 □ 饮食指导 □ PICC 护理	□ 心理护理 □ 饮食指导 □ PICC 护理
	饮食指导	□ 家属送餐及患者进餐注意事项	家属送餐及患者进餐注意事项
	活动体位	□ 根据护理等级指导活动	□ 根据护理等级指导活动
	洗浴要求	□ 协助患者晨、晚间护理 □ 保持皮肤清洁，更换病号服、床单位	□ 协助患者晨、晚间护理 □ 保持皮肤清洁，更换病号服、床单位

病情变异记录	□ 无　　□ 有,原因: □ 患者　□ 疾病　□ 医疗 □ 护理　□ 保障　□ 管理			□ 无　　□ 有,原因: □ 患者　□ 疾病　□ 医疗 □ 护理　□ 保障　□ 管理		
护士签名	白班	小夜班	大夜班	白班	小夜班	大夜班
医师签名						

多发性骨髓瘤行 PAD 方案化疗临床路径

一、多发性骨髓瘤行 PAD 方案化疗临床路径标准入院流程

(一)适用对象

第一诊断为多发性骨髓瘤(ICD-10:C90.001,M97321/3 伴 Z51.146)行 PAD 方案化疗(ICD-9-CM-3:99.2501)的患者。

(二)诊断依据

根据《中国多发性骨髓瘤诊治指南》(中国多发性骨髓瘤工作组,中华内科杂志),《血液病诊断及疗效标准(第 3 版)》(科学出版社)《World Health Organization Classification of Tumors. Pathology and Genetic of Tumors of Haematopoietic and Lymphoid Tissue》。

1. 常见临床症状:如贫血、出血、血栓、感染、骨痛、肢端麻木及髓外浸润等相关症状,出现时间,严重程度及相关治疗。

2. 血尿单克隆免疫球蛋白升高。

3. 病理:穿刺或活检。

4. 影像学检查。

5. 既往史:过敏史,肿瘤病史,乙肝、结核等传染病病史;询问其他重要脏器疾病史。

6. 个人史:药物、化学毒物、放射线接触史等。

7. 家族史:注意肿瘤家族史。

(三)选择治疗方案的依据

根据《中国多发性骨髓瘤诊治指南》(中国多发性骨髓瘤工作组,中华内科杂志)。

(四)临床路径标准住院日为 17 天

(五)进入路径标准

1. 第一诊断必须符合多发性骨髓瘤(ICD-10:C90.001,M97321/3 伴 Z51.146)的诊断标准。

2. 当患者同时具有其他疾病诊断时,但在住院期间不需要特殊处理也不影响第一诊断的临床路径流程实施时,可以进入路径。

3. 有 MM 并发症,如肾损害,需特殊处理者,不进入路径。

(六)化疗前准备第 2 天(工作日)所必需的检查项目

1. 常规化验 血常规+网织红细胞、尿常规、便常规+隐血、血型、血清八项(HBV-DNA,HCV-RNA 必要时)、凝血常规+D 二聚体、血沉。肝功能(GPT、GOT、A/G、TB、DB)、肾功能(BUN、Cr、尿酸)、血糖、血电解质(K、Na、Cl、Ca、P、Mg)、碱性磷酸酶(AKP)、LDH。

2. 疾病相关检验 C 反应蛋白、β_2 微球蛋白、免疫球蛋白全套、蛋白电泳、免疫电泳、血清游离轻链。尿轻链、24 小时尿蛋白及尿轻链定量(记录 24 小时尿量)。初治病例必须做血清

及尿免疫固定电泳。必要时行全身 PET/CT 扫描。

3. 影像学　胸部 CT(主要评估肺部有无感染)、心电图、腹部 B 超,超声心动图。X 线片:头颅正侧位、腰椎正侧位、骨盆正位。骨痛部位摄片。磁共振扫描:颈椎、胸椎、腰椎、骶椎。

4. 骨髓穿刺,涂片(细胞形态)＋活检　送临检科骨髓细胞染色体常规、FISH 检查(我科检验项目:骨髓瘤 FISH 全套):del17P,t(4;14),t(14;16);骨髓细胞免疫分型,多发性骨髓瘤基因全套。

5. 超声心动和肺功能　老年人或既往有相关病史者。

6. 诊断标准　克隆性骨髓浆细胞≥10%或活检证实骨性或髓外浆细胞瘤以及符合以下骨髓瘤定义事件的一项或多项。

(1)骨髓瘤定义事件:归因于潜在浆细胞增殖性疾病的终末器官损害的证据,尤其是:①高钙血症:血清钙高于正常上限超过 0.25mmol/L(＞1mg/dl),或血清钙＞2.75mmol/L(＞11mg/dl);②肾功能损害:肌酐清除率＜40ml/min 或血清肌酐＞177μmol/L(＞2mg/dl);③贫血:血红蛋白值低于正常上限 20g/L,或血红蛋白值＜100g/L;④骨质病变:骨骼放射检查、CT 或 PET/CT 显示一处或多处溶骨性病变。

(2)满足以下恶性肿瘤生物标志物的一项或多项:①克隆性骨髓浆细胞百分比≥60%;②单克隆/非单克隆的血清游离轻链比≥100;③MRI 研究显示＞1 处局灶性病变。

分期:

分期	Durie-salmon 分期	ISS 分期	R-ISS 分期
I 期	符合下列各项: 血红蛋白＞100g/L 血钙正常或≤12mg/dl 骨结构正常或仅有一处溶骨性病变 M 蛋白合成率低 ・IgG＜50g/L ・IgA＜30g/L ・尿单克隆轻链＜4.0g/24 小时	β_2 微球蛋白＜3.5mg/L 白蛋白≥35g/L 中位生存时间:62 个月	ISS-I 期 且 iFISH 标准染色体异常 且血清 LDH＜正常上限
II 期	介于I期和III期之间	介于I期和III期之间 中位生存时间:45 个月	介于I期和III期之间
III 期	符合下列至少任何一项: 血红蛋白＜85g/L 血钙＞12mg/dl 溶骨性病变多于 3 处 M 蛋白合成率高 ・IgG＞70g/L ・IgA＞50g/L ・尿本周蛋白＞12g/24 小时	β_2 微球蛋白≥5.5mg/L 中位生存时间:29 个月	ISS-III 期 且 iFISH 高危染色体异常 或 LDH＞正常上限
亚型标准 A:肾功能正常,血肌酐＜176.8μmol/L(2.0mg/dl) B:肾功能异常,血肌酐≥176.8μmol/L(2.0mg/dl)			标准染色体异常:无染色体异常 高危染色体异常:存在 del17P,和(或)t(4;14),和(或)t(14;16)

7. 营养评估　根据《解放军总医院新入院患者营养风险筛查表(NRS)》为新入院患者进行营养评估,评分≥3分者给予处置,必要时申请营养科医师会诊。

8. 心理评估　根据新入院患者情况申请心理科医师会诊。

9. 疼痛评估　根据《VAS评分》实施疼痛评估,评分>7分者给予处置,必要时请疼痛科医师会诊。

10. 康复评估　根据《入院患者康复筛查和评估表》为患者在入院后24小时内进行康复筛查和评估。任何一项结果为"是",则申请康复科医师会诊。

11. 深静脉血栓栓塞症风险评估　根据专科《深静脉血栓栓塞症评估量表》在新入院患者入院后24小时内进行风险筛查和评估,风险结果为"高危"的,则申请血管外科或介入导管室医师会诊。

(七)化疗方案选择

1. 根据是否行自体造血干细胞移植(AHSCT)的意向(主要根据年龄),选择治疗方案。

2. 可选择方案:VAD(长春新碱、阿霉素、地塞米松)、MP(美法仑、泼尼松)、TD(沙利度胺、地塞米松)、BD(硼替佐米、地塞米松)、PAD(硼替佐米、阿霉素、地塞米松)、PCD(硼替佐米、环磷酰胺、地塞米松)和CTD(环磷酰胺、沙利度胺、地塞米松)等。

(八)化疗日及相关辅助治疗为入院第3~14天

1. 骨病的治疗

(1)双磷酸盐(帕米磷酸二钠及唑来磷酸):适合所有有症状(包括骨质疏松)的患者;在临床试验中可考虑给冒烟型骨髓瘤或Ⅰ期骨髓瘤应用双磷酸盐。这些患者应每年进行相应的骨检查;应用双磷酸盐时需监测肾功能;监测下颌骨坏死。

(2)放疗:低剂量放疗(10~30Gy)可作为控制疼痛、预防病理性骨折或者脊髓压迫的姑息性治疗手段;应将放疗范围限制在受累野,以减少对干细胞采集或后续治疗的影响。

(3)对于可能出现或已经出现的长骨骨折或脊髓压迫或脊柱不稳定,应请矫形科会诊。

(4)对于有症状的脊椎压缩性骨折应考虑椎体成形术或后凸成形术。

2. 高钙血症　水化/呋塞米利尿;双磷酸盐;皮质激素和(或)降钙素。

3. 高黏滞血症　有症状的高黏滞血症应考虑血浆置换。

4. 贫血　输红细胞、EPO。

5. 感染　当反复出现危及生命的严重感染可考虑静脉输注丙种球蛋白;如果应用大剂量地塞米松(≥320mg/疗程)治疗时应进行疱疹及真菌的预防性治疗;应用硼替佐米治疗的患者应同时进行带状疱疹病毒的预防;接受以沙利度胺为基础的治疗或接受RD为基础的治疗,同时应进行预防性抗凝治疗;在长期接受雷利度胺治疗前应考虑采集外周血干细胞;硼替佐米联合脂质体阿霉素优于硼替佐米单药。

6. 肾功能不全　持续水化避免肾衰竭,避免应用非甾体消炎药,静脉造影,血浆置换。肾功能不全并不是移植的禁忌证。长期应用双磷酸盐需监测肾功能。

7. 高黏/血栓形成　接受以沙利度胺为基础联合地塞米松治疗的应预防性抗凝。既往无血栓病史,推荐:阿司匹林每天75mg,口服。既往有血栓病史,推荐:低分子量肝素(目标INR=2~3)至少4个月后,可以改用阿司匹林每天75mg,口服。

(九)出院标准(围绕一般情况、血象、第一诊断转归)

1. 一般情况良好。

2. 没有需要住院处理的并发症和(或)合并症。

(十)有无变异及原因分析

1. 有影响化疗的合并症,需要进行相关的诊断和治疗。

2. 不能耐受化疗的患者,不进入此路径。

二、多发性骨髓瘤行 PAD 方案化疗临床路径表单

适用对象	第一诊断为多发性骨髓瘤(ICD-10:C90.001,M97321/3 伴 Z51.146)行 PAD 方案化疗(ICD-9-CM-3:99.2501)的患者	
患者基本信息	姓名:____ 性别:____ 年龄:__ 门诊号:____ 入院号:_____ 过敏史:_____ 入院日期:__年__月__日 出院日期:__年__月__日	标准住院日:17 天
时间	入院第 1—2 天(化疗前评估)	入院第 3—14 天(化疗第 1—12 天)
主要诊疗工作 制度落实	□ 入院 2 小时内经治或值班医师完成接诊 □ 入院 24 小时内主管医师查房 □ 入院 48 小时内主诊医师完成检诊 □ 经治医师查房(早晚 2 次) □ 专科会诊(必要时)	□ 三级医师查房
病情评估	□ 经治医师询问病史及体格检查 □ 心理评估 □ 营养评估 □ 疼痛评估 □ 深静脉血栓栓塞症风险评估 □ 出血风险评估	□ 询问病情及体格检查
病历书写	□ 入院 8 小时内完成首次病程记录 □ 入院 24 小时内完成入院记录 □ 入院 48 小时内完成主管医师查房记录 □ 骨髓穿刺/活检记录 □ 满页病历及时打印	□ 诊断依据及化疗方案 □ 病情稳定患者每三日一个病程记录 □ 主管医师每周查房记录 □ 主诊医师每周查房记录 □ 输血记录 □ 满页病历及时打印
知情同意	□ 告知患者及家属病情及注意事项 □ 患者及家属签署授权委托书 □ 患者或家属入院记录签字 □ 患者或家属签署骨穿知情同意书、输血知情同意书、PICC 置管知情同意书、化疗知情同意书、自费用品协议书(必要时)	□ 告知患者及家属化疗过程中注意事项
手术治疗	□ 骨髓穿刺/活检术	
其他	□ 及时通知上级医师检诊 □ 经治医师检查整理病历资料	

（续　表）

重点医嘱	长期医嘱	护理医嘱	□ 按内科护理常规 □ 二级护理 □ PICC 置管护理	□ 按内科护理常规 □ 二级护理 □ PICC 置管护理
		处置医嘱	□ 静脉输液	□ 静脉输液
		膳食医嘱	□ 普食 □ 糖尿病普食 □ 低盐、低脂普食 □ 低盐、低脂、糖尿病普食	□ 普食 □ 糖尿病普食 □ 低盐、低脂普食 □ 低盐、低脂、糖尿病普食
		药物医嘱	□ 患者既往基础用药	□ 患者既往基础用药 □ 化疗用药：PAD 每 3～4 周为 1 个疗程 　硼替佐米（VEL）1.3mg/m²，第 1、4、8、11 天 　表柔比星（EPI）12～15mg/m²，第 1—4 天 　地塞米松（DXM）每天 20mg，第 1、2、4、5、8、9、11、12 天 □ 化疗辅助用药：水化、碱化、利尿、镇吐、保肝、骨病治疗等药物
	临时医嘱	检查检验	□ 血、尿、便常规 □ 血型 □ 生化全项（肝肾功能、电解质、血糖） □ 血清术前八项 □ HBV-DNA 定量（HBV 表面抗原阳性者） □ 凝血功能 □ 血沉 □ 血、尿免疫固定电泳、免疫球蛋白、CRP、β₂ 微球蛋白、血尿轻链定量、24 小时尿蛋白定量、血清游离轻链 □ 心电图 □ 肺部 CT □ 腹部超声 □ 骨髓穿刺 □ 头颅、肩胛骨、脊柱、骨盆、股骨 X 线片或 MRI（PET/CT）	□ 血常规＋CRP □ 生化 □ 凝血功能 □ 尿常规 □ 粪常规 □ 血培养（双瓶双套）（发热时） □ 导管培养（发热时） □ G-试验、GM-试验（发热时） □ 降钙素原（发热时） □ 肺部 CT（发热时）
		药物医嘱	□ 视病情给予相应处理	□ 视病情给予相应处理
		手术医嘱		
		处置医嘱	□ 静脉抽血	□ 静脉抽血 □ 输血

主要护理工作	健康宣教	□ 入院宣教:介绍责任护士,病区环境、设施、规章制度、基础护理服务项目 □ 进行护理安全指导 □ 进行等级护理、活动范围指导 □ 进行饮食指导 □ 进行用药指导 □ 进行关于疾病知识的宣教 □ 检查、检验项目的目的和意义	□ 进行护理安全指导 □ 进行等级护理、活动范围指导 □ 进行饮食指导 □ 进行用药指导 □ 进行关于疾病知识的宣教 □ 心理疏导 □ 化疗过程中注意事项
	护理处置	□ 患者身份核对 □ 佩戴腕带 □ 建立入院病历,通知医师 □ 询问病史,填写护理记录单首页 □ 测量基本生命体征 □ 观察病情 □ 抽血、留取标本 □ 心理与生活护理 □ 根据评估结果采取相应护理措施 □ 通知次日检查项目及检查注意事项 □ 建立静脉通道(静脉留置针或 PICC) □ 遵医嘱用药 □ 完成护理记录	□ 测量基本生命体征 □ 观察病情 □ 遵医嘱抽血、留取标本 □ 心理与生活护理 □ 指导并监督患者治疗与活动 □ 遵医嘱用药 □ 根据评估结果采取相应护理措施 □ 完成护理记录
	护理评估	□ 一般评估:生命体征、神志、皮肤、药物过敏史等 □ 专科评估:饮食习惯、生活方式、体重、身高、家族史、既往史 □ 风险评估:评估有无跌倒、坠床、压疮、导管滑脱、液体外渗的风险 □ 心理评估 □ 营养评估 □ 疼痛评估 □ 康复评估 □ 血栓风险评估	□ 风险评估:评估有无跌倒、坠床、压疮、导管滑脱、液体外渗的风险 □ 心理评估 □ 评估皮肤、黏膜有无出血 □ 病情评估
	专科护理	□ 心理护理 □ 饮食指导 □ PICC 护理	□ 心理护理 □ 饮食指导 □ PICC 护理
	饮食指导	□ 根据医嘱通知配餐员准备膳食 □ 指导家属送餐注意事项 □ 协助进餐	□ 根据医嘱通知配餐员准备膳食 □ 指导家属送餐注意事项 □ 协助进餐
	活动体位	□ 根据护理等级指导活动 □ 根据病情指导活动	□ 根据护理等级指导活动 □ 根据病情指导活动
	洗浴要求	□ 卫生整顿:更衣、剃须、剪短指甲 □ 协助更换病号服	□ 协助患者晨、晚间护理 □ 卫生整顿:更衣、剃须、剪短指甲

（续　表）

病情变异记录	□ 无　　□ 有,原因: □ 患者　□ 疾病　□ 医疗 □ 护理　□ 保障　□ 管理			□ 无　　□ 有,原因: □ 患者　□ 疾病　□ 医疗 □ 护理　□ 保障　□ 管理		
护士签名	白班	小夜班	大夜班	白班	小夜班	大夜班
医师签名						

时间			住院第 15－16 天(化疗后)	住院第 17 天(恢复出院)
主要诊疗工作	病情评估		□ 出血风险评估 □ 感染风险评估 □ 心理评估 □ 营养评估 □ 深静脉血栓栓塞症风险评估	□ 心理评估 □ 营养评估 □ 上级医师进行治疗效果、预后和出院评估 □ 出院宣教
	制度落实		□ 三级医师查房	□ 三级医师查房
	病历书写		□ 病情稳定患者每三日一个病程记录 □ 主管医师每周查房记录 □ 主诊医师每周查房记录 □ 输血记录 □ 满页病历及时打印	□ 病情稳定患者每三日一个病程记录 □ 主管医师每周查房记录 □ 主诊医师每周查房记录 □ 出院当天病程记录(有上级医师指示出院) □ 满页病历及时打印 □ 出院后 24 小时内完成出院记录 □ 出院后 24 小时内完成病案首页
	知情同意		□ 告知患者及家属化疗后注意事项	□ 告知患者及家属化疗后注意事项 □ 告知患者及家属出院后注意事项(包含复诊的时间地点、发生紧急情况时处理、下次化疗时间等)
	手术治疗			
	其他			□ 通知出院 □ 开具出院介绍信 □ 开具诊断证明书 □ 出院带药 □ 预约门诊复诊时间 □ 预约下次返院化疗时间
重点医嘱	长期医嘱	护理医嘱	□ 内科护理常规 □ 二级护理 □ PICC 置管护理	□ 内科护理常规 □ 二级护理 □ PICC 置管护理
		处置医嘱	□ 静脉输液	□ 静脉输液
		膳食医嘱	□ 普食 □ 糖尿病普食 □ 低盐、低脂普食 □ 低盐、低脂、糖尿病普食	□ 普食 □ 糖尿病普食 □ 低盐、低脂普食 □ 低盐、低脂、糖尿病普食

（续　表）

临时医嘱	药物医嘱	□ 患者既往基础用药 □ 并发症的处理	□ 患者既往基础用药 □ 并发症的处理
	检查检验	□ 血常规 □ 生化 □ 凝血功能 □ 尿常规 □ 粪常规 □ 血培养（双瓶双套）（发热时） □ 导管培养（发热时） □ G-试验、GM-试验（发热时） □ 降钙素原（发热时） □ 肺部 CT（发热时）	□ 血常规 □ 生化 □ 凝血功能
	药物医嘱		
	手术医嘱		
	处置医嘱	□ 静脉抽血 □ 输血	□ 静脉抽血 □ 出院
主要护理工作	健康宣教	□ 进行护理安全指导 □ 进行等级护理、活动范围指导 □ 进行饮食指导 □ 进行用药指导 □ 进行化疗后骨髓抑制期相关知识宣教	□ 进行护理安全指导 □ 进行等级护理、活动范围指导 □ 出院宣教（包含饮食、用药指导及注意事项、复查时间等）
	护理处置	□ 配合医师完成各项检查 □ 抽血（根据医嘱） □ 遵医嘱用药 □ 饮食指导 □ 皮肤护理 □ 心理与生活护理 □ 根据评估结果采取相应护理措施 □ 完成护理记录	□ 配合医师完成各项检查 □ 抽血（根据医嘱） □ 遵医嘱用药 □ 完成护理记录 □ 核对患者医疗费用 □ 协助患者办理出院手续 □ 整理床单位
	护理评估	□ 评估有无跌倒、坠床、压疮、导管滑脱、液体外渗的风险 □ 心理评估及疏导 □ 评估皮肤、黏膜有无出血 □ 病情评估	□ 评估有无跌倒、坠床、压疮、导管滑脱、液体外渗的风险 □ 评估皮肤、黏膜有无出血 □ 心理评估及疏导 □ 病情评估
	专科护理	□ 心理护理 □ 饮食指导 □ PICC 护理	□ 心理护理 □ 饮食指导 □ PICC 护理
	饮食指导	□ 家属送餐及患者进餐注意事项	□ 家属送餐及患者进餐注意事项
	活动体位	□ 根据护理等级指导活动	□ 根据护理等级指导活动
	洗浴要求	□ 协助患者晨、晚间护理 □ 保持皮肤清洁，更换病号服、床单位	□ 协助患者晨、晚间护理 □ 保持皮肤清洁，更换病号服、床单位

病情变异记录	□ 无　　□ 有,原因: □ 患者　□ 疾病　□ 医疗 □ 护理　□ 保障　□ 管理			□ 无　　□ 有,原因: □ 患者　□ 疾病　□ 医疗 □ 护理　□ 保障　□ 管理		
护士签名	白班	小夜班	大夜班	白班	小夜班	大夜班
医师签名						

多发性骨髓瘤行 RCD 方案化疗临床路径

一、多发性骨髓瘤行 RCD 方案化疗临床路径标准入院流程

(一)适用对象

第一诊断为多发性骨髓瘤(ICD-10:C90.001,M97321/3 伴 Z51.146)行 RCD 方案化疗(ICD-9-CM-3:99.2501)的患者。

(二)诊断依据

根据《中国多发性骨髓瘤诊治指南》(中国多发性骨髓瘤工作组,中华内科杂志),《血液病诊断及疗效标准(第 3 版)》(科学出版社)《World Health Organization Classification of Tumors. Pathology and Genetic of Tumors of Haematopoietic and Lymphoid Tissue》(2008)。

1. 常见临床症状:如贫血、出血、血栓、感染、骨痛、肢端麻木及髓外浸润等相关症状,出现时间,严重程度及相关治疗。

2. 血尿单克隆免疫球蛋白升高。

3. 病理:穿刺或活检。

4. 影像学检查。

5. 既往史:过敏史,肿瘤病史,乙肝、结核等传染病病史;询问其他重要脏器疾病史。

6. 个人史:药物、化学毒物、放射线接触史等。

7. 家族史:注意肿瘤家族史。

(三)选择治疗方案的依据

根据《中国多发性骨髓瘤诊治指南》(中国多发性骨髓瘤工作组,中华内科杂志)。

(四)临床路径标准住院日为 26 天

(五)进入路径标准

1. 第一诊断必须符合多发性骨髓瘤(ICD-10:C90.001,M97321/3 伴 Z51.146)的诊断标准。

2. 当患者同时具有其他疾病诊断时,但在住院期间不需要特殊处理也不影响第一诊断的临床路径流程实施时,可以进入路径。

3. 有 MM 并发症,如肾损害,需特殊处理者,不进入路径。

(六)化疗前准备第 2 天(工作日)所必需的检查项目

1. 常规化验　　血常规＋网织红细胞、尿常规、便常规＋隐血、血型、血清八项(HBV-DNA,HCV-RNA 必要时)、凝血常规＋D 二聚体、血沉。肝功能(GPT、GOT、A/G、TB、DB)、肾功能(BUN、Cr、尿酸)、血糖、血电解质(K、Na、Cl、Ca、P、Mg)、碱性磷酸酶(AKP)、LDH。

2. 疾病相关检验　　C 反应蛋白、β_2 微球蛋白、免疫球蛋白全套、蛋白电泳、免疫电泳、血清游离轻链。尿轻链、24 小时尿蛋白及尿轻链定量(记录 24 小时尿量)。初治病例必须做血清

及尿免疫固定电泳。必要时行全身 PET/CT 扫描。

3. 影像学 胸部 CT(主要评估肺部有无感染)、心电图、腹部 B 超,超声心动图。X 线片:头颅正侧位、腰椎正侧位、骨盆正位。骨痛部位摄片。磁共振扫描:颈椎、胸椎、腰椎、骶椎。

4. 骨髓穿刺,涂片(细胞形态)＋活检 送临检科骨髓细胞染色体常规、FISH 检查(我科检验项目:骨髓瘤 FISH 全套):del17P,t(4;14),t(14;16);骨髓细胞免疫分型,多发性骨髓瘤基因全套。

5. 超声心动和肺功能 老年人或既往有相关病史者。

6. 诊断标准 克隆性骨髓浆细胞≥10%或活检证实骨性或髓外浆细胞瘤以及符合以下骨髓瘤定义事件的一项或多项。

(1)骨髓瘤定义事件:归因于潜在浆细胞增殖性疾病的终末器官损害的证据,尤其是:①高钙血症:血清钙高于正常上限超过 0.25mmol/L(>1mg/dl),或血清钙>2.75mmol/L(>11mg/dl);②肾功能损害:肌酐清除率<40ml/min 或血清肌酐>177μmol/L(>2mg/dl);③贫血:血红蛋白值低于正常上限 20g/L,或血红蛋白值<100g/L;④骨质病变:骨骼放射检查、CT 或 PET/CT 显示一处或多处溶骨性病变。

(2)满足以下恶性肿瘤生物标志物的一项或多项:①克隆性骨髓浆细胞百分比≥60%;②单克隆/非单克隆的血清游离轻链比≥100;③MRI 研究显示>1 处局灶性病变。

分期:

分期	Durie-salmon 分期	ISS 分期	R-ISS 分期
I期	符合下列各项 血红蛋白>100g/L 血钙正常或≤12mg/dl 骨结构正常或仅有一处溶骨性病变 M 蛋白合成率低 · IgG<50g/L · IgA<30g/L · 尿单克隆轻链<4.0g/24 小时	β_2 微球蛋白<3.5mg/L 白蛋白≥35g/L 中位生存时间:62 个月	ISS-I期 且 iFISH 标准染色体异常 且血清 LDH<正常上限
II期	介于I期和III期之间	介于I期和III期之间 中位生存时间:45 个月	介于I期和III期之间
III期	符合下列至少任何一项 血红蛋白<85g/L 血钙>12mg/dl 溶骨性病变多于 3 处 M 蛋白合成率高 · IgG>70g/L · IgA>50g/L · 尿本周蛋白>12g/24 小时	β_2 微球蛋白≥5.5mg/L 中位生存时间:29 个月	ISS-III期 且 iFISH 高危染色体异常 或 LDH>正常上限
亚型标准 A:肾功能正常,血肌酐<176.8μmol/L(2.0mg/dl) B:肾功能异常,血肌酐≥176.8μmol/L(2.0mg/dl)			标准染色体异常:无染色体异常 高危染色体异常:存在 del17P,和(或)t(4;14),和(或)t(14;16)

7. 营养评估　根据《解放军总医院新入院患者营养风险筛查表(NRS)》为新入院患者进行营养评估,评分≥3 分者给予处置,必要时申请营养科医师会诊。

8. 心理评估　根据新入院患者情况申请心理科医师会诊。

9. 疼痛评估　根据《VAS 评分》实施疼痛评估,评分＞7 分者给予处置,必要时请疼痛科医师会诊。

10. 康复评估　根据《入院患者康复筛查和评估表》为患者在入院后 24 小时内进行康复筛查和评估。任何一项结果为"是",则申请康复科医师会诊。

11. 深静脉血栓栓塞症风险评估　根据专科《深静脉血栓栓塞症评估量表》在新入院患者入院后 24 小时内进行风险筛查和评估,风险结果为"高危"的,则申请血管外科或介入导管室医师会诊。

(七)化疗方案选择

1. 根据是否行自体造血干细胞移植(AHSCT)的意向(主要根据年龄),选择治疗方案。

2. 可选择方案:VAD(长春新碱、阿霉素、地塞米松)、MP(美法仑、泼尼松)、TD(沙利度胺、地塞米松)、BD(硼替佐米、地塞米松)、PAD(硼替佐米、阿霉素、地塞米松)、PCD(硼替佐米、环磷酰胺、地塞米松)和 CTD(环磷酰胺、沙利度胺、地塞米松)等。

(八)化疗日及相关辅助治疗为入院第 3－24 天

1. **骨病的治疗**

(1)双磷酸盐(帕米磷酸二钠及唑来磷酸):适合所有有症状(包括骨质疏松)的患者;在临床试验中可考虑给冒烟型骨髓瘤或Ⅰ期骨髓瘤应用双磷酸盐。这些患者应每年进行相应的骨检查;应用双磷酸盐时需监测肾功能;监测下颌骨坏死。

(2)放疗:低剂量放疗(10～30Gy)可作为控制疼痛、预防病理性骨折或者脊髓压迫的姑息性治疗手段;应将放疗范围限制在受累野,以减少对干细胞采集或后续治疗的影响。

(3)对于可能出现或已经出现的长骨骨折或脊髓压迫或脊柱不稳定,应请矫形科医师会诊。

(4)对于有症状的脊椎压缩性骨折应考虑椎体成形术或后凸成形术。

2. **高钙血症**　水化/呋塞米利尿;双磷酸盐;皮质激素和(或)降钙素。

3. **高黏滞血症**　有症状的高黏滞血症应考虑血浆置换。

4. **贫血**　输红细胞、EPO。

5. **感染**　当反复出现危及生命的严重感染可考虑静脉输注丙种球蛋白;如果应用大剂量地塞米松(≥320mg/疗程)治疗时应进行疱疹及真菌的预防性治疗;应用硼替佐米治疗的患者应同时进行带状疱疹病毒的预防;接受以沙利度胺为基础的治疗或接受 RD 为基础的治疗,同时应进行预防性抗凝治疗;在长期接受雷利度胺治疗前应考虑采集外周血干细胞;硼替佐米联合脂质体阿霉素优于硼替佐米单药。

6. **肾功能不全**　持续水化避免肾衰竭,避免应用非甾体消炎药,静脉造影,血浆置换。肾功能不全并不是移植的禁忌证。长期应用双磷酸盐需监测肾功能。

7. **高黏/血栓形成**　接受以沙利度胺为基础联合地塞米松治疗的应预防性抗凝。既往无血栓病史,推荐:阿司匹林每天 75mg,口服。既往有血栓病史,推荐:低分子量肝素(目标 INR＝2～3)至少 4 个月后,可以改用阿司匹林每天 75mg,口服。

(九)出院标准(围绕一般情况、血象、第一诊断转归)

1. 一般情况良好。

2. 没有需要住院处理的并发症和(或)合并症。

(十)有无变异及原因分析

1. 有影响化疗的合并症,需要进行相关的诊断和治疗。

2. 不能耐受化疗的患者,不进入此路径。

二、多发性骨髓瘤行 RCD 方案化疗临床路径表单

适用对象	第一诊断为多发性骨髓瘤(ICD-10:C90.001,M97321/3 伴 Z51.146) 行 RCD 方案化疗(ICD-9-CM-3:99.2501)的患者	
患者基本信息	姓名:____ 性别:____ 年龄:__ 门诊号:____ 入院号:_____ 过敏史:_____ 入院日期:__年__月__日 出院日期:__年__月__日	标准住院日:26 天

时间		入院第 1—2 天(化疗前评估)	入院第 3—24 天(化疗第 1—22 天)
主要诊疗工作	制度落实	□ 入院 2 小时内经治或值班医师完成接诊 □ 入院 24 小时内主管医师查房 □ 入院 48 小时内主诊医师完成检诊 □ 经治医师查房(早晚 2 次) □ 专科会诊(必要时)	□ 三级医师查房
	病情评估	□ 经治医师询问病史及体格检查 □ 心理评估 □ 营养评估 □ 疼痛评估 □ 深静脉血栓栓塞症风险评估 □ 出血风险评估	□ 询问病情及体格检查
	病历书写	□ 入院 8 小时内完成首次病程记录 □ 入院 24 小时内完成入院记录 □ 入院 48 小时内完成主管医师查房记录 □ 骨髓穿刺/活检记录 □ 满页病历及时打印	□ 诊断依据及化疗方案 □ 病情稳定患者每三日一个病程记录 □ 主管医师每周查房记录 □ 主诊医师每周查房记录 □ 输血记录 □ 满页病历及时打印
	知情同意	□ 告知患者及家属病情及注意事项 □ 患者及家属签署授权委托书 □ 患者或家属入院记录签字 □ 患者或家属签署骨穿知情同意书、输血知情同意书、PICC 置管知情同意书、化疗知情同意书、自费用品协议书(必要时)	□ 告知患者及家属化疗过程中注意事项
	手术治疗	□ 骨髓穿刺/活检术	
	其他	□ 及时通知上级医师检诊 □ 经治医师检查整理病历资料	

重点医嘱	长期医嘱	护理医嘱	□ 按内科护理常规 □ 二级护理 □ PICC 置管护理	□ 按内科护理常规 □ 二级护理 □ PICC 置管护理
		处置医嘱	□ 静脉输液	□ 静脉输液
		膳食医嘱	□ 普食 □ 糖尿病普食 □ 低盐、低脂普食 □ 低盐、低脂、糖尿病普食	□ 普食 □ 糖尿病普食 □ 低盐、低脂普食 □ 低盐、低脂、糖尿病普食
	临时医嘱	药物医嘱	□ 患者既往基础用药	□ 患者既往基础用药 □ 化疗用药：RCD 每 28 天为 1 个疗程 　来那度胺 10～25mg，第 1－21 天 　环磷酰胺 300mg/m²，第 1、8、15 天 　地塞米松 40mg，第 1、8、15、22 天 □ 化疗辅助用药：水化、碱化、利尿、止吐、保肝、骨病治疗等药物
		检查检验	□ 血、尿、便常规 □ 血型 □ 生化全项（肝肾功能、电解质、血糖） □ 血清术前八项 □ HBV-DNA 定量（HBV 表面抗原阳性者） □ 凝血功能 □ 血沉 □ 血、尿免疫固定电泳、免疫球蛋白、CRP、β₂ 微球蛋白、血尿轻链定量、24 小时尿蛋白定量、血清游离轻链蛋白 □ 心电图 □ 肺部 CT □ 腹部超声 □ 骨髓穿刺 □ 头颅、肩胛骨、脊柱、骨盆、股骨 X 线片或 MRI(PET/CT)	□ 血常规＋CRP □ 生化 □ 凝血功能 □ 尿常规 □ 粪常规 □ 血培养（双瓶双套）（发热时） □ 导管培养（发热时） □ G-试验、GM-试验（发热时） □ 降钙素原（发热时） □ 肺部 CT（发热时）
		药物医嘱	□ 视病情给予相应处理	□ 视病情给予相应处理
		手术医嘱		
		处置医嘱	□ 静脉抽血	□ 静脉抽血 □ 输血

（续　表）

主要护理工作	健康宣教	□ 入院宣教:介绍责任护士,病区环境、设施、规章制度、基础护理服务项目 □ 进行护理安全指导 □ 进行等级护理、活动范围指导 □ 进行饮食指导 □ 进行用药指导 □ 进行关于疾病知识的宣教 □ 检查、检验项目的目的和意义	□ 进行护理安全指导 □ 进行等级护理、活动范围指导 □ 进行饮食指导 □ 进行用药指导 □ 进行关于疾病知识的宣教 □ 心理疏导 □ 化疗过程中注意事项
	护理处置	□ 患者身份核对 □ 佩戴腕带 □ 建立入院病历,通知医师 □ 询问病史,填写护理记录单首页 □ 测量基本生命体征 □ 观察病情 □ 抽血、留取标本 □ 心理与生活护理 □ 根据评估结果采取相应护理措施 □ 通知次日检查项目及检查注意事项 □ 建立静脉通道(静脉留置针或 PICC) □ 遵医嘱用药 □ 完成护理记录	□ 测量基本生命体征 □ 观察病情 □ 遵医嘱抽血、留取标本 □ 心理与生活护理 □ 指导并监督患者治疗与活动 □ 遵医嘱用药 □ 根据评估结果采取相应护理措施 □ 完成护理记录
	护理评估	□ 一般评估:生命体征、神志、皮肤、药物过敏史等 □ 专科评估:饮食习惯、生活方式、体重、身高、家族史、既往史 □ 风险评估:评估有无跌倒、坠床、压疮、导管滑脱、液体外渗的风险 □ 心理评估 □ 营养评估 □ 疼痛评估 □ 康复评估 □ 血栓风险评估	□ 风险评估:评估有无跌倒、坠床、压疮、导管滑脱、液体外渗的风险 □ 心理评估 □ 评估皮肤、黏膜有无出血 □ 病情评估
	专科护理	□ 心理护理 □ 饮食指导 □ PICC 护理	□ 心理护理 □ 饮食指导 □ PICC 护理
	饮食指导	□ 根据医嘱通知配餐员准备膳食 □ 指导家属送餐注意事项 □ 协助进餐	□ 根据医嘱通知配餐员准备膳食 □ 指导家属送餐注意事项 □ 协助进餐
	活动体位	□ 根据护理等级指导活动 □ 根据病情指导活动	□ 根据护理等级指导活动 □ 根据病情指导活动
	洗浴要求	□ 卫生整顿:更衣、剃须、剪短指甲 □ 协助更换病号服	□ 协助患者晨、晚间护理 □ 卫生整顿:更衣、剃须、剪短指甲

(续　表)

病情变异记录		□ 无　　□ 有,原因: □ 患者　□ 疾病　□ 医疗 □ 护理　□ 保障　□ 管理		□ 无　　□ 有,原因: □ 患者　□ 疾病　□ 医疗 □ 护理　□ 保障　□ 管理	
护士签名		白班	小夜班	大夜班	白班	小夜班	大夜班

护士签名		白班	小夜班	大夜班	白班	小夜班	大夜班
医师签名							
时间		住院第 25 天(化疗后)			住院第 26 天(恢复出院)		
主要诊疗工作	病情评估	□ 出血风险评估 □ 感染风险评估 □ 心理评估 □ 营养评估 □ 深静脉血栓栓塞症风险评估			□ 心理评估 □ 营养评估 □ 上级医师进行治疗效果、预后和出院评估 □ 出院宣教		
	制度落实	□ 三级医师查房			□ 三级医师查房		
	病历书写	□ 病情稳定患者每三日一个病程记录 □ 主管医师每周查房记录 □ 主诊医师每周查房记录 □ 输血记录 □ 满页病历及时打印			□ 病情稳定患者每三日一个病程记录 □ 主管医师每周查房记录 □ 主诊医师每周查房记录 □ 出院当天病程记录(有上级医师指示出院) □ 满页病历及时打印 □ 出院后 24 小时内完成出院记录 □ 出院后 24 小时内完成病案首页		
	知情同意	□ 告知患者及家属化疗后注意事项			□ 告知患者及家属化疗后注意事项 □ 告知患者及家属出院后注意事项(包含复诊的时间地点、发生紧急情况时处理、下次化疗时间等)		
	手术治疗						
	其他				□ 通知出院 □ 开具出院介绍信 □ 开具诊断证明书 □ 出院带药 □ 预约门诊复诊时间 □ 预约下次返院化疗时间		
重点医嘱	长期医嘱	护理医嘱	□ 内科护理常规 □ 二级护理 □ PICC 置管护理		□ 内科护理常规 □ 二级护理 □ PICC 置管护理		
		处置医嘱	□ 静脉输液		□ 静脉输液		
		膳食医嘱	□ 普食 □ 糖尿病普食 □ 低盐、低脂普食 □ 低盐、低脂、糖尿病普食		□ 普食 □ 糖尿病普食 □ 低盐、低脂普食 □ 低盐、低脂、糖尿病普食		

（续　表）

临时医嘱	药物医嘱	☐ 患者既往基础用药 ☐ 并发症的处理	☐ 患者既往基础用药 ☐ 并发症的处理
	检查检验	☐ 血常规 ☐ 生化 ☐ 凝血功能 ☐ 尿常规 ☐ 粪常规 ☐ 血培养（双瓶双套）（发热时） ☐ 导管培养（发热时） ☐ G-试验、GM-试验（发热时） ☐ 降钙素原（发热时） ☐ 肺部 CT（发热时）	☐ 血常规 ☐ 生化 ☐ 凝血功能
	药物医嘱		
	手术医嘱		
	处置医嘱	☐ 静脉抽血 ☐ 输血	☐ 静脉抽血 ☐ 出院
主要护理工作	健康宣教	☐ 进行护理安全指导 ☐ 进行等级护理、活动范围指导 ☐ 进行饮食指导 ☐ 进行用药指导 ☐ 进行化疗后骨髓抑制期相关知识宣教	☐ 进行护理安全指导 ☐ 进行等级护理、活动范围指导 ☐ 出院宣教（包含饮食、用药指导及注意事项、复查时间等）
	护理处置	☐ 配合医师完成各项检查 ☐ 抽血（根据医嘱） ☐ 遵医嘱用药 ☐ 饮食指导 ☐ 皮肤护理 ☐ 心理与生活护理 ☐ 根据评估结果采取相应护理措施 ☐ 完成护理记录	☐ 配合医师完成各项检查 ☐ 抽血（根据医嘱） ☐ 遵医嘱用药 ☐ 完成护理记录 ☐ 核对患者医疗费用 ☐ 协助患者办理出院手续 ☐ 整理床单位
	护理评估	☐ 评估有无跌倒、坠床、压疮、导管滑脱、液体外渗的风险 ☐ 心理评估及疏导 ☐ 评估皮肤、黏膜有无出血 ☐ 病情评估	☐ 评估有无跌倒、坠床、压疮、导管滑脱、液体外渗的风险 ☐ 评估皮肤、黏膜有无出血 ☐ 心理评估及疏导 ☐ 病情评估
	专科护理	☐ 心理护理 ☐ 饮食指导 ☐ PICC 护理	☐ 心理护理 ☐ 饮食指导 ☐ PICC 护理
	饮食指导	☐ 家属送餐及患者进餐注意事项	☐ 家属送餐及患者进餐注意事项
	活动体位	☐ 根据护理等级指导活动	☐ 根据护理等级指导活动
	洗浴要求	☐ 协助患者晨、晚间护理 ☐ 保持皮肤清洁，更换病号服、床单位	☐ 协助患者晨、晚间护理 ☐ 保持皮肤清洁，更换病号服、床单位

（续　表）

病情变异记录	□ 无　　□ 有,原因: □ 患者　□ 疾病　□ 医疗 □ 护理　□ 保障　□ 管理			□ 无　　□ 有,原因: □ 患者　□ 疾病　□ 医疗 □ 护理　□ 保障　□ 管理		
护士签名	白班	小夜班	大夜班	白班	小夜班	大夜班
医师签名						

多发性骨髓瘤行 TAD 方案化疗临床路径

一、多发性骨髓瘤行 TAD 方案化疗临床路径标准入院流程

(一)适用对象

第一诊断为多发性骨髓瘤(ICD-10:C90.001,M97321/3 伴 Z51.146)行 TAD 方案化疗(ICD-9-CM-3:99.2501)的患者。

(二)诊断依据

根据《中国多发性骨髓瘤诊治指南》(中国多发性骨髓瘤工作组,中华内科杂志),《血液病诊断及疗效标准(第 3 版)》(科学出版社)《World Health Organization Classification of Tumors. Pathology and Genetic of Tumors of Haematopoietic and Lymphoid Tissue》(2008)。

1. 常见临床症状:如贫血、出血、血栓、感染、骨痛、肢端麻木及髓外浸润等相关症状,出现时间,严重程度及相关治疗。

2. 血尿单克隆免疫球蛋白升高。

3. 病理:穿刺或活检。

4. 影像学检查。

5. 既往史:过敏史,肿瘤病史,乙肝、结核等传染病病史;询问其他重要脏器疾病史。

6. 个人史:药物、化学毒物、放射线接触史等。

7. 家族史:注意肿瘤家族史。

(三)选择治疗方案的依据

根据《中国多发性骨髓瘤诊治指南》(中国多发性骨髓瘤工作组,中华内科杂志)。

(四)临床路径标准住院日为 17 天

(五)进入路径标准

1. 第一诊断必须符合多发性骨髓瘤(ICD-10:C90.001,M97321/3 伴 Z51.146)的诊断标准。

2. 当患者同时具有其他疾病诊断时,但在住院期间不需要特殊处理也不影响第一诊断的临床路径流程实施时,可以进入路径。

3. 有 MM 并发症,如肾损害,需特殊处理者,不进入路径。

(六)化疗前准备 2 天(工作日)所必需的检查项目

1. 常规化验　血常规＋网织红细胞、尿常规、便常规＋隐血、血型、血清八项(HBV-DNA,HCV-RNA 必要时)、凝血常规＋D 二聚体、血沉。肝功能(GPT、GOT、A/G、TB、DB)、肾功能(BUN、Cr、尿酸)、血糖、血电解质(K、Na、Cl、Ca、P、Mg)、碱性磷酸酶(AKP)、LDH。

2. 疾病相关检验　C 反应蛋白、β_2 微球蛋白、免疫球蛋白全套、蛋白电泳、免疫电泳、血清游离轻链。尿轻链、24 小时尿蛋白及尿轻链定量(记录 24 小时尿量)。初治病例必须做血清

及尿免疫固定电泳。必要时行全身 PET/CT 扫描。

3. 影像学　胸部 CT(主要评估肺部有无感染)、心电图、腹部 B 超,超声心动图。X 线片:头颅正侧位、腰椎正侧位、骨盆正位。骨痛部位摄片。磁共振扫描:颈椎、胸椎、腰椎、骶椎。

4. 骨髓穿刺,涂片(细胞形态)＋活检　送临检科骨髓细胞染色体常规、FISH 检查(我科检验项目:骨髓瘤 FISH 全套):del17P,t(4;14),t(14;16);骨髓细胞免疫分型,多发性骨髓瘤基因全套。

5. 超声心动和肺功能　老年人或既往有相关病史者。

6. 诊断标准　克隆性骨髓浆细胞≥10％或活检证实骨性或髓外浆细胞瘤以及符合以下骨髓瘤定义事件的一项或多项。

(1)骨髓瘤定义事件:归因于潜在浆细胞增殖性疾病的终末器官损害的证据,尤其是:①高钙血症:血清钙高于正常上限超过 0.25mmol/L(＞1mg/dl),或血清钙＞2.75mmol/L(＞11mg/dl);②肾功能损害:肌酐清除率＜40ml/min 或血清肌酐＞177μmol/L(＞2mg/dl);③贫血:血红蛋白值低于正常上限 20g/L,或血红蛋白值＜100g/L;④骨质病变:骨骼放射检查、CT 或 PET/CT 显示一处或多处溶骨性病变。

(2)满足以下恶性肿瘤生物标志物的一项或多项:①克隆性骨髓浆细胞百分比≥60％;②单克隆/非单克隆的血清游离轻链比≥100;③MRI 研究显示＞1 处局灶性病变。

分期

分期	Durie-salmon 分期	ISS 分期	R-ISS 分期
I期	符合下列各项 血红蛋白＞100g/L 血钙正常或≤12mg/dl 骨结构正常或仅有一处溶骨性病变 M 蛋白合成率低 · IgG＜50g/L · IgA＜30g/L · 尿单克隆轻链＜4.0g/24 小时	β_2 微球蛋白＜3.5mg/L 白蛋白≥35g/L 中位生存时间:62 个月	ISS-I期 且 iFISH 标准染色体异常 且血清 LDH＜正常上限
II期	介于I期和III期之间	介于I期和III期之间 中位生存时间:45 个月	介于I期和III期之间
III期	符合下列至少任何一项 血红蛋白＜85g/L 血钙＞12mg/dl 溶骨性病变多于 3 处 M 蛋白合成率高 · IgG＞70g/L · IgA＞50g/L · 尿本周蛋白＞12g/24 小时	β_2 微球蛋白≥5.5mg/L 中位生存时间:29 个月	ISS-III期 且 iFISH 高危染色体异常 或 LDH＞正常上限
亚型标准 A:肾功能正常,血肌酐＜176.8μmol/L(2.0mg/dl) B:肾功能异常,血肌酐≥176.8μmol/L(2.0mg/dl)			标准染色体异常:无染色体异常 高危染色体异常:存在 del17P,和(或)t(4;14),和(或)t(14;16)

7. 营养评估　根据《解放军总医院新入院患者营养风险筛查表(NRS)》为新入院患者进行营养评估,评分≥3分者给予处置,必要时申请营养科医师会诊。

8. 心理评估　根据新入院患者情况申请心理科医师会诊。

9. 疼痛评估　根据《VAS评分》实施疼痛评估,评分＞7分者给予处置,必要时请疼痛科医师会诊。

10. 康复评估　根据《入院患者康复筛查和评估表》为患者在入院后24小时内进行康复筛查和评估。任何一项结果为"是",则申请康复科医师会诊。

11. 深静脉血栓栓塞症风险评估　根据专科《深静脉血栓栓塞症评估量表》在新入院患者入院后24小时内进行风险筛查和评估,风险结果为"高危"的,则申请血管外科或介入导管室医师会诊。

(七)化疗方案选择

1. 根据是否行自体造血干细胞移植(AHSCT)的意向(主要根据年龄),选择治疗方案。

2. 可选择方案:VAD(长春新碱、阿霉素、地塞米松)、MP(美法仑、泼尼松)、TD(沙利度胺、地塞米松)、BD(硼替佐米、地塞米松)、PAD(硼替佐米、阿霉素、地塞米松)、PCD(硼替佐米、环磷酰胺、地塞米松)和CTD(环磷酰胺、沙利度胺、地塞米松)等。

(八)化疗日及相关辅助治疗为入院第3—13天

1. 骨病的治疗

(1)双磷酸盐(帕米磷酸二钠及唑来磷酸):适合所有有症状(包括骨质疏松)的患者;在临床试验中可考虑给冒烟型骨髓瘤或Ⅰ期骨髓瘤应用双磷酸盐。这些病人应每年进行相应的骨检查;应用双磷酸盐时需监测肾功能;监测下颌骨坏死。

(2)放疗:低剂量放疗(10～30Gy)可作为控制疼痛、预防病理性骨折或者脊髓压迫的姑息性治疗手段;应将放疗范围限制在受累野,以减少对干细胞采集或后续治疗的影响。

(3)对于可能出现或已经出现的长骨骨折或脊髓压迫或脊柱不稳定,应请矫形科会诊。

(4)对于有症状的脊椎压缩性骨折应考虑椎体成形术或后凸成形术。

2. 高钙血症　水化/呋塞米利尿;双磷酸盐;皮质激素和(或)降钙素。

3. 高黏滞血症　有症状的高黏滞血症应考虑血浆置换。

4. 贫血　输红细胞、EPO。

5. 感染　当反复出现危及生命的严重感染可考虑静脉输注丙种球蛋白;如果应用大剂量地塞米松(≥320mg/疗程)治疗时应进行疱疹及真菌的预防性治疗;应用硼替佐米治疗的患者应同时进行带状疱疹病毒的预防;接受以沙利度胺为基础的治疗或接受RD为基础的治疗,同时应进行预防性抗凝治疗;在长期接受雷利度胺治疗前应考虑采集外周血干细胞;硼替佐米联合脂质体阿霉素优于硼替佐米单药。

6. 肾功能不全　持续水化避免肾衰竭,避免应用非甾体消炎药,静脉造影,血浆置换。肾功能不全并不是移植的禁忌证,长期应用双磷酸盐需监测肾功能。

7. 高黏/血栓形成　接受以沙利度胺为基础联合地塞米松治疗的应预防性抗凝。既往无血栓病史,推荐:阿司匹林每天75mg,口服。既往有血栓病史,推荐低分子量肝素(目标INR＝2～3)至少4个月后,可以改用阿司匹林每天75mg,口服。

(九)出院标准(围绕一般情况、血象、第一诊断转归)

1. 一般情况良好。

2. 没有需要住院处理的并发症和(或)合并症。

(十)有无变异及原因分析

1. 有影响化疗的合并症,需要进行相关的诊断和治疗。

2. 不能耐受化疗的患者,不进入此路径。

二、多发性骨髓瘤行 TAD 方案化疗临床路径表单

适用对象	第一诊断为多发性骨髓瘤(ICD-10:C90.001,M97321/3 伴 Z51.146) 行 TAD 方案化疗(ICD-9-CM-3:99.2501)的患者	
患者基本信息	姓名:____ 性别:____ 年龄:__ 门诊号:____ 入院号:_____ 过敏史:_____ 入院日期:__年__月__日 出院日期:__年__月__日	标准住院日:17 天

时间		入院第 1-2 天(化疗前评估)	入院第 3-13 天(化疗第 1-11 天)
主要诊疗工作	制度落实	□ 入院 2 小时内经治或值班医师完成接诊 □ 入院 24 小时内主管医师查房 □ 入院 48 小时内主诊医师完成检诊 □ 经治医师查房(早晚 2 次) □ 专科会诊(必要时)	□ 三级医师查房
	病情评估	□ 经治医师询问病史及体格检查 □ 心理评估 □ 营养评估 □ 疼痛评估 □ 深静脉血栓栓塞症风险评估 □ 出血风险评估	□ 询问病情及体格检查
	病历书写	□ 入院 8 小时内完成首次病程记录 □ 入院 24 小时内完成入院记录 □ 入院 48 小时内完成主管医师查房记录 □ 骨髓穿刺/活检记录 □ 满页病历及时打印	□ 诊断依据及化疗方案 □ 病情稳定患者每三日一个病程记录 □ 主管医师每周查房记录 □ 主诊医师每周查房记录 □ 输血记录 □ 满页病历及时打印
	知情同意	□ 告知患者及家属病情及注意事项 □ 患者及家属签署授权委托书 □ 患者或家属入院记录签字 □ 患者或家属签署骨穿知情同意书、输血知情同意书、PICC 置管知情同意书、化疗知情同意书、自费用品协议书(必要时)	□ 告知患者及家属化疗过程中注意事项
	手术治疗	□ 骨髓穿刺/活检术	
	其他	□ 及时通知上级医师检诊 □ 经治医师检查整理病历资料	

（续　表）

重点医嘱	长期医嘱	护理医嘱	□ 按内科护理常规 □ 二级护理 □ PICC 置管护理	□ 按内科护理常规 □ 二级护理 □ PICC 置管护理
		处置医嘱	□ 静脉输液	□ 静脉输液
		膳食医嘱	□ 普食 □ 糖尿病普食 □ 低盐、低脂普食 □ 低盐、低脂、糖尿病普食	□ 普食 □ 糖尿病普食 □ 低盐、低脂普食 □ 低盐、低脂、糖尿病普食
		药物医嘱	□ 患者既往基础用药	□ 患者既往基础用药 □ 化疗用药：TAD 每 3～4 周为 1 个疗程 　沙利度胺(Thal)每晚 100～200mg，持续口服 　表柔比星(EPI)12～15mg/m²，第 1－4 天 　地塞米松(DXM)每天 20mg，第 1－4 天、第 8－11 天 □ 化疗辅助用药：水化、碱化、利尿、镇吐、保肝、骨病治疗等药物
	临时医嘱	检查检验	□ 血、尿、便常规 □ 血型 □ 生化全项(肝肾功能、电解质、血糖) □ 血清术前八项 □ HBV-DNA 定量（HBV 表面抗原阳性者） □ 凝血功能 □ 血沉 □ 血、尿免疫固定电泳、免疫球蛋白、CRP、β₂ 微球蛋白、血尿轻链定量、24 小时尿蛋白定量、血清游离轻链 □ 心电图 □ 肺部 CT □ 腹部超声 □ 骨髓穿刺 □ 头颅、肩胛骨、脊柱、骨盆、股骨 X 线片或 MRI(PET/CT)	□ 血常规＋CRP □ 生化 □ 凝血功能 □ 尿常规 □ 粪常规 □ 血培养(双瓶双套)(发热时) □ 导管培养(发热时) □ G-试验、GM-试验(发热时) □ 降钙素原(发热时) □ 肺部 CT(发热时)
		药物医嘱	□ 视病情给予相应处理	□ 视病情给予相应处理
		手术医嘱		
		处置医嘱	□ 静脉抽血	□ 静脉抽血 □ 输血

（续　表）

主要护理工作	健康宣教	□ 入院宣教：介绍责任护士，病区环境、设施、规章制度、基础护理服务项目 □ 进行护理安全指导 □ 进行等级护理、活动范围指导 □ 进行饮食指导 □ 进行用药指导 □ 进行关于疾病知识的宣教 □ 检查、检验项目的目的和意义	□ 进行护理安全指导 □ 进行等级护理、活动范围指导 □ 进行饮食指导 □ 进行用药指导 □ 进行关于疾病知识的宣教 □ 心理疏导 □ 化疗过程中注意事项
	护理处置	□ 患者身份核对 □ 佩戴腕带 □ 建立入院病历，通知医师 □ 询问病史，填写护理记录单首页 □ 测量基本生命体征 □ 观察病情 □ 抽血、留取标本 □ 心理与生活护理 □ 根据评估结果采取相应护理措施 □ 通知次日检查项目及检查注意事项 □ 建立静脉通道（静脉留置针或 PICC） □ 遵医嘱用药 □ 完成护理记录	□ 测量基本生命体征 □ 观察病情 □ 遵医嘱抽血、留取标本 □ 心理与生活护理 □ 指导并监督患者治疗与活动 □ 遵医嘱用药 □ 根据评估结果采取相应护理措施 □ 完成护理记录
	护理评估	□ 一般评估：生命体征、神志、皮肤、药物过敏史等 □ 专科评估：饮食习惯、生活方式、体重、身高、家族史、既往史 □ 风险评估：评估有无跌倒、坠床、压疮、导管滑脱、液体外渗的风险 □ 心理评估 □ 营养评估 □ 疼痛评估 □ 康复评估 □ 血栓风险评估	□ 风险评估：评估有无跌倒、坠床、压疮、导管滑脱、液体外渗的风险 □ 心理评估 □ 评估皮肤、黏膜有无出血 □ 病情评估
	专科护理	□ 心理护理 □ 饮食指导 □ PICC 护理	□ 心理护理 □ 饮食指导 □ PICC 护理
	饮食指导	□ 根据医嘱通知配餐员准备膳食 □ 指导家属送餐注意事项 □ 协助进餐	□ 根据医嘱通知配餐员准备膳食 □ 指导家属送餐注意事项 □ 协助进餐
	活动体位	□ 根据护理等级指导活动 □ 根据病情指导活动	□ 根据护理等级指导活动 □ 根据病情指导活动
	洗浴要求	□ 卫生整顿：更衣、剃须、剪短指甲 □ 协助更换病号服	□ 协助患者晨、晚间护理 □ 卫生整顿：更衣、剃须、剪短指甲

（续 表）

病情变异记录	□ 无　　□ 有,原因: □ 患者　□ 疾病　□ 医疗 □ 护理　□ 保障　□ 管理			□ 无　　□ 有,原因: □ 患者　□ 疾病　□ 医疗 □ 护理　□ 保障　□ 管理		
护士签名	白班	小夜班	大夜班	白班	小夜班	大夜班
医师签名						
时间	住院第 14—16 天(化疗后)			住院第 17 天(恢复出院)		

主要诊疗工作	病情评估	□ 出血风险评估 □ 感染风险评估 □ 心理评估 □ 营养评估 □ 深静脉血栓栓塞症风险评估	□ 心理评估 □ 营养评估 □ 上级医师进行治疗效果、预后和出院评估 □ 出院宣教
	制度落实	□ 三级医师查房	□ 三级医师查房
	病历书写	□ 病情稳定患者每三日一个病程记录 □ 主管医师每周查房记录 □ 主诊医师每周查房记录 □ 输血记录 □ 满页病历及时打印	□ 病情稳定患者每三日一个病程记录 □ 主管医师每周查房记录 □ 主诊医师每周查房记录 □ 出院当天病程记录(有上级医师指示出院) □ 满页病历及时打印 □ 出院后 24 小时内完成出院记录 □ 出院后 24 小时内完成病案首页
	知情同意	□ 告知患者及家属化疗后注意事项	□ 告知患者及家属化疗后注意事项 □ 告知患者及家属出院后注意事项(包含复诊的时间地点、发生紧急情况时处理、下次化疗时间等)
	手术治疗		
	其他		□ 通知出院 □ 开具出院介绍信 □ 开具诊断证明书 □ 出院带药 □ 预约门诊复诊时间 □ 预约下次返院化疗时间

重点医嘱	长期医嘱	护理医嘱	□ 内科护理常规 □ 二级护理 □ PICC 置管护理	□ 内科护理常规 □ 二级护理 □ PICC 置管护理
		处置医嘱	□ 静脉输液	□ 静脉输液
		膳食医嘱	□ 普食 □ 糖尿病普食 □ 低盐、低脂普食 □ 低盐、低脂、糖尿病普食	□ 普食 □ 糖尿病普食 □ 低盐、低脂普食 □ 低盐、低脂、糖尿病普食

（续 表）

临时医嘱	药物医嘱	☐ 患者既往基础用药 ☐ 并发症的处理	☐ 患者既往基础用药 ☐ 并发症的处理
	检查检验	☐ 血常规 ☐ 生化 ☐ 凝血功能 ☐ 尿常规 ☐ 粪常规 ☐ 血培养（双瓶双套）（发热时） ☐ 导管培养（发热时） ☐ G-试验、GM-试验（发热时） ☐ 降钙素原（发热时） ☐ 肺部 CT（发热时）	☐ 血常规 ☐ 生化 ☐ 凝血功能
	药物医嘱		
	手术医嘱		
	处置医嘱	☐ 静脉抽血 ☐ 输血	☐ 静脉抽血 ☐ 出院
主要护理工作	健康宣教	☐ 进行护理安全指导 ☐ 进行等级护理、活动范围指导 ☐ 进行饮食指导 ☐ 进行用药指导 ☐ 进行化疗后骨髓抑制期相关知识宣教	☐ 进行护理安全指导 ☐ 进行等级护理、活动范围指导 ☐ 出院宣教（包含饮食、用药指导及注意事项、复查时间等）
	护理处置	☐ 配合医师完成各项检查 ☐ 抽血（根据医嘱） ☐ 遵医嘱用药 ☐ 饮食指导 ☐ 皮肤护理 ☐ 心理与生活护理 ☐ 根据评估结果采取相应护理措施 ☐ 完成护理记录	☐ 配合医师完成各项检查 ☐ 抽血（根据医嘱） ☐ 遵医嘱用药 ☐ 完成护理记录 ☐ 核对患者医疗费用 ☐ 协助患者办理出院手续 ☐ 整理床单位
	护理评估	☐ 评估有无跌倒、坠床、压疮、导管滑脱、液体外渗的风险 ☐ 心理评估及疏导 ☐ 评估皮肤、黏膜有无出血 ☐ 病情评估	☐ 评估有无跌倒、坠床、压疮、导管滑脱、液体外渗的风险 ☐ 评估皮肤、黏膜有无出血 ☐ 心理评估及疏导 ☐ 病情评估
	专科护理	☐ 心理护理 ☐ 饮食指导 ☐ PICC 护理	☐ 心理护理 ☐ 饮食指导 ☐ PICC 护理
	饮食指导	☐ 家属送餐及患者进餐注意事项	☐ 家属送餐及患者进餐注意事项
	活动体位	☐ 根据护理等级指导活动	☐ 根据护理等级指导活动
	洗浴要求	☐ 协助患者晨、晚间护理 ☐ 保持皮肤清洁，更换病号服、床单位	☐ 协助患者晨、晚间护理 ☐ 保持皮肤清洁，更换病号服、床单位

病情变异记录	□ 无　　□ 有,原因: □ 患者　□ 疾病　□ 医疗 □ 护理　□ 保障　□ 管理			□ 无　　□ 有,原因: □ 患者　□ 疾病　□ 医疗 □ 护理　□ 保障　□ 管理		
护士签名	白班	小夜班	大夜班	白班	小夜班	大夜班
医师签名						

多发性骨髓瘤行(V)DTPACE 方案化疗临床路径

一、多发性骨髓瘤行(V)DTPACE 方案化疗临床路径标准入院流程

(一)适用对象

第一诊断为多发性骨髓瘤(ICD-10:C90.001,M97321/3 伴 Z51.146)行(V)DTPACE 方案化疗(ICD-9-CM-3:99.2501)的患者。

(二)诊断依据

根据《中国多发性骨髓瘤诊治指南》(中国多发性骨髓瘤工作组,中华内科杂志),《血液病诊断及疗效标准(第 3 版)》(科学出版社)《World Health Organization Classification of Tumors. Pathology and Genetic of Tumors of Haematopoietic and Lymphoid Tissue》。

1. 常见临床症状:如贫血、出血、血栓、感染、骨痛、肢端麻木及髓外浸润等相关症状,出现时间,严重程度及相关治疗。

2. 血尿单克隆免疫球蛋白升高。

3. 病理:穿刺或活检。

4. 影像学检查。

5. 既往史:过敏史,肿瘤病史,乙肝、结核等传染病病史;询问其他重要脏器疾病史。

6. 个人史:药物、化学毒物、放射线接触史等。

7. 家族史:注意肿瘤家族史。

(三)选择治疗方案的依据

根据《中国多发性骨髓瘤诊治指南》(中国多发性骨髓瘤工作组,中华内科杂志)。

(四)临床路径标准住院日为 17 天

(五)进入路径标准

1. 第一诊断必须符合多发性骨髓瘤(ICD-10:C90.001,M97321/3 伴 Z51.146)的诊断标准。

2. 当患者同时具有其他疾病诊断时,但在住院期间不需要特殊处理也不影响第一诊断的临床路径流程实施时,可以进入路径。

3. 有 MM 并发症,如肾损害,需特殊处理者,不进入路径。

(六)化疗前准备第 2 天(工作日)

1. 必需的检查项目

(1)常规化验:血常规+网织红细胞、尿常规、便常规+隐血、血型、血清八项(HBV-DNA,HCV-RNA 必要时)、凝血常规+D 二聚体、血沉。肝功能(GPT、GOT、A/G、TB、DB)、肾功能(BUN、Cr、尿酸)、血糖、血电解质(K、Na、Cl、Ca、P、Mg)、碱性磷酸酶(AKP)、LDH。

（2）疾病相关检验：C 反应蛋白、β₂ 微球蛋白、免疫球蛋白全套、蛋白电泳、免疫电泳、血清游离轻链。

（3）尿轻链、24 小时尿蛋白及尿轻链定量（记录 24 小时尿量）。初治病例必须做血清及尿免疫固定电泳。必要时行全身 PET/CT 扫描。

（4）影像学：胸部 CT（主要评估肺部有无感染）、心电图、腹部 B 超，超声心动图。X 线片：头颅正侧位、腰椎正侧位、骨盆正位，骨痛部位摄片。磁共振扫描：颈椎、胸椎、腰椎、骶椎。

（5）骨髓穿刺，涂片（细胞形态）＋活检：送临检科骨髓细胞染色体常规、FISH 检查（我科检验骨髓瘤 FISH 全套）、del17P、t(4;14)、t(14;16)，骨髓细胞免疫分型；多发性骨髓瘤基因全套。

（6）超声心动和肺功能（老年人或既往有相关病史者）。

2. 诊断标准 克隆性骨髓浆细胞≥10％或活检证实骨性或髓外浆细胞瘤以及符合以下骨髓瘤定义事件的一项或多项。

（1）骨髓瘤定义事件：归因于潜在浆细胞增殖性疾病的终末器官损害的证据，尤其是：①高钙血症：血清钙高于正常上限超过 0.25mmol/L（＞1mg/dl），或血清钙＞2.75mmol/L（＞11mg/dl）；②肾功能损害：肌酐清除率＜40ml/min 或血清肌酐＞177μmol/L（＞2mg/dl）；③贫血：血红蛋白值低于正常上限 20g/L，或血红蛋白值＜100g/L；④骨质病变：骨骼放射检查、CT 或 PET/CT 显示一处或多处溶骨性病变。

（2）满足以下恶性肿瘤生物标志物的一项或多项：①克隆性骨髓浆细胞百分比≥60％；②单克隆/非单克隆的血清游离轻链比≥100；③MRI 研究显示＞1 处局灶性病变。

分期	Durie-salmon 分期	ISS 分期	R-ISS 分期
I 期	符合下列各项 血红蛋白＞100g/L 血钙正常或≤12mg/dl 骨结构正常或仅有一处溶骨性病变 M 蛋白合成率低 · IgG＜50g/L · IgA＜30g/L · 尿单克隆轻链＜4.0g/24 小时	β₂ 微球蛋白＜3.5mg/L 白蛋白≥35g/L 中位生存时间：62 个月	ISS-I 期 且 iFISH 标准染色体异常 且血清 LDH＜正常上限
II 期	介于 I 期和Ⅲ期之间	介于 I 期和Ⅲ期之间 中位生存时间：45 个月	介于 I 期和Ⅲ期之间
Ⅲ 期	符合下列至少任何一项 血红蛋白＜85g/L 血钙＞12mg/dl 溶骨性病变多于 3 处 M 蛋白合成率高 · IgG＞70g/L · IgA＞50g/L · 尿本周蛋白＞12g/24 小时	β₂ 微球蛋白≥5.5mg/L 中位生存时间：29 个月	ISS-Ⅲ 期 且 iFISH 高危染色体异常 或 LDH＞正常上限
亚型标准 A：肾功能正常，血肌酐＜176.8μmol/L(2.0mg/dl) B：肾功能异常，血肌酐≥176.8μmol/L(2.0mg/dl)			标准染色体异常：无染色体异常 高危染色体异常：存在 del17P，和（或）t(4;14)，和（或）t(14;16)

3. 心理评估　根据新入院患者情况申请心理科医师会诊。

4. 疼痛评估　根据《VAS评分》实施疼痛评估,评分>7分者给予处置,必要时请疼痛科医师会诊。

5. 康复评估　根据《入院患者康复筛查和评估表》为新入院患者入院后24小时内进行康复筛查和评估。任何一项结果为"是",则申请康复科医师会诊。

6. 深静脉血栓栓塞症风险评估　根据专科《深静脉血栓栓塞症评估量表》在患者在入院后24小时内进行风险筛查和评估,风险结果为"高危"的,则申请血管外科或介入导管室医师会诊。

7. 营养评估　根据《解放军总医院新入院患者营养风险筛查表(NRS)》为新入院患者进行营养评估,评分≥3分者给予处置,必要时申请营养科医师会诊。

(七)化疗方案选择

1. 根据是否行自体造血干细胞移植(AHSCT)的意向(主要根据年龄),选择治疗方案。

2. 可选择方案:VAD(长春新碱、阿霉素、地塞米松)、MP(美法仑、泼尼松)、TD(沙利度胺、地塞米松)和BD(硼替佐米、地塞米松)等。

(八)化疗日及相关辅助治疗为入院第3—13天

1. 骨病的治疗

(1)双磷酸盐(帕米磷酸二钠及唑来磷酸):适合所有有症状(包括骨质疏松)的患者;在临床试验中可考虑给冒烟型骨髓瘤或Ⅰ期骨髓瘤应用双磷酸盐。这些病人应每年进行相应的骨检查;应用双磷酸盐时需监测肾功能;监测下颌骨坏死。

(2)放疗:低剂量放疗(10~30Gy)可作为控制疼痛、预防病理性骨折或者脊髓压迫的姑息性治疗手段;应将放疗范围限制在受累野,以减少对干细胞采集或后续治疗的影响。

(3)对于可能出现或已经出现的长骨骨折或脊髓压迫或脊柱不稳定,应请矫形科医师会诊。

(4)对于有症状的脊椎压缩性骨折应考虑椎体成形术或后凸成形术。

2. 高钙血症　水化/呋塞米利尿;双磷酸盐;皮质激素和(或)降钙素。

3. 高黏滞血症　有症状的高黏滞血症应考虑血浆置换。

4. 贫血　输红细胞、EPO。

5. 感染　当反复出现危及生命的严重感染可考虑静脉输注丙种球蛋白;如果应用大剂量地塞米松(≥320mg/疗程)治疗时应进行疱疹及真菌的预防性治疗;应用硼替佐米治疗的患者应同时进行带状疱疹病毒的预防;接受以沙利度胺为基础的治疗或接受RD为基础的治疗,同时应进行预防性抗凝治疗;在长期接受雷利度胺治疗前应考虑采集外周血干细胞;硼替佐米联合脂质体阿霉素优于硼替佐米单药。

6. 肾功能不全　持续水化避免肾衰竭,避免应用非甾体消炎药,静脉造影,血浆置换。肾功能不全并不是移植的禁忌证。长期应用双磷酸盐需监测肾功能。

7. 高黏/血栓形成　接受以沙利度胺为基础联合地塞米松治疗的应预防性抗凝。既往无血栓病史,推荐:阿司匹林每天75mg,口服。既往有血栓病史,推荐低分子量肝素(目标INR=2~3)至少4个月后,可以改用阿司匹林每天75mg,口服。

(九)出院标准

1. 一般情况良好。

2. 没有需要住院处理的并发症和(或)合并症。

(十)有无变异及原因分析

1. 有影响化疗的合并症,需要进行相关的诊断和治疗。

2. 不能耐受化疗的患者,不进入此路径。

二、多发性骨髓瘤行(V)DTPACE 方案化疗临床路径表单

适用对象	第一诊断为多发性骨髓瘤(ICD-10:C90.001,M97321/3 伴 Z51.146) 行(V)DTPACE 方案化疗(ICD-9-CM-3:99.2501)的患者	
患者基本信息	姓名:____ 性别:____ 年龄:__ 门诊号:____ 入院号:_____ 过敏史:_____ 入院日期:__年__月__日 出院日期:__年__月__日	标准住院日:17 天
时间	入院第 1—2 天(化疗前评估)	入院第 3—13 天(化疗第 1—11 天)
主要诊疗工作 — 制度落实	□ 入院 2 小时内经治或值班医师完成接诊 □ 入院 24 小时内主管医师查房 □ 入院 48 小时内主诊医师完成检诊 □ 经治医师查房(早晚 2 次) □ 专科会诊(必要时)	□ 三级医师查房
病情评估	□ 经治医师询问病史及体格检查 □ 心理评估 □ 营养评估 □ 疼痛评估 □ 康复评估 □ 深静脉血栓栓塞症风险评估 □ 出血风险评估	□ 询问病情及体格检查
病历书写	□ 入院 8 小时内完成首次病程记录 □ 入院 24 小时内完成入院记录 □ 入院 48 小时内完成主管医师查房记录 □ 骨髓穿刺/活检记录 □ 满页病历及时打印	□ 诊断依据及化疗方案 □ 病情稳定患者每三日一个病程记录 □ 主管医师每周查房记录 □ 主诊医师每周查房记录 □ 输血记录 □ 满页病历及时打印
知情同意	□ 告知患者及家属病情及注意事项 □ 患者及家属签署授权委托书 □ 患者或家属入院记录签字 □ 患者或家属签署骨穿知情同意书、输血知情同意书、PICC 置管知情同意书、化疗知情同意书、自费用品协议书(必要时)	□ 告知患者及家属化疗过程中注意事项
手术治疗	□ 骨髓穿刺/活检术	
其他	□ 及时通知上级医师检诊 □ 经治医师检查整理病历资料	

重点医嘱	长期医嘱	护理医嘱	□ 按内科护理常规 □ 二级护理 □ PICC 置管护理	□ 按内科护理常规 □ 二级护理 □ PICC 置管护理
		处置医嘱	□ 静脉输液	□ 静脉输液
		膳食医嘱	□ 普食 □ 糖尿病普食 □ 低盐、低脂普食 □ 低盐、低脂、糖尿病普食	□ 普食 □ 糖尿病普食 □ 低盐、低脂普食 □ 低盐、低脂、糖尿病普食
		药物医嘱	□ 患者既往基础用药	□ 患者既往基础用药 □ 化疗用药：(V)DTPACE 每4～6周为1个疗程 　硼替佐米 1.3mg/m² ，第1、4、8、11天 　地塞米松 30mg(体表面积≤1.8m²)/40mg(体表面积＞1.8m²)，第1－4天 　沙利度胺(Thal)每晚 50mg 开始，无明显不良反应则1周后加量至每晚100mg，最大加至每晚 400mg 　顺铂(DDP)10mg/m² ，第1－4天持续96 小时静脉滴注 　表柔比星(EPI)15mg/m² ，第1－4天持续96小时静脉滴注 　CTX 400mg/m² ，第1－4天持续96小时静脉滴注 　VP-16 40mg/m² ，第1－4天持续96小时静脉滴注 □ 化疗辅助用药：水化、碱化、利尿、镇吐、保肝等药物
	临时医嘱	检查检验	□ 血、尿、粪常规 □ 血型 □ 生化全项(肝肾功能、电解质、血糖) □ 血清术前八项 □ HBV-DNA 定量(HBV 表面抗原阳性者) □ 凝血功能 □ 血沉 □ 血、尿免疫固定电泳、免疫球蛋白、CRP、β₂ 微球蛋白、血尿轻链定量、24 小时尿蛋白定量、血清游离轻链 □ 心电图 □ 肺部 CT □ 腹部超声 □ 骨髓穿刺 □ 头颅、肩胛骨、脊柱、骨盆、股骨 X 线片或 MRI(PET/CT)	□ 血常规＋CRP □ 生化 □ 凝血功能 □ 尿常规 □ 粪常规 □ 血培养(双瓶双套)(发热时) □ 导管培养(发热时) □ G-试验、GM-试验(发热时) □ 降钙素原(发热时) □ 肺部 CT(发热时)

（续　表）

	药物医嘱	☐ 视病情给予相应处理	☐ 视病情给予相应处理
	手术医嘱		
	处置医嘱	☐ 静脉抽血	☐ 静脉抽血 ☐ 输血
主要护理工作	健康宣教	☐ 入院宣教:介绍责任护士,病区环境、设施、规章制度、基础护理服务项目 ☐ 进行护理安全指导 ☐ 进行等级护理、活动范围指导 ☐ 进行饮食指导 ☐ 进行用药指导 ☐ 进行关于疾病知识的宣教 ☐ 检查、检验项目的目的和意义	☐ 进行护理安全指导 ☐ 进行等级护理、活动范围指导 ☐ 进行饮食指导 ☐ 进行用药指导 ☐ 进行关于疾病知识的宣教 ☐ 心理疏导 ☐ 化疗过程中注意事项
	护理处置	☐ 患者身份核对 ☐ 佩戴腕带 ☐ 建立入院病历,通知医师 ☐ 询问病史,填写护理记录单首页 ☐ 测量基本生命体征 ☐ 观察病情 ☐ 抽血、留取标本 ☐ 心理与生活护理 ☐ 根据评估结果采取相应护理措施 ☐ 通知次日检查项目及检查注意事项 ☐ 建立静脉通道(静脉留置针或 PICC) ☐ 遵医嘱用药 ☐ 完成护理记录	☐ 测量基本生命体征 ☐ 观察病情 ☐ 遵医嘱抽血、留取标本 ☐ 心理与生活护理 ☐ 指导并监督患者治疗与活动 ☐ 遵医嘱用药 ☐ 根据评估结果采取相应护理措施 ☐ 完成护理记录
	护理评估	☐ 一般评估:生命体征、神志、皮肤、药物过敏史等 ☐ 专科评估:饮食习惯、生活方式、体重、身高、家族史、既往史 ☐ 风险评估:评估有无跌倒、坠床、压疮、导管滑脱、液体外渗的风险 ☐ 心理评估 ☐ 营养评估 ☐ 疼痛评估 ☐ 康复评估 ☐ 血栓风险评估	☐ 风险评估:评估有无跌倒、坠床、压疮、导管滑脱、液体外渗的风险 ☐ 心理评估 ☐ 评估皮肤、黏膜有无出血 ☐ 病情评估
	专科护理	☐ 心理护理 ☐ 饮食指导 ☐ PICC 护理	☐ 心理护理 ☐ 饮食指导 ☐ PICC 护理
	饮食指导	☐ 根据医嘱通知配餐员准备膳食 ☐ 指导家属送餐注意事项 ☐ 协助进餐	☐ 根据医嘱通知配餐员准备膳食 ☐ 指导家属送餐注意事项 ☐ 协助进餐

(续 表)

	活动体位	☐ 根据护理等级指导活动 ☐ 根据病情指导活动		☐ 根据护理等级指导活动 ☐ 根据病情指导活动	
	洗浴要求	☐ 卫生整顿:更衣、剃须、剪短指甲 ☐ 协助更换病号服		☐ 协助患者晨、晚间护理 ☐ 卫生整顿:更衣、剃须、剪短指甲	
病情变异记录		☐ 无　　☐ 有,原因: ☐ 患者　☐ 疾病　☐ 医疗 ☐ 护理　☐ 保障　☐ 管理		☐ 无　　☐ 有,原因: ☐ 患者　☐ 疾病　☐ 医疗 ☐ 护理　☐ 保障　☐ 管理	
护士签名		白班	小夜班	大夜班	白班	小夜班	大夜班
医师签名							

时间		住院第14—16天(化疗后)	住院第17天(恢复出院)
主要诊疗工作	病情评估	☐ 出血风险评估 ☐ 感染风险评估 ☐ 心理评估 ☐ 营养评估 ☐ 深静脉血栓栓塞症风险评估	☐ 心理评估 ☐ 营养评估 ☐ 上级医师进行治疗效果、预后和出院评估 ☐ 出院宣教
	制度落实	☐ 三级医师查房	☐ 三级医师查房
	病历书写	☐ 病情稳定患者每三日一个病程记录 ☐ 主管医师每周查房记录 ☐ 主诊医师每周查房记录 ☐ 输血记录 ☐ 满页病历及时打印	☐ 病情稳定患者每三日一个病程记录 ☐ 主管医师每周查房记录 ☐ 主诊医师每周查房记录 ☐ 出院当天病程记录(有上级医师指示出院) ☐ 满页病历及时打印 ☐ 出院后24小时内完成出院记录 ☐ 出院后24小时内完成病案首页
	知情同意	☐ 告知患者及家属化疗后注意事项	☐ 告知患者及家属化疗后注意事项 ☐ 告知患者及家属出院后注意事项(包含复诊的时间地点、发生紧急情况时处理、下次化疗时间等)
	手术治疗		
	其他		☐ 通知出院 ☐ 开具出院介绍信 ☐ 开具诊断证明书 ☐ 出院带药 ☐ 预约门诊复诊时间 ☐ 预约下次返院化疗时间

重点医嘱	长期医嘱	护理医嘱	☐ 内科护理常规 ☐ 二级护理 ☐ PICC 置管护理	☐ 内科护理常规 ☐ 二级护理 ☐ PICC 置管护理
		处置医嘱	☐ 静脉输液	☐ 静脉输液
		膳食医嘱	☐ 普食 ☐ 糖尿病普食 ☐ 低盐、低脂普食 ☐ 低盐、低脂、糖尿病普食	☐ 普食 ☐ 糖尿病普食 ☐ 低盐、低脂普食 ☐ 低盐、低脂、糖尿病普食
		药物医嘱	☐ 患者既往基础用药 ☐ 并发症的处理	☐ 患者既往基础用药 ☐ 并发症的处理
	临时医嘱	检查检验	☐ 血常规 ☐ 生化 ☐ 凝血功能 ☐ 尿常规 ☐ 粪常规 ☐ 血培养（双瓶双套）（发热时） ☐ 导管培养（发热时） ☐ G-试验、GM-试验（发热时） ☐ 降钙素原（发热时） ☐ 肺部 CT（发热时）	☐ 血常规 ☐ 生化 ☐ 凝血功能
		药物医嘱		
		手术医嘱		
		处置医嘱	☐ 静脉抽血 ☐ 输血	☐ 静脉抽血 ☐ 出院
主要护理工作		健康宣教	☐ 进行护理安全指导 ☐ 进行等级护理、活动范围指导 ☐ 进行饮食指导 ☐ 进行用药指导 ☐ 进行化疗后骨髓抑制期相关知识宣教	☐ 进行护理安全指导 ☐ 进行等级护理、活动范围指导 ☐ 出院宣教（包含饮食、用药指导及注意事项、复查时间等）
		护理处置	☐ 配合医师完成各项检查 ☐ 抽血（根据医嘱） ☐ 遵医嘱用药 ☐ 饮食指导 ☐ 皮肤护理 ☐ 心理与生活护理 ☐ 根据评估结果采取相应护理措施 ☐ 完成护理记录	☐ 配合医师完成各项检查 ☐ 抽血（根据医嘱） ☐ 遵医嘱用药 ☐ 完成护理记录 ☐ 核对患者医疗费用 ☐ 协助患者办理出院手续 ☐ 整理床单位
		护理评估	☐ 评估有无跌倒、坠床、压疮、导管滑脱、液体外渗的风险 ☐ 心理评估及疏导 ☐ 评估皮肤、黏膜有无出血 ☐ 病情评估	☐ 评估有无跌倒、坠床、压疮、导管滑脱、液体外渗的风险 ☐ 评估皮肤、黏膜有无出血 ☐ 心理评估及疏导 ☐ 病情评估

(续　表)

	专科护理	☐ 心理护理 ☐ 饮食指导 ☐ PICC 护理		☐ 心理护理 ☐ 饮食指导 ☐ PICC 护理		
	饮食指导	☐ 家属送餐及患者进餐注意事项		☐ 家属送餐及患者进餐注意事项		
	活动体位	☐ 根据护理等级指导活动		☐ 根据护理等级指导活动		
	洗浴要求	☐ 协助患者晨、晚间护理 ☐ 保持皮肤清洁,更换病号服、床单位		☐ 协助患者晨、晚间护理 ☐ 保持皮肤清洁,更换病号服、床单位		
病情变异记录		☐ 无　　☐ 有,原因: ☐ 患者　☐ 疾病　☐ 医疗 ☐ 护理　☐ 保障　☐ 管理		☐ 无　　☐ 有,原因: ☐ 患者　☐ 疾病　☐ 医疗 ☐ 护理　☐ 保障　☐ 管理		
护士签名		白班	小夜班	大夜班	白班	小夜班	大夜班
医师签名						

多发性骨髓瘤行 DT-Vel 方案化疗临床路径

一、多发性骨髓瘤行 DT-Vel 方案化疗临床路径标准入院流程

(一)适用对象

第一诊断为多发性骨髓瘤(ICD-10:C90.001,M97321/3 伴 Z51.146)行 DT-Vel 方案化疗(ICD-9-CM-3:99.2501)的患者。

(二)诊断依据

根据《中国多发性骨髓瘤诊治指南》(中国多发性骨髓瘤工作组,中华内科杂志),《血液病诊断及疗效标准(第 3 版)》(科学出版社)《World Health Organization Classification of Tumors. Pathology and Genetic of Tumors of Haematopoietic and Lymphoid Tissue》。

1. 常见临床症状:如贫血、出血、血栓、感染、骨痛、肢端麻木及髓外浸润等相关症状,出现时间,严重程度及相关治疗。

2. 血尿单克隆免疫球蛋白升高。

3. 病理:穿刺或活检。

4. 影像学检查。

5. 既往史:过敏史,肿瘤病史,乙肝、结核等传染病病史;询问其他重要脏器疾病史。

6. 个人史:药物、化学毒物、放射线接触史等。

7. 家族史:注意肿瘤家族史。

(三)选择治疗方案的依据

根据《中国多发性骨髓瘤诊治指南》(中国多发性骨髓瘤工作组,中华内科杂志)。

(四)临床路径标准住院日为 17 天

(五)进入路径标准

1. 第一诊断必须符合多发性骨髓瘤(ICD-10:C90.001,M97321/3 伴 Z51.146)的诊断标准。

2. 当患者同时具有其他疾病诊断时,但在住院期间不需要特殊处理也不影响第一诊断的临床路径流程实施时,可以进入路径。

3. 有 MM 并发症,如肾损害,需特殊处理者,不进入路径。

(六)化疗前准备 2 天(工作日)

1. 必需的检查项目

(1)常规化验:血常规+网织红细胞、尿常规、便常规+隐血、血型、血清八项(HBV-DNA,HCV-RNA 必要时)、凝血常规+D 二聚体、血沉。肝功能(GPT、GOT、A/G、TB、DB)、肾功能(BUN、Cr、尿酸)、血糖、血电解质(K、Na、Cl、Ca、P、Mg)、碱性磷酸酶(AKP)、LDH。

（2）疾病相关检验：C 反应蛋白、β_2 微球蛋白、免疫球蛋白全套、蛋白电泳、免疫电泳、血清游离轻链。

（3）尿轻链、24 小时尿蛋白及尿轻链定量（记录 24 小时尿量）。初治病例必须做血清及尿免疫固定电泳。必要时行全身 PET/CT 扫描。

（4）影像学：胸部 CT（主要评估肺部有无感染）、心电图、腹部 B 超、超声心动图。X 线片：头颅正侧位、腰椎正侧位、骨盆正位、骨痛部位摄片。磁共振扫描：颈椎、胸椎、腰椎、骶椎。

（5）骨髓穿刺，涂片（细胞形态）＋活检：送临检科骨髓细胞染色体常规、FISH 检查（我科检验骨髓瘤 FISH 全套）：del17P，t(4;14)，t(14;16)；骨髓细胞免疫分型；多发性骨髓瘤基因全套。

（6）超声心动和肺功能（老年人或既往有相关病史者）。

2. 诊断标准　克隆性骨髓浆细胞≥10％或活检证实骨性或髓外浆细胞瘤以及符合以下骨髓瘤定义事件的一项或多项。

（1）骨髓瘤定义事件：归因于潜在浆细胞增殖性疾病的终末器官损害的证据，尤其是：①高钙血症：血清钙高于正常上限超过 0.25mmol/L（＞1mg/dl），或血清钙＞2.75mmol/L（＞11mg/dl）；②肾功能损害：肌酐清除率＜40ml/min 或血清肌酐＞177μmol/L（＞2mg/dl）；③贫血：血红蛋白值低于正常上限 20g/L，或血红蛋白值＜100g/L；④骨质病变：骨骼放射检查、CT 或 PET/CT 显示一处或多处溶骨性病变。

（2）满足以下恶性肿瘤生物标志物的一项或多项：①克隆性骨髓浆细胞百分比≥60％；②单克隆/非单克隆的血清游离轻链比≥100；③MRI 研究显示＞1 处局灶性病变。

分期	Durie-salmon 分期	ISS 分期	R-ISS 分期
I期	符合下列各项 血红蛋白＞100g/L 血钙正常或≤12mg/dl 骨结构正常或仅有一处溶骨性病变 M 蛋白合成率低 · IgG＜50g/L · IgA＜30g/L · 尿单克隆轻链＜4.0g/24 小时	β_2 微球蛋白＜3.5mg/L 白蛋白≥35g/L 中位生存时间：62 个月	ISS-I期 且 iFISH 标准染色体异常 且血清 LDH＜正常上限
II期	介于I期和III期之间	介于I期和III期之间 中位生存时间：45 个月	介于I期和III期之间
III期	符合下列至少任何一项 血红蛋白＜85g/L 血钙＞12mg/dl 溶骨性病变多于 3 处 M 蛋白合成率高 · IgG＞70g/L · IgA＞50g/L · 尿本周蛋白＞12g/24 小时	β_2 微球蛋白≥5.5mg/L 中位生存时间：29 个月	ISS-III期 且 iFISH 高危染色体异常 或 LDH＞正常上限
亚型标准 A：肾功能正常，血肌酐＜176.8μmol/L(2.0mg/dl) B：肾功能异常，血肌酐≥176.8μmol/L(2.0mg/dl)			标准染色体异常：无染色体异常 高危染色体异常：存在 del17P，和（或）t(4;14)，和（或）t(14;16)

3. **心理评估**　根据新入院患者情况申请心理科医师会诊。

4. **疼痛评估**　根据《VAS评分》实施疼痛评估,评分＞7分者给予处置,必要时请疼痛科医师会诊。

5. **康复评估**　根据《入院患者康复筛查和评估表》为新入院患者入院后24小时内进行康复筛查和评估。任何一项结果为"是",则申请康复科医师会诊。

6. **深静脉血栓栓塞症风险评估**　根据专科《深静脉血栓栓塞症评估量表》在新入院患者入院后24小时内进行风险筛查和评估,风险结果为"高危"的,则申请血管外科或介入导管室医师会诊。

7. **营养评估**　根据《解放军总医院新入院患者营养风险筛查表(NRS)》为新入院患者进行营养评估,评分≥3分者给予处置,必要时申请营养科医师会诊。

(七)化疗方案选择

根据是否行自体造血干细胞移植(AHSCT)的意向(主要根据年龄),选择治疗方案。

可选择方案:VAD(长春新碱、阿霉素、地塞米松)、MP(美法仑、泼尼松)、TD(沙利度胺、地塞米松)和BD(硼替佐米、地塞米松)等。

(八)化疗日及相关辅助治疗为入院第3－14天

1. **骨病的治疗**

(1)双磷酸盐(帕米磷酸二钠及唑来磷酸):适合所有有症状(包括骨质疏松)的患者;在临床试验中可考虑给冒烟型骨髓瘤或Ⅰ期骨髓瘤应用双磷酸盐。这些病人应每年进行相应的骨检查;应用双磷酸盐时需监测肾功能;监测下颌骨坏死。

(2)放疗:低剂量放疗(10～30Gy)可作为控制疼痛、预防病理性骨折或者脊髓压迫的姑息性治疗手段;应将放疗范围限制在受累野,以减少对干细胞采集或后续治疗的影响。

(3)对于可能出现或已经出现的长骨骨折或脊髓压迫或脊柱不稳定,应请矫形科会诊。

(4)对于有症状的脊椎压缩性骨折应考虑椎体成形术或后凸成形术。

2. **高钙血症**　水化/呋塞米利尿;双磷酸盐;皮质激素和(或)降钙素。

3. **高黏滞血症**　有症状的高黏滞血症应考虑血浆置换。

4. **贫血**　输红细胞、EPO。

5. **感染**　当反复出现危及生命的严重感染可考虑静脉输注丙种球蛋白;如果应用大剂量地塞米松(≥320mg/疗程)治疗时应进行疱疹及真菌的预防性治疗;应用硼替佐米治疗的患者应同时进行带状疱疹病毒的预防;接受以沙利度胺为基础的治疗或接受RD为基础的治疗,同时应进行预防性抗凝治疗;在长期接受雷利度胺治疗前应考虑采集外周血干细胞;硼替佐米联合脂质体阿霉素优于硼替佐米单药。

6. **肾功能不全**　持续水化避免肾衰竭,避免应用非甾体消炎药、静脉造影、血浆置换。肾功能不全并不是移植的禁忌证。长期应用双磷酸盐需监测肾功能。

7. **高黏/血栓形成**　接受以沙利度胺为基础联合地塞米松治疗的应预防性抗凝。既往无血栓病史,推荐:阿司匹林每天75mg,口服。既往有血栓病史,推荐低分子量肝素(目标INR＝2～3)至少4个月后,可以改用阿司匹林每天75mg,口服。

(九)出院标准

1. 一般情况良好。

2. 没有需要住院处理的并发症和(或)合并症。

(十)有无变异及原因分析

1. 有影响化疗的合并症,需要进行相关的诊断和治疗。

2. 不能耐受化疗的患者,不进入此路径。

二、多发性骨髓瘤行 DT-Vel 方案化疗临床路径表单

适用对象	第一诊断为多发性骨髓瘤(ICD-10:C90.001,M97321/3 伴 Z51.146) 行 DT-Vel 方案化疗(ICD-9-CM-3:99.2501)的患者	
患者基本信息	姓名:_____ 性别:_____ 年龄:__ 门诊号:_____ 入院号:_____ 过敏史:_____ 入院日期:__年__月__日 出院日期:__年__月__日	标准住院日:17 天
时间	入院第1-2天(化疗前评估)	入院第3-14天(化疗第1-12天)
主要诊疗工作 制度落实	□ 入院 2 小时内经治或值班医师完成接诊 □ 入院 24 小时内主管医师查房 □ 入院 48 小时内主诊医师完成检诊 □ 经治医师查房(早晚 2 次) □ 专科会诊(必要时)	□ 三级医师查房
病情评估	□ 经治医师询问病史及体格检查 □ 心理评估 □ 营养评估 □ 疼痛评估 □ 康复评估 □ 深静脉血栓栓塞症风险评估 □ 出血风险评估	□ 询问病情及体格检查
病历书写	□ 入院 8 小时内完成首次病程记录 □ 入院 24 小时内完成入院记录 □ 入院 48 小时内完成主管医师查房记录 □ 骨髓穿刺/活检记录 □ 满页病历及时打印	□ 诊断依据及化疗方案 □ 病情稳定患者每三日一个病程记录 □ 主管医师每周查房记录 □ 主诊医师每周查房记录 □ 输血记录 □ 满页病历及时打印
知情同意	□ 告知患者及家属病情及注意事项 □ 患者及家属签署授权委托书 □ 患者或家属入院记录签字 □ 患者或家属签署骨穿知情同意书、输血知情同意书、PICC 置管知情同意书、化疗知情同意书、自费用品协议书(必要时)	□ 告知患者及家属化疗过程中注意事项
手术治疗	□ 骨髓穿刺/活检术	
其他	□ 及时通知上级医师检诊 □ 经治医师检查整理病历资料	

（续　表）

重点医嘱	长期医嘱	护理医嘱	□ 按内科护理常规 □ 二级护理 □ PICC 置管护理	□ 按内科护理常规 □ 二级护理 □ PICC 置管护理
		处置医嘱	□ 静脉输液	□ 静脉输液
		膳食医嘱	□ 普食 □ 糖尿病普食 □ 低盐、低脂普食 □ 低盐、低脂、糖尿病普食	□ 普食 □ 糖尿病普食 □ 低盐、低脂普食 □ 低盐、低脂、糖尿病普食
		药物医嘱	□ 患者既往基础用药	□ 患者既往基础用药 □ 化疗用药:DT-Vel 每 3～4 周为 1 个疗程 地塞米松 20mg,第 1、2、4、5、8、9、11、12 天 沙利度胺每晚 100～200mg,持续口服 硼替佐米 1.3mg/m² ,第 1、4、8、11 天 □ 化疗辅助用药:水化、碱化、利尿、镇吐、保肝等药物
	临时医嘱	检查检验	□ 血、尿、粪常规 □ 血型 □ 生化全项(肝肾功能、电解质、血糖) □ 血清术前八项 □ HBV-DNA 定量(HBV 表面抗原阳性者) □ 凝血功能 □ 血沉 □ 血、尿免疫固定电泳、免疫球蛋白、CRP、β₂ 微球蛋白、血尿轻链定量、24 小时尿蛋白定量、血清游离轻链 □ 心电图 □ 肺部 CT □ 腹部超声 □ 骨髓穿刺 □ 头颅、肩胛骨、脊柱、骨盆、股骨 X 线片或 MRI(PET/CT)	□ 血常规＋CRP □ 生化 □ 凝血功能 □ 尿常规 □ 粪常规 □ 血培养(双瓶双套)(发热时) □ 导管培养(发热时) □ G-试验、GM-试验(发热时) □ 降钙素原(发热时) □ 肺部 CT(发热时)
		药物医嘱	□ 视病情给予相应处理	□ 视病情给予相应处理
		手术医嘱		
		处置医嘱	□ 静脉抽血	□ 静脉抽血 □ 输血

主要护理工作	健康宣教	□ 入院宣教：介绍责任护士，病区环境、设施、规章制度、基础护理服务项目 □ 进行护理安全指导 □ 进行等级护理、活动范围指导 □ 进行饮食指导 □ 进行用药指导 □ 进行关于疾病知识的宣教 □ 检查、检验项目的目的和意义	□ 进行护理安全指导 □ 进行等级护理、活动范围指导 □ 进行饮食指导 □ 进行用药指导 □ 进行关于疾病知识的宣教 □ 心理疏导 □ 化疗过程中注意事项
	护理处置	□ 患者身份核对 □ 佩戴腕带 □ 建立入院病历，通知医师 □ 询问病史，填写护理记录单首页 □ 测量基本生命体征 □ 观察病情 □ 抽血、留取标本 □ 心理与生活护理 □ 根据评估结果采取相应护理措施 □ 通知次日检查项目及检查注意事项 □ 建立静脉通道（静脉留置针或 PICC） □ 遵医嘱用药 □ 完成护理记录	□ 测量基本生命体征 □ 观察病情 □ 遵医嘱抽血、留取标本 □ 心理与生活护理 □ 指导并监督患者治疗与活动 □ 遵医嘱用药 □ 根据评估结果采取相应护理措施 □ 完成护理记录
	护理评估	□ 一般评估：生命体征、神志、皮肤、药物过敏史等 □ 专科评估：饮食习惯、生活方式、体重、身高、家族史、既往史 □ 风险评估：评估有无跌倒、坠床、压疮、导管滑脱、液体外渗的风险 □ 心理评估 □ 营养评估 □ 疼痛评估 □ 康复评估 □ 血栓风险评估	□ 风险评估：评估有无跌倒、坠床、压疮、导管滑脱、液体外渗的风险 □ 心理评估 □ 评估皮肤、黏膜有无出血 □ 病情评估
	专科护理	□ 心理护理 □ 饮食指导 □ PICC 护理	□ 心理护理 □ 饮食指导 □ PICC 护理
	饮食指导	□ 根据医嘱通知配餐员准备膳食 □ 指导家属送餐注意事项 □ 协助进餐	□ 根据医嘱通知配餐员准备膳食 □ 指导家属送餐注意事项 □ 协助进餐
	活动体位	□ 根据护理等级指导活动 □ 根据病情指导活动	□ 根据护理等级指导活动 □ 根据病情指导活动
	洗浴要求	□ 卫生整顿：更衣、剃须、剪短指甲 □ 协助更换病号服	□ 协助患者晨、晚间护理 □ 卫生整顿：更衣、剃须、剪短指甲

（续 表）

病情变异记录	□ 无　　□ 有,原因: □ 患者　□ 疾病　□ 医疗 □ 护理　□ 保障　□ 管理			□ 无　　□ 有,原因: □ 患者　□ 疾病　□ 医疗 □ 护理　□ 保障　□ 管理		
护士签名	白班	小夜班	大夜班	白班	小夜班	大夜班
医师签名						
时间	住院第 15－16 天(化疗后)			住院第 17 天(恢复出院)		

主要诊疗工作	病情评估	□ 出血风险评估 □ 感染风险评估 □ 心理评估 □ 营养评估 □ 深静脉血栓栓塞症风险评估	□ 心理评估 □ 营养评估 □ 上级医师进行治疗效果、预后和出院评估 □ 出院宣教
	制度落实	□ 三级医师查房	□ 三级医师查房
	病历书写	□ 病情稳定患者每三日一个病程记录 □ 主管医师每周查房记录 □ 主诊医师每周查房记录 □ 输血记录 □ 满页病历及时打印	□ 病情稳定患者每三日一个病程记录 □ 主管医师每周查房记录 □ 主诊医师每周查房记录 □ 出院当天病程记录(有上级医师指示出院) □ 满页病历及时打印 □ 出院后 24 小时内完成出院记录 □ 出院后 24 小时内完成病案首页
	知情同意	□ 告知患者及家属化疗后注意事项	□ 告知患者及家属化疗后注意事项 □ 告知患者及家属出院后注意事项(包含复诊的时间地点、发生紧急情况时处理、下次化疗时间等)
	手术治疗		
	其他		□ 通知出院 □ 开具出院介绍信 □ 开具诊断证明书 □ 出院带药 □ 预约门诊复诊时间 □ 预约下次返院化疗时间

重点医嘱	长期医嘱	护理医嘱	□ 内科护理常规 □ 二级护理 □ PICC 置管护理	□ 内科护理常规 □ 二级护理 □ PICC 置管护理
		处置医嘱	□ 静脉输液	□ 静脉输液
		膳食医嘱	□ 普食 □ 糖尿病普食 □ 低盐、低脂普食 □ 低盐、低脂、糖尿病普食	□ 普食 □ 糖尿病普食 □ 低盐、低脂普食 □ 低盐、低脂、糖尿病普食

临时医嘱	药物医嘱	□ 患者既往基础用药 □ 并发症的处理	□ 患者既往基础用药 □ 并发症的处理
	检查检验	□ 血常规 □ 生化 □ 凝血功能 □ 尿常规 □ 粪常规 □ 血培养（双瓶双套）（发热时） □ 导管培养（发热时） □ G-试验、GM-试验（发热时） □ 降钙素原（发热时） □ 肺部 CT（发热时）	□ 血常规 □ 生化 □ 凝血功能
	药物医嘱		
	手术医嘱		
	处置医嘱	□ 静脉抽血 □ 输血	□ 静脉抽血 □ 出院
主要护理工作	健康宣教	□ 进行护理安全指导 □ 进行等级护理、活动范围指导 □ 进行饮食指导 □ 进行用药指导 □ 进行化疗后骨髓抑制期相关知识宣教	□ 进行护理安全指导 □ 进行等级护理、活动范围指导 □ 出院宣教（包含饮食、用药指导及注意事项、复查时间等）
	护理处置	□ 配合医师完成各项检查 □ 抽血（根据医嘱） □ 遵医嘱用药 □ 饮食指导 □ 皮肤护理 □ 心理与生活护理 □ 根据评估结果采取相应护理措施 □ 完成护理记录	□ 配合医师完成各项检查 □ 抽血（根据医嘱） □ 遵医嘱用药 □ 完成护理记录 □ 核对患者医疗费用 □ 协助患者办理出院手续 □ 整理床单位
	护理评估	□ 评估有无跌倒、坠床、压疮、导管滑脱、液体外渗的风险 □ 心理评估及疏导 □ 评估皮肤、黏膜有无出血 □ 病情评估	□ 评估有无跌倒、坠床、压疮、导管滑脱、液体外渗的风险 □ 评估皮肤、黏膜有无出血 □ 心理评估及疏导 □ 病情评估
	专科护理	□ 心理护理 □ 饮食指导 □ PICC 护理	□ 心理护理 □ 饮食指导 □ PICC 护理
	饮食指导	□ 家属送餐及患者进餐注意事项	□ 家属送餐及患者进餐注意事项
	活动体位	□ 根据护理等级指导活动	□ 根据护理等级指导活动
	洗浴要求	□ 协助患者晨、晚间护理 □ 保持皮肤清洁，更换病号服、床单位	□ 协助患者晨、晚间护理 □ 保持皮肤清洁，更换病号服、床单位

(续　表)

病情变异记录	□ 无　　□ 有,原因: □ 患者　□ 疾病　□ 医疗 □ 护理　□ 保障　□ 管理			□ 无　　□ 有,原因: □ 患者　□ 疾病　□ 医疗 □ 护理　□ 保障　□ 管理		
护士签名	白班	小夜班	大夜班	白班	小夜班	大夜班
医师签名						